中等职业教育 *中餐烹饪与营养膳食* 专业系列教材

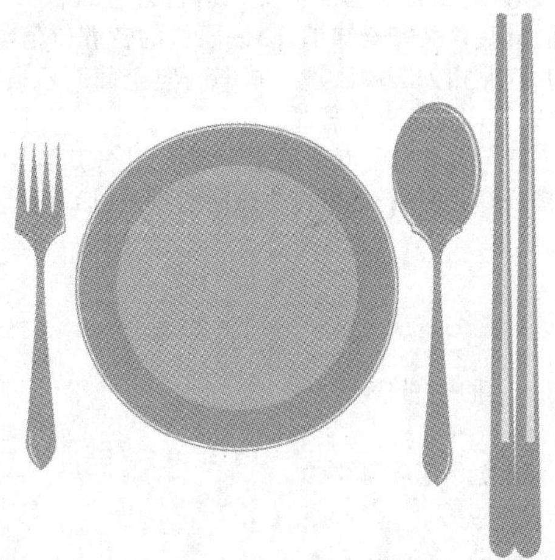

烹饪营养与卫生

主　编　赵福振

副主编　包乙晴　刘　玥　王玉宝

参　编　刘　蕊　王福良　张　翼

王　静　卓珠琼　周建东

重庆大学出版社

内容提要

吃是一门学问,关乎人类的健康与生存。千百年来,人们养成了不同的饮食习惯,但什么是最合理的?什么是最科学的?怎样才能吃出健康,吃出好心情?本书将给您有益的启示。本书共9个项目,分别是:绪论、营养学基础知识、食品卫生基础知识、食品安全知识、烹饪原料的营养价值与卫生、平衡膳食、科学烹饪、不同人群的营养与膳食、营养食谱的编制、相关法律法规。本书内容全面而不失简练,涉及面广而不失重点,具有较强的实用性和可操作性,符合中等职业教育的需要。

本书是中等职业学校中餐烹饪与营养膳食专业的主干课程,由重庆大学出版社牵头组织编写。本书适合中等职业学校中餐烹饪与营养膳食专业使用,也可作为旅游管理、饭店管理、餐旅服务等方面的培训教材。

图书在版编目(CIP)数据

烹饪营养与卫生/赵福振主编.—重庆:重庆大学出版社,2015.1(2022.8重印)

中等职业教育中餐烹饪与营养膳食专业系列教材

ISBN 978-7-5624-8393-9

Ⅰ.①烹… Ⅱ.①赵… Ⅲ.①烹饪—营养卫生—中等专业学校—教材②食品卫生—中等专业学校—教材 Ⅳ.①R154②R155.5

中国版本图书馆CIP数据核字(2014)第149272号

中等职业教育中餐烹饪与营养膳食专业系列教材

烹饪营养与卫生

主　编　赵福振

副主编　包乙晴　刘　玥　王玉宝

责任编辑:沈　静　　版式设计:沈　静

责任校对:刘雯娜　　责任印制:张　策

*

重庆大学出版社出版发行

出版人:饶帮华

社址:重庆市沙坪坝区大学城西路21号

邮编:401331

电话:(023) 88617190　88617185(中小学)

传真:(023) 88617186　88617166

网址:http://www.cqup.com.cn

邮箱:fxk@cqup.com.cn(营销中心)

全国新华书店经销

重庆长虹印务有限公司印刷

*

开本:787mm×1092mm　1/16　印张:16.5　字数:412千　插页:8开1页

2015年1月第1版　2022年8月第7次印刷

印数:15 001—17 000

ISBN 978-7-5624-8393-9　定价:45.00元

前　言

职业教育是我国教育体系的重要组成部分，是实现经济社会又好又快发展的重要基础。为了进一步促进社会主义和谐社会建设，适应全面建设小康社会对高素质劳动者和技能型人才的迫切要求，党和国家把发展职业教育作为经济社会发展的重要基础和教育工作的战略重点。随着社会经济的不断发展，对职业教育的发展提出了更新更高的要求。

为了更好地适应全国中等职业技术学校中餐烹饪与营养膳食专业的教学要求，深化中等职业教育改革和发展，全面推进素质教育，提高教育教学质量，全国餐饮职业教育教学指导委员会、重庆大学出版社组织全国有关学校的职业教育研究人员、一线教师和行业专家，编写了中等职业技术学校中餐烹饪与营养膳食专业系列教材。

《烹饪营养与卫生》是中等职业教育中餐烹饪与营养膳食专业的核心理论课程，编者在编写时合理确定了学生应具备的能力结构与知识结构，以实用、够用为原则，对教材内容的深度、难度方面作了较大程度的调整，形成了自身的理论架构、体系和特色。在教材编写的内容方面，能够更好地与烹饪、食品和餐饮服务等行业的生产、加工、销售及服务过程相联系，使《烹饪营养与卫生》的内容体系更完整、更科学。同时，努力贯彻国家关于职业资格证书与学历证书并重，职业资格证书制度与国家就业制度相衔接的政策精神，力求使教材内容涵盖有关国家职业标准（中级）的知识和技能要求。

本书以"项目为主线"，以"任务为引领"，层次清晰。章首案例、相关知识等提供了案例及阅读资料。本教材把握好了3个衔接：一是教材的理论性与职业的实践性相衔接；二是教材的适用性和实效性与中职学生的个性化和自主性的要求相衔接；三是教材结构的科学性与学生职业生涯的可持续发展相衔接。

全书共分9个项目，包括绪论、营养学基础知识、食品卫生基础知识、食品安全知识、烹饪原料的营养价值与卫生、平衡膳食、科学烹饪、不同人群的营养与膳食、营养食谱的编制、相关法律法规，另外，还有附录《中国食物成分表》和《中国居民膳食营养素参考日摄入量》。

本书由海南省商业学校赵福振担任主编。绪论由海南省商业学校卓珠琼编写，项目1由海南省商业学校赵福振、周建东编写，项目2由北京门头沟中等职业学校刘蕊编写，项目3由新疆兵团职业技术学院张翼编写，项目4由广西商业高级技工学校王福良编写，项目5由海南省商业学校赵福振编写，项目6由乌鲁木齐技工学校包乙晴编写，项目7由重庆市旅游学校刘玥编写，项目8由广西商业高级技工学校王玉宝编写，项目9由海南省琼海职业中等专业学校王静编写。

本书的完成，得益于大量相关著作的出版，得益于全国各地的专家、学者和教师的探索和创新。由于课程改革是一项复杂的系统工程，书中尚有很多不足之处，恳请广大读者提出宝贵建议，便于我们今后再版时能使之进一步完善。

本书在编写出版过程中得到了众多同仁的鼎力支持，在此我们表示诚挚的谢意。

编者

2014年8月

Contents

目　录

绪　论

项目 1　营养学基础知识

项目 2　食品卫生基础知识

项目 3　食品安全知识

项目 4　烹饪原料的营养价值与卫生

绪论

从古至今,健康是人们追求幸福生活的主要内容和目标。“民以食为天,食以洁为本。”食品营养和安全卫生是食品最重要的属性,它能够决定国家或地区人民的健康状况、智力发展和素质的提高,影响一个国家的经济发展、社会进步和民族的振兴。

任务1 营养学的基本概念

0.1.1 营养

“营养”作为一个名词,从字义上讲,“营”的含义是谋求,“养”的含义是养生或养身,两个字组合成“营养”就是谋求养生。确切地说,是用食物或食物中的有益成分谋求养生。而“养生”是我国传统中医学中使用的术语,是指保养、调养的意思。用现代科学的语言来描述“营养”,可以说是机体通过摄取食物,经过体内消化、吸收、代谢和排泄,利用食物中的营养素和其他对身体有益的物质作为构建机体组织器官,满足和调节各种生理功能,维持正常生长、发育和体力活动所需要的过程。

0.1.2 营养素

营养素是机体为了维持生存、生长发育、体力活动和健康等需要不断从外界环境中摄取食物,以提供生命活动所必需的营养物质,这些营养物质在营养学上称为“营养素”。

人体所需的营养素有蛋白质、脂类、碳水化合物、矿物质、维生素、水和膳食纤维共7大类。这些营养素中有一部分不能在体内合成,必须从食物中获得,称为“必需营养素”。其中包括9种氨基酸:缬氨酸、异亮氨酸、亮氨酸、苯丙氨酸、蛋氨酸、色氨酸、苏氨酸、赖氨酸;碳水化合物;2种脂肪酸:亚油酸、亚麻酸;7种常量元素:钙、钾、镁、钠、氯、硫、磷;8种微量元素:铁、锌、碘、铜、钼、钴、硒;14种维生素:维生素A、维生素D、维生素E、维生素K、维生素B_1、维生素B_2、维生素B_6、维生素B_{12}、维生素C、叶酸、烟酸、泛酸、胆碱、生物素;以及水等共40余种。另一部分营养素可以在体内由其他食物成分转化生成,不一定要由食物中获得,称为“非必需营养素”。

根据含量、化学性质和生理功能将营养素划分为宏量营养素和微量营养素,把水、膳食纤维等列入其他膳食成分。

蛋白质、脂类、碳水化合物因为需要量多,在膳食中所占的比重较大,称为宏量营养素,是一类大分子物质，是生热营养素。矿物质和维生素因需要量较少，是人体不能合成的小分子物质，在膳食中所占比重小，称为微量营养素。矿物质中又分常量元素和微量元素，矿物质中有7种在人体内含量相对较多，叫作“常量元素”，有8种在人体内含量很少，称为“微量元素”。其他膳食成分：水、膳食纤维、其他生物活性物质——有些为膳食非必需成分。

这些营养素在体内有3个方面的作用：一是供给生活、劳动和组织细胞功能所需的能量；二是提供人体的“建筑材料”，用以构成和修补身体组织；三是提供调节物质，用以调节机体的生理功能。营养素有这3个方面的作用，可见营养素是健康之本，也是健康的物质基础。

0.1.3 营养学

营养学是研究膳食、营养素及其他食物成分对健康影响的科学。研究内容包括：营养素及其他膳食成分在人体中消化、吸收、利用与排泄的过程以及对人体健康、疾病的作用；营养素之间的相互作用和平衡；营养素需要量和膳食营养素参考摄入量；营养缺乏病和营养相关慢性病的预防和营养治疗；特殊人群和特殊环境下的营养；食物的营养素保存和营养素强化等。

营养学属于自然科学范畴，具有很强的实践性。从理论上讲，营养学与生物化学、食品科学、农业科学、病理学、生理学、临床医学等学科有着密切的联系。从应用方面来看，是可以指导群体或个体合理安排饮食，防病保健；影响国家的食物生产、分配及食品加工政策，改善国民体质，促进社会经济发展。

0.1.4 膳食营养素参考摄入量

为了指导居民合理营养、平衡膳食，许多国家制定了膳食营养素推荐供给量(Recommended Dietary Allowances，RDAs)。RDAs值基本上是根据预防缺乏病提出的参考值，没有考虑预防慢性病，也没有考虑过量的危害，于是近年欧美等国家提出了“膳食营养素参考摄入量”(Dietary Reference Intakes，DRIS)新概念，并制定出新的DRIS，用于取代RDAs。中国营养学会根据国际上的发展趋势，结合我国的具体情况，于2000年制定并推出了《中国居民膳食营养素参考摄入量》。

人体需要的各种营养素都需要从每天的饮食中获取，因此必须科学地安排每日膳食以提供数量及质量适宜的营养素。为了帮助个体和人群安全地摄入各种营养素，避免可能发生的营养不足或营养过多的危害，营养学家根据有关营养素需要量的知识，提出了适用于各年龄、性别及劳动、生理状态人群的膳食营养素参考摄入量，并对如何使用这些参考值来评价膳食质量和发展膳食计划提出了建议。例如，维生素A的缺乏会导致视力问题，甚至失明；孕妇服用过多的维生素A可导致胎儿畸形等。可见，营养素的功能与其剂量是有关系的。

以蛋白质为例，说明摄入水平与随机个体摄入不足或过多的概率。用图0.1来表示营养素摄入不足和过多的危险性大小。

如果一个人不摄入蛋白质，在一定时间内就会发生蛋白质缺乏病；如果一群人长期不摄入蛋白质，他们将全部发生蛋白质缺乏病。随着摄入的增加，摄入不足的概率相应降低，发生缺乏的危险性逐渐减小。当一个随机体摄入量达到平均需要量(EAR)水平时，其缺乏该营养素的概率为0.5，即有50%的机会缺乏该营养素。摄入量增加，随机个体的摄入量达到推荐摄入量(RNI)水平时，摄入量不足的概率变得很小，发生缺乏的机会在3%以下。但如果继续增加到某一点，开始出现摄入过多的表现，这一点可能就是该营养素的“可耐受最高摄入量”(UL)。

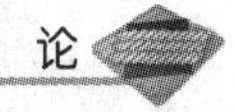

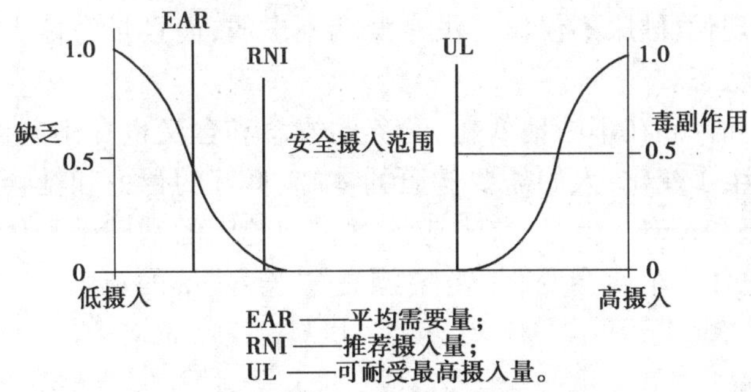

图 0.1　营养素摄入不足和过多的危险性

RNI 和 UL 之间是一个“安全摄入范围”，日常摄入量保持在这一范围内，发生缺乏和中毒的危险性都很小。摄入量超过安全摄入范围，继续增加，则产生毒副作用的概率随之增加，理论上可以达到某一水平，机体出现毒副反应的概率等于 1.0，即一定会发生中毒。在自然膳食条件下，这种情况是不可能发生的，但为了避免摄入不足和摄入过多的风险，应当努力把营养素的摄入量控制在安全摄入范围之内。

膳食营养素参考摄入量是一组每日平均膳食营养素摄入量的参考值，是在推荐的营养素供给量（RDAs）的基础上发展起来的，包括 4 项内容：平均需要量（EAR）、推荐摄入量（RNI）、适宜摄入量（AI）和可耐受最高摄入量（UL）。

①平均需要量是群体中各个体需要量的平均值，是可以满足某一特定性别、年龄及生理状况群体中半数个体需要量的摄入水平。这一摄入水平能够满足该群体中 50% 的成员的需要，不能满足另外 50% 的个体对该营养素的需要。

②推荐摄入量相当于传统使用的膳食营养素参考摄入量（RDA），是可以满足某一特定性别、年龄及生理状况群体中绝大多数个体需要的摄入水平。长期摄入 RNI，可以保证组织中有适当的储备。

一个群体的平均摄入量达到 RNI 水平时，人群中有缺乏可能的个体仅占 2% ~3%，也就是绝大多数的个体都没有发生缺乏症的危险，所以也把 RNI 称为“安全摄入量”。摄入量超过“安全摄入量”并不表示有什么风险。

③适宜摄入量是能满足目标人群中几乎所有个体的需要，主要用做个体的营养素摄入目标，同时用做限制过多摄入的标准。例如，全母乳喂养的足月产的健康婴儿，从出生到 4 ~6 个月，他们的营养素全部来自母乳。母乳中供给的各种营养素的量就是他们的 AI 值。

④可耐受最高摄入量是平均每日可以摄入该营养素的最高量。“可耐受”是指这一摄入水平是可以耐受的，对一般人群几乎所有个体都不至于损害健康，当摄入量超过 UL 而进一步增加时，损害健康的危险性也随之增加。UL 的主要用途是检查个体摄入量过高的可能，避免发生中毒。

任务 2　营养与健康的关系

人类的每个生命过程都离不开营养，营养在其中都起着决定性的作用，营养与维持健康息息相关。那么，什么是健康？这是一个很古老的话题。从古到今，在不同的时代和社会生产力水平条件下，健康的概念和观念也有所不同。在远古时期，健康就是人不得病。在近代，人活的时间长就健康。在现代,健康不仅仅是没有病和不虚弱,而且是身体上、心理上和社会适应能力3个方面的完美状态。

由于健康的概念和内涵在不断地变化,营养的概念和含义也在不断地适应它的变化。传统的营养观念已经发生了变化,人们需要健康的体魄、良好的智力和社会适应能力,希望身体强壮、无病、聪明、漂亮和长寿。但是,首先应该意识到健康的基础是身体的、心理的。抛开营养的生理基础,高谈吃什么东西会变"年轻""漂亮""长寿"等的观念,是不正确的营养观和健康观的表现。

0.2.1 营养是维持健康的基础

1)维持人体组织的构成

营养是人体的物质基础,任何组织都是由营养素组成的,因此,生长发育、组织修复、延缓衰老等都与营养状况有关。从胎儿期起,直至成年,营养对组织器官的正常发育很重要。孕妇的营养状况直接关系到胎儿发育,如先天畸形。而胎儿的发育不良会关系到成年期的慢性病的发生。在成年期,细胞也是在不断地进行新陈代谢,需要正常的营养素供给。充足的营养素可以在体内有所储备,来应付各种特殊情况下的营养需要。

2)维持生理功能

首先要保证能量的需要,其中基础代谢消耗的能量是生命活动所必需的。各种器官的正常功能均有赖于营养素通过神经系统、酶、激素来调节,特别是脑功能、心血管功能、肝肾功能和免疫功能。营养代谢需要上述系统的调节,保持平衡状态,它们之间还存在着相互依存的关系。

3)维持心理健康

所谓身心健康就是指除保持正常器官的生理功能以外,保持较好的心理承受能力。现已证明了营养素不仅构建神经系统的组织形态,而且直接影响各项神经功能的形成。在儿童时期表现为学习认知能力的发育,在成人时期表现为应激适应能力及对劣势环境的耐受能力。当今社会竞争激烈、工作节奏快、人际关系复杂,工作压力造成的心理应激很强。在这种情况下,心理因素也会诱发器质性病变,所以,维持心理健康显得尤为重要。

4)预防疾病发生

营养素的缺乏或过多都会发生疾病。营养素缺乏可以是摄入不足的原发性,也可以是其他原因引起的继发性。营养素过多会引起急慢性的中毒反应,也可以引起许多慢性非传染性疾病的发生。肥胖是营养过多的最普遍的表现,而肥胖又是心脑血管病、糖尿病、肿瘤等慢性病的危险因素。合理的营养防止了营养素缺乏或过多,也就预防了缺乏诱发的并发症与过多引起的慢性病。

0.2.2 营养对人群健康的影响

1)满足各类特殊人群的营养需要

对于青少年、孕产妇、老年人,因其生理状况不同而对营养有特殊需求。比如,铁对青少年的体力与智力发育,叶酸对孕妇先天性神经管畸形,维生素D与钙对保持老年人骨质健康都有重要作用。在制定这类特殊人群的膳食指南时,需要强调某些食物的选择,确保其所需营养素的摄入。

2)保证儿童的正常生长发育和心理发育

从身高、体重、头围、胸围等体格测量指标,判断儿童的生长发育状况。各种心理测试量表可以估量儿童的智力发育情况。

3)增强特殊环境下人群的抵抗力、耐受性、适应性

人体在恶劣环境下或在特殊劳动条件下,如感染、中毒、缺氧、高温、失重等条件,整体营养状况及某些个别营养素对增强抵抗力、耐受性、适应性有重要作用。一些微量营养素在这些条件下的需要量要高于一般情况下的正常人群。

4)预防营养的缺乏与过多及相关的疾病

营养素缺乏的表现不一定有明显的症状,而常常只是从血、尿测定中才能发现。营养素过多,除高剂量时可引起中毒症状外,还常导致其他营养素的吸收利用与代谢变化,不仔细检查很容易遗漏。

5)辅助各种疾病的治疗

营养状况影响人体免疫功能,对于患者抗感染、减少并发症、加速康复有重要作用。创伤的患者在愈合过程中,营养状况影响组织的再生与修复。

综上所述,营养与健康的关系可以归纳为3点:第一,营养必须通过食物中所含的营养素及其他活性物质发挥作用,讲求营养不能脱离食物及膳食;第二,营养素必须通过正常的生理过程发挥作用,讲求营养要考虑各种营养素的吸收利用及代谢过程;第三,营养的目标是:维持健康、预防疾病、加速康复。总的来说,就是达到祛病强身的目的。

任务3 营养学发展史

人类为了生存、生活和生产劳动,必须每天摄取食物,得到必要的营养。所以,自从有了人类,便有了对饮食营养的探索。人类在漫长的生活实践中,对饮食营养的认识由感性上升到理性,产生了营养学。随着社会经济和科学技术的发展,营养学也得到不断地进步完善。

0.3.1 古代的营养学

中国作为一个文明古国,其营养学的发展与其他自然科学一样,历史悠久,源远流长。早在公元前1100—公元前771年的西周时期,食医排在首位,是专门从事饮食营养的医生,也可以说是世界上最早的营养师。在战国到西汉时期编写的中医经典著作《黄帝内经》中,已经对膳食平衡的概念进行了精辟的论述,对人们由摄取食物获得营养以维持正常活动有了明确的认识。强调"五谷为养,五果为助,五畜为益,五菜为充,气味合而服之,以补精益气"的原则,可以认为是世界上最早的"膳食"指南。唐代名医孙思邈在饮食养生方面,强调顺应自然,特别要避免"太过"和"不足"的危害,与现代膳食平衡的观点非常接近。孙思邈还明确提出了"食疗"的概念。他认为,就食物功能而言,"用之充饥则谓之食,以其疗病则谓之药。"在《神农本草经》和《本草纲目》等中医学经典记载了数百种食物的性质和对人体的影响。此外,历史上还有《食经》《千金食治》等书籍,都反映了我国古代在营养学方面的成就。

0.3.2 现代营养学的发展

中国现代营养学初创于20世纪早期,其发展可以分为4个历史阶段。这些阶段的形成既

受到国际上营养学和其他相关科学发展的影响，也和我国不同时期的政治、经济和社会生活密切地联系在一起。

第一阶段：萌芽时期，20 世纪初到 1923 年。我国营养研究最早开始于医学院及医院，主要由当时齐鲁大学的阿道夫进行了山东膳食调查以及大豆产品的营养价值研究；协和医院的瑞德对荔枝进行分析；威尔逊进行了中国食物初步分析等。这一时期，虽然实验设备简陋、成就不大，但却开创了我国现代营养学的研究。

第二阶段：成长时期，1924—1937 年。在这个时期内，中国的营养学、生物化学及其他各门科学都有很大发展。1927 年，中国生理学杂志问世，开始刊载营养论文。此外，中华医学杂志、中国科学社生物研究所论文丛刊等刊物间或也有营养论文发表，营养研究在此期间有了长足的进步。

第三阶段：动荡时期，1938—1949 年。此时日本侵略，我国各学术机关纷纷西迁，设备器材大多简陋，图书资料无法补充，研究队伍也不整齐。但由于营养科学工作者都能刻苦奋斗，克服各种困难，也取得了很多营养学研究成果。1939 年，中华医学会提出了我国第一个营养素供给量——中国人民最低营养需求量的建议。1941 年和 1945 年，中央卫生实验院先后召开了全国第一次、第二次营养学会议，并于第一次全国营养学会议上组织成立中国营养学会。1945 年，中国营养学会正式成立。《中国营养学杂志》也在第二年正式出刊。此后由于处在动荡期，经济衰退，人心不定，因此直到 1949 年无较大成就。

第四阶段：发展时期，1949 年中华人民共和国成立后，中国营养学进入一个空前发展时期。营养学研究经过长期发展，已经形成了一个系统、包含多个研究领域的独立学科。在宏观和微观两个方面的研究工作都得到不断的扩展和深入。

新中国建立初期，营养工作主要针对当时比较紧迫的实际问题展开。1952 年，我国出版第一版《食物成分表》，至今已多次更新和改进。1956 年创刊了《营养学报》。1959 年对全国 26 省市的 50 万人进行了四季膳食调查。1962 年提出了新中国成立后第一个营养素供给量建议。1982—2002 年，每隔 10 年进行一次全国性营养调查。1988 年中国营养学会修订了每人每日膳食营养素供给量并于 1989 年又提出我国居民膳食指南。

在此期间，我国的营养工作者进行了一些重要营养缺乏病的防治研究，包括脚气病、佝偻病等，并结合对克山病及硒中毒病的防治研究，提出了人体硒需要量，得到各国营养学界的认可和采用。中国营养学会在 1997 年修订了膳食指南，并发布了《中国居民平衡膳食宝塔》，广泛开展了营养知识的普及宣传。2000 年公布了我国第一部《膳食营养素参考摄入量》，标志着我国营养学在理论研究和实践应用的结合方面又迈出了重要的一步。

任务 4　卫生、食品卫生及食品安全

通俗地说，卫生是保护人体的健康，预防疾病的意思。医学史研究认为，“卫生”是个医学名词，意为“养生”。这个词最早出现于《灵枢》中，《庄子·庚桑楚》里也有“卫生”一词，南荣曰：“殊愿闻卫生之经而已矣。”现在所说的卫生，是指个人和集体的生活卫生及生产卫生的总称。一般指为增进人体健康、预防疾病，改善和创造合乎生理、心理需求的生产环境、生活条件所采取的个人的和社会的卫生措施，包括以除害灭病、讲卫生为中心的爱国卫生运动。

食品中不仅含有营养素，也含有可能对人体有毒有害的化学成分，而且食品中的营养成分

有利于微生物的生长繁殖导致食品腐败。而在对食品进行加工处理、储存运输和销售过程中，食品还可能受到各种污染或食品的化学成分发生化学性变化产生有毒物质，这些变化对人体健康危害因素的存在也是人们研究食品时必须考虑的问题。食品卫生是为防止食品污染和有害因素危害人体健康而采取的综合措施。世界卫生组织对食品卫生的定义是：在食品的培育、生产、制造直至被人摄食的各个阶段中，为保证其安全性、有益性和完好性而采取的全部措施。食品卫生是公共卫生的组成部分，也是食品科学的内容之一。因食品的营养素不足或过量以及因消化吸收关系而引起人体的健康障碍等，属于食品营养的问题，一般来说，不属于食品卫生研究的范畴。

对食品安全概念的不同解释，都体现出了食品的质量对人体健康的危害性。1996 年，世界卫生组织将食品安全界定为“对食品按其原定用途进行制作，食用时不会使消费者健康受到损害的一种担保”，将食品卫生界定为“为确保食品安全性和适用性在食物链的所有阶段必须采取的一切条件和措施”。从目前的研究情况来看，在食品安全概念的理解上基本形成以下共识：

首先，食品安全是个综合的概念。作为一种概念，食品安全包括食品卫生、食品质量、食品营养等相关方面的内容和食品在种植、养殖、加工、贮藏、包装、运输、销售、消费等环节。

其次，食品安全是个社会概念。与卫生学、营养学、质量学等学科概念不同，不同国家以及不同时期，食品安全所面临的突出问题要求有所不同。在发达国家，食品安全所关注的主要是因科学技术发展所引发的问题，如转基因食品对人类健康的影响。

再次，食品安全是个法律概念。1990 年，英国颁布了《食品安全法》；2000 年，欧盟发表了具有指导意义的《食品安全白皮书》；2003 年，日本制定了《食品安全基本法》，部分发展中国家也制定了《食品安全法》。

综上所述，食品安全的概念可以表述为：食品（食物）的种植、养殖、加工、贮存、包装、运输、销售、消费等活动符合国家强制标准和要求，不存在可能损害或威胁人体健康的有毒有害物质以导致消费者病亡或危及消费者及其后代的隐患。该概念表明，食品安全既包括生产安全，也包括经营安全；既包括结果安全，也包括过程安全；既包括现实安全，也包括未来安全。

从根本上看，要求食品绝对安全是不可能的，世界上没有绝对安全的食品，因为食品安全基于人类对自身健康的理解和要求，也与科学对危害因素和危害大小的认识高低水平有关。所以，食品安全的概念具有相对性，食品安全在不同的地区、不同的时代有着不同的含义和不同的标准。

任务 5 烹饪营养与卫生学的研究内容

烹饪营养卫生学就是将营养卫生学知识和理论应用于烹饪实践的一门学科，它是研究烹饪操作和饮食服务过程中食品营养卫生的一门学科，属于应用人类营养学和应用食品卫生学的范畴。

随着我国加入 WTO 和全面建设小康社会，营养卫生工作的背景发生了重大变化。由于社会所面临的营养问题发生了变化，因此，在营养方面，由预防缺乏为主向预防缺乏和过剩并重转变。在卫生方面，人们对食品安全有了更高的要求，我国颁布了许多新的标准、规则和实施细则，市场经济的发展又带来一些新的卫生问题，高档餐厅的顾客犯痛风病、糖尿病等疾病增加，菜品就迫切需要营养指导；原料掺杂使假、滥用添加剂在烹调中，就需要有一定的食品卫生知识和法规来制止和抵制。

烹饪营养卫生学把营养学和食品卫生学的基础知识和基本原理进行了概括，针对餐饮行业的实际，突出烹饪加工中营养价值保护、餐饮卫生管理和合理配膳等专门知识。其内容主要包括：

①营养学基础：主要介绍蛋白质、脂类、碳水化合物、维生素、矿物质、水、膳食纤维和能量的生理功能、缺乏症及预防、膳食来源和参考摄入量。

②合理烹调和平衡膳食：重点介绍合理烹调的理念和方法、膳食结构类型和评价、平衡膳食的要求、合理配膳和食谱编制的方法等。

③烹饪原料的营养和卫生：主要讲授各类烹调原料的营养特点、卫生问题以及食用特性。

④食品卫生学基础：包括食品污染的来源、性质、危害及预防措施，食源性疾病及预防措施等内容。

⑤餐饮业卫生管理：主要介绍卫生法律、烹调操作卫生、餐饮业环境的卫生、卫生管理制度和新的食品安全体系在餐饮业中的应用。

项目 1

营养学基础知识

项目描述

本项目科学地解释和阐述了各种营养素的基本概念、分类、生理功能、营养价值评价、食物来源及参考摄入量等知识，分析了各种营养素之间的相互关系。对饮食从业人员或个人认识和掌握有关烹饪营养知识，用于指导科学烹饪和日常合理膳食具有重要意义。

导入案例

第十一次全国营养科学大会期间，在由中国疾病预防控制中心营养与食品安全所主办的分会——"中国居民营养与健康状况监测"分析报告会上，在介绍我国第五次中国居民营养与健康状况监测情况时表示，近10年来我国城市居民的营养状况有一定改善，营养不良率减少，贫血患病率降低。但2010—2011年营养与健康状况监测的最新数据表明：我国城市居民的超重率达到32.4%，肥胖率达到13.2%。值得关注的是，城市儿童的超重和肥胖率显著增加，代谢综合征的患病几率也大大增加。从城市居民慢性病流行情况来看，高血压患病率增长，糖尿病、血脂异常的患病率也有所增加。从营养素摄入来看，维生素A、钙、锌、维生素B_1、维生素B_2等营养素摄入不足的问题依然存在。

这说明，我们的生活水平在向小康过渡的历史发展时期，在食物生产、分配和饮食生活方式等方面都在急剧变化，我国面临着营养不足与营养过剩这两种挑战。如果没有正确的营养指导，某些疾病的发病率就会上升。因此，普及营养知识、指导食物消费、推行合理营养与平衡膳食是一项十分紧迫而艰巨的任务。

任务1 蛋白质

任务说明

了解氨基酸的营养学分类、氨基酸模式及应用、蛋白质互补作用、蛋白质消化吸收、氮平衡的概念与需要量、食品蛋白质营养质量的评价标准及应用。重点掌握氨基酸模式及应用，食品蛋白质营养质量的评价标准及应用。

导入案例

"大头娃娃"事件

2003年以来，在安徽阜阳农村，很多出生不到6个月的婴儿陆续患上一种怪病，表现为眼睑肿胀、脸似满月、四肢细短、全身水肿，甚至出现皮肤溃烂、心脏扩大、心肌水肿、肝肿大和腹水，成了畸形的“大头娃娃”。经医院诊断，为营养不良综合征，而扼杀这些幼小生命的“元凶”，就是劣质婴儿奶粉。据调查证实，不法分子用麦芽糊精替代乳粉，制造出的劣质奶粉，蛋白质含量严重不足，按照国家卫生标准，婴儿奶粉蛋白质含量是12% ~18%，而这些劣质奶粉蛋白质含量大多数只有2% ~3%，有的甚至只有0.37%。长期食用这种劣质奶粉会导致婴幼儿营养不良、生长停滞、免疫力下降，进而并发多种疾病甚至死亡。患病婴儿的年龄绝大多数都在6个月以下，这是他们一生中发育最迅速、最关键的阶段。医生们指出，重度营养不良恢复起来非常慢，而且即使后期营养跟上了，也可能产生后遗症，因为大脑和内脏发育已经受损，会影响婴儿将来的智力、体力、体质、体格，特别是免疫力。

任务分析

蛋白质在人体中分布十分广泛，它与生命及各种形式的生命活动紧密地联系在一起，是生命的物质基础，机体中的每一个细胞和所有重要组成部分都有蛋白质参与。蛋白质占人体质量的16% ~20%，在人体新陈代谢的过程中，蛋白质处于不断地分解又不断地合成的动态平衡之中。在正常情况下，成人体内每日约有3%的蛋白质被更新，因此，科学地摄入蛋白质，跟人体健康密切相关。

1.1.1 蛋白质及其生理功能

1)蛋白质的概念

蛋白质是由20种基本氨基酸以肽键联结在一起，并形成一定空间结构的生物高分子化合物。

2)蛋白质的生理功能

蛋白质的生理功能主要有：

(1)人体组织的构成成分

蛋白质是组成人体一切细胞、组织的重要成分。人体所有组织包括骨骼、神经、肌肉、内脏、血液、皮肤、毛发、牙齿等都是以蛋白质作为重要的组成成分。人体在生长的过程中蛋白质不断增加，即使是老年人，也需要供给蛋白质以维持机体正常的新陈代谢。

(2)构成体内各种重要生理活性物质

酶、激素和抗体都是蛋白质。酶能催化体内一切物质的分解和合成；激素调节着各种生理过程并维持着内环境和稳定；抗体可以抵御外来有害物质的入侵。细胞膜和血液中的蛋白质担负着各类物质的运输和交换；体液内有的蛋白质能调节体液的渗透压和酸碱度。蛋白质还参与其他生理活动，是生命活动的物质基础。

(3)供给能量

蛋白质在体内的主要功能不是供给能量，但它是一种能源物质，特别是在糖类和脂肪供给量不足时，每克蛋白质在体内变化供给能量约4 000 kcal。通常蛋白质的供给能量是由体内旧的或已经破损的组织细胞中的蛋白蛋分解，以及由食物中一些不符合机体需要或者摄入量过多的蛋白质燃烧时所放出的，人体每天10% ~15%的能量是来自蛋白质产生的。1 g食物蛋白质在体内约产生16.7 kJ(4.0 kcal)的热能。

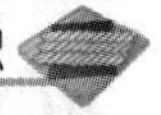

1.1.2 氨基酸分类和氨基酸模式

1)氨基酸分类

氨基酸含有一个碱性氨基和一个酸性羧基,是构成蛋白质的基本单位。生物体内构成各种蛋白质的基本氨基酸有20种。氨基酸从营养学的角度可分为以下几类:

(1)必需氨基酸

必需氨基酸是指人体内不能合成或合成速度不能满足机体需要,必须从食物中直接获得的氨基酸。必需氨基酸有8种,它们是:赖氨酸、蛋氨酸、色氨酸、亮氨酸、苏氨酸、异亮氨酸、苯丙氨酸和缬氨酸。对于婴儿来说,组氨酸也不能合成,因此,婴儿有9种必需氨基酸。

(2)条件必需氨基酸或半必需氨基酸

条件必需氨基酸或半必需氨基酸是指可减少人体对某些必需氨基酸需要量的氨基酸。半胱氨酸和酪氨酸是半必需氨基酸,它们在人体内分别由蛋氨酸和苯丙氨酸转变而成,如果膳食中能直接提供这两种氨基酸,则人体对蛋氨酸和苯丙氨酸可分别减少30%和50%。

(3)非必需氨基酸

非必需氨基酸是指人体可以合成以满足机体需要的氨基酸。人体中有9种非必需氨基酸,这也是人体重要的氨基酸(如表1.1所示)。

表1.1 构成人体蛋白质的氨基酸

类　别	氨基酸	类　别	氨基酸
必需氨基酸	异亮氨酸 亮氨酸 赖氨酸 蛋氨酸 苯胺酸 苏氨酸 色氨酸 缬氨酸 组氨酸	非必需氨基酸	丙氨酸 精氨酸 天门冬氨酸 天门酪胺 谷氨酸 谷氨酪氨 甘氨酸 脯氨酸 丝氨酸
条件必需氨基酸	半胱氨酸 酪氨酸		

2)氨基酸模式

所谓氨基酸模式,就是指某种蛋白质中各种必需氨基酸的构成比例。其计算方法是:将该种蛋白质中的色氨酸质量分数定为1,分别计算出其他必需氨基酸的相应比值,这一系列的比值就是这种蛋白质的氨基酸模式。

意义:当食物蛋白质氨基酸模式与人体蛋白质越接近时,必需氨基酸被机体利用的程度也越高,食物蛋白质的营养价值也相对越高。反之,食物蛋白质中一种或几种必需氨基酸相对质量分数较低,导致其他必需氨基酸在体内不能被充分利用而浪费,造成蛋白质营养价值降低,这些质量分数相对较低的必需氨基酸称为限制氨基酸。其中,质量分数最低的称第一限制氨基酸,其余以此类推。

蛋白质互补作用:为了提高食物蛋白质的营养价值,往往将两种或两种以上的食物混合食用,以相互补充其必需氨基酸不足,达到以多补少,提高膳食蛋白质营养价值的目的,这称为蛋白质互补作用。例如,将大豆制品和米面按一定比例同时或相隔4小时以内食用,大豆蛋白可弥补米面蛋白质中赖氨酸的不足,同时,米面也可在一定程度上补充大豆蛋白中蛋氨酸的不足,使混合蛋白的氨基酸比例更接近人体需要,从而提高膳食蛋白质的营养价值。

1.1.3 蛋白质消化吸收

膳食中的蛋白质消化从胃开始。胃酸先使蛋白质变性,胃蛋白酶可以分解蛋白质。但蛋白质消化的主要场所在小肠,由胰腺分泌的胰蛋白酶和糜蛋白酶使蛋白质在小肠中被分解为氨基酸和部分二肽和三肽,在小肠肽酶作用下进一步分解为氨基酸后被吸收。

氨基酸通过小肠黏膜细胞是由3种主动运输系统来进行的,它们分别转运中性、酸性和碱性氨基酸。如亮氨酸、异亮氨酸和缬氨酸有共同的转运系统,若过多地向食物中加入亮氨酸,异亮氨酸和缬氨酸吸收就会减少,从而造成食物蛋白质的营养价值下降。

1.1.4 蛋白质代谢、氮平衡和蛋白质营养不良

1)蛋白质代谢、氮平衡

氮平衡,是反映机体摄入氮和排出氮的关系。其关系式如下:

$$B=I-(U+F+S)$$

B:氮平衡;I:摄入氮;U:尿氮;F:粪氮;S:皮肤等氮损失。

意义:当摄入氮和排出氮相等时,B=0,为零氮平衡。健康的成人应维持零平衡下富余5%。如摄入氮多于排出氮,B>0,则为正氮平衡。婴幼儿、儿童和青少年处于生长发育阶段,妇女怀孕时,病人疾病恢复时以及运动和劳动以达到增加肌肉时,应保证适当的正氮平衡,以满足机体对蛋白质额外的需要。而摄入氮少于排出氮时,B<0,为负氮平衡。人在饥饿、疾病及老年时期的一些阶段,一般处于这种状况下,应注意尽可能减轻或改变这种情况。

影响因素:影响机体氮平衡的因素很多,主要有膳食蛋白质的摄入量及质量、能量供给和消耗情况,其他营养素如糖类、维生素 B_6、叶酸的供给情况。如果蛋白质供给达到了参考摄入量标准,但能量供给少或能量消耗增大,特别是缺乏糖类物质时,蛋白质也将分解产热,导致负氮平衡的出现。

2)蛋白质营养不良

蛋白质的缺乏,往往又与能量的缺乏共同存在,即蛋白质—热能营养不良(PEM)有两种:一种指热能摄入基本满足而蛋白质严重不足的营养性疾病,称加西卡病;另一种即为"消瘦",指蛋白质和热能摄入均严重不足的营养性疾病。

1.1.5 食品蛋白质营养价值评价

各种食物,其蛋白质的质量分数、氨基酸模式等不一样,人体对不同蛋白质的消化、吸收和利用程度也存在差异,所以,营养学上主要从食物蛋白质的质量分数、被消化吸收的程度和被人体利用程度3个方面全面地进行评价。

1)蛋白质的质量分数

没有一定数量,再好的蛋白质其营养价值也有限。所以,蛋白质质量分数是食物蛋白质营

养价值的基础。

一般来说,食物中含氮量占蛋白质的16%,其倒数即为6.25,由氮计算蛋白质的换算系数即是6.25,这个系数又称为蛋白质系数。

2)蛋白质消化率

$$蛋白质消化率=\frac{食物氮-(粪氮-粪代谢氮)}{食物氮}\times 100\%$$

3)蛋白质利用率

(1)生物价(BV)

$$生物价(BV)=\frac{储留氮}{吸收氮}\times 100\%=\frac{吸收氮-(尿氮-尿内源性氮)}{食物氮-(粪氮-粪代谢氮)}\times 100\%$$

(2)蛋白质净利用率(NPU)

$$蛋白质净利用率(NPU)=消化率\times 生物价=\frac{储留氮}{食物氮}\times 100\%$$

(3)氨基酸评分(AAS)

$$\begin{array}{c}氨基酸\\评分(AAS)\end{array}=\frac{被测蛋白质每克氮(或蛋白质)中某必需氨基酸量(mg)}{理想模式或参考蛋白质每克氮(或蛋白质)中该必需氨基酸量(mg)}$$

1.1.6 膳食参考摄入量和食物来源

成人按每千克体重每天摄入0.8 g蛋白质较好。在我国,由于人们以植物性食物为主,蛋白质质量较差,因此参考摄入量按1.0~1.2 g/kg(体重)。

一般来说,膳食蛋白质供给应该遵循以下几点:

①根据不同人群及其健康、劳动状况,按推荐摄入量足量提供。

②按热能计算,蛋白质摄入占膳食总热能的10%~12%,儿童青少年为12%~15%。

③要保证膳食蛋白质的质量。优质蛋白包括动物性蛋白质和大豆蛋白质,它们应占成人膳食蛋白质参考摄入量的1/3以上。其他人群,特别是儿童这个比例应该更高,以防止必需氨基酸的缺乏。

1.1.7 食物来源

蛋白质广泛存在于动植物性食物中。蛋白质质量分数丰富的食物为各种肉类(主要为肌肉)、蛋类、奶及其制品、大豆及其制品。动物性蛋白质质量好,但同时富含饱和脂肪酸和胆固醇,植物性蛋白利用率较低。因此,注意蛋白质互补,适当进行搭配是非常重要的。大豆蛋白质的营养和保健功能已越来越受重视,多吃大豆制品,不仅可以提供丰富的优质蛋白,同时也可以起到保健的功效。此外,谷类也含有一定的蛋白质(6%~10%),因为是我国膳食的主食,摄入量比较大,所以也是蛋白质的一个重要来源。

知识拓展

怎样选择蛋白质食物?

蛋白质食物是人体重要的营养物质,保证优质蛋白质的补给是关系到身体健康的重要问题,怎样选用蛋白质才既经济又能保证营养呢?

首先,要保证有足够数量和质量的蛋白质食物。根据营养学家研究,一个成年人每天通过新陈代谢大约要更新300 g以上蛋白质,其中3/4来源于机体代谢中产生的氨基酸,这些氨基酸的再利用大大减少了需补给蛋白质的数量。一般来讲，一个成年人每天摄入 60 ~ 80 g 蛋白质，基本上已能满足需要。

其次，各种食物合理搭配是一种既经济实惠，又能有效提高蛋白质营养价值的有效方法。每天食用的蛋白质最好有 1/3 来源于动物蛋白质，2/3 来源于植物蛋白质。我国人民有食用混合食品的习惯，把几种营养价值较低的蛋白质混合食用，其中的氨基酸相互补充，可以显著提高营养价值。例如，谷类蛋白质含赖氨酸较少，而含蛋氨酸较多。豆类蛋白质含赖氨酸较多，而含蛋氨酸较少。这两类蛋白质混合食用时，必需氨基酸相互补充，接近人体需要，营养价值大为提高。

再次，每餐食物都要有一定质和量的蛋白质。人体没有为蛋白质设立储存仓库，如果一次食用过量的蛋白质，势必造成浪费。相反，如食物中蛋白质不足时，青少年发育不良，成年人会感到乏力，体重下降，抗病力减弱。

最后，食用蛋白质要以足够的热量供应为前提。如果热量供应不足，肌体将消耗食物中的蛋白质来做能源。每克蛋白质在体内氧化时提供的热量是18 kJ，与葡萄糖相当。用蛋白质做能源是一种浪费，是大材小用。

任务 2　脂类

任务说明

学习脂类的分类以及对人体的生理功能；脂类的消化吸收；脂类的营养价值评价；脂类营养不良对健康的影响；脂类的食物来源与供给量。

导入案例

脂肪过量的危害

34 岁的吴先生，身高 1.73 m、体重 85 kg，在一家广告公司做文案。每天座位活动（开会、计算机和电视前、开车）长达 10 ~ 12 小时，基本不运动，也不控制膳食。去年在体检中发现，血甘油三酯、胆固醇超过正常值，并有中度脂肪肝，体脂占体重 30%。大夫作出如下诊断：轻度肥胖、体脂超标、Ⅱb 或Ⅳ型高脂血症、脂肪肝、最大吸氧量和心功能在正常范围内的低水平，有患冠心病的高危因素。脂肪过量对人体健康具有很大的影响。

任务分析

脂类是人体重要的组成部分，约占人体重的 14%，肥胖者占有的比例更高。脂类也是重要的营养素之一，营养学上重要的脂类主要有甘油三酯、磷脂和固醇类。食物中的脂类约 95% 是甘油三酯，5% 是其他脂类，人体中甘油三酯约占 99%。

1.2.1　脂类的分类及功能

脂类主要可以分为甘油三酯、磷脂和固醇类。

1）甘油三酯

甘油三酯也称脂肪或中性脂肪。每个脂肪分子是由 1 个甘油分子和 3 个脂肪酸化合而成。人体内的甘油三酯主要分布在肌肉纤维间、皮下和腹腔。

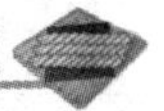

(1)甘油三酯的功能

①提供能量。甘油三酯产生的能量较高,1 g 甘油三酯比 1 g 糖和蛋白质产生的能量都要高,原因是甘油三酯含有比较高的碳氢比例。人体内 1 g 脂肪产生的能量约为 39.7 kJ,当人体摄入能量过高时,就会转化为脂肪贮存起来。当机体需要时,脂肪经过转化,释放出能量满足机体的需要。在休息的状态下 60% 的能量来源于体内的脂肪,而在运动或长时间饥饿时,体内脂肪提供的能量更多。

人体可以不断贮存脂肪,过多能量的摄入可导致越来越胖。人体也可以通过消耗脂肪逐渐消瘦。但节食减肥并不可取,因为脂肪不能给脑和神经细胞以及白细胞提供能量,在饥饿的状态下必须消耗肌肉组织中的蛋白质和糖原来满足机体的能量需要。

②机体重要的构成成分。细胞膜中含有大量的脂肪,是细胞维持正常功能不可缺少的成分。

③保温和隔热,维持体温正常。皮下脂肪可以起到隔热保温的作用,使人体体温正常和恒定。当外界温度很低时,脂肪可以起到保温的作用,减少热量的散发。如在冬天胖人抗寒能力较强,衣服可以穿得比瘦人少;当外界温度较高时,脂肪可以起到隔热的作用,如在烈日底下暴晒,或者在高温环境下工作,皮下脂肪相当于一个保护层,可以保护机体免受高温的伤害,为维持体温正常起到重要作用。

④保护作用。脂肪组织对脏器起到支撑和护垫的作用,使脏器不易受外力的伤害。

⑤帮助机体更有效地利用碳水化合物,节约蛋白质。脂肪在人体内的代谢产物可促进碳水化合物的能量代谢,使其更有效地释放能量。适当摄入脂肪可保护体内蛋白质不被作为能量物质使用,使蛋白质充分发挥更为重要的其他功能。

⑥内分泌的作用。在机体代谢、免疫、生长发育的过程中,少不了各种因子的参与。脂肪组织可以分泌出多种因子,如肿瘤坏死因子、雌激素、抵抗素、瘦素等。

⑦增加饱腹感。脂肪可以抑制肠的蠕动,导致胃排空的时间延长。也就是说,脂肪可以延长食物在胃中停留的时间,饱腹感的时间就会延长,可以调节饥饿来临的时间。

⑧提供、促进脂溶性维生素的消化吸收。脂肪是脂溶性维生素的重要来源,同时还可以促进脂溶性维生素在肠道的吸收。

⑨改善食物的感官性状。在食物的烹调加工过程中,脂肪可改善食物的色、香、味、形,达到美食和促进食欲的作用。

(2)脂肪酸

脂肪酸因其链的长短,以及饱和程度和结构的不同,而呈现不同的性质和功能。按照脂肪酸对人体的生理功能的不同,可以将脂肪酸分为饱和脂肪酸、不饱和脂肪酸和必需脂肪酸。

①饱和脂肪酸。是指不含有双键的脂肪酸,这种脂肪酸碳链较长,熔点较高,多存在于动物脂肪中,一般在常温下呈固态,称为脂。

②不饱和脂肪酸。是指含有双键的脂肪酸,其碳链较短,熔点较低。根据不饱和程度,不饱和脂肪酸又可以分为:单不饱和脂肪酸,含有一个双键;多不饱和脂肪酸,含有两个或两个以上的双键。植物中不饱和脂肪酸含量较多,一般在常温下呈液态,称为油。不饱和脂肪酸也有存在于动物脂肪中的,如鱼类中含有较丰富的不饱和脂肪酸。

部分不饱和脂肪酸对人体有特别的生理功能，可以提高胆固醇在体内的转化和代谢，起到降血脂的作用。如阿拉斯加人尽管膳食中含高能量、高脂肪和高胆固醇，但心脏病的发生率很低，原因是那些来自海产品的食物富含这些多不饱和脂肪酸。

③必需脂肪酸。是指不能被机体合成，但又是人体生命活动所必需的，一定要由食物中供给的脂肪酸。亚油酸是人体唯一的必需脂肪酸，在植物油中含量较多，动物脂肪中含量较少。

必需脂肪酸是组织、细胞的组成成分，是合成前列腺素的前体，可提高胆固醇的代谢，起到降血脂的作用。成人一般不易缺乏必需脂肪酸，因为要耗尽贮存的必需脂肪酸相当困难。

2）磷脂

磷脂是指甘油三酯中一个或两个脂肪酸被含磷酸的其他基团所取代的一类脂类物质，其中最重要的是卵磷脂。磷脂可提供能量，是细胞膜的重要组成成分；磷脂可作为乳化剂，让脂类或脂溶性物质顺利通过细胞膜，有利于脂肪的吸收、转运和代谢。

3）固醇类

固醇类是一类含有同样多个环状结构的脂类化合物，主要的固醇是胆固醇。胆固醇广泛存在于动物性食品之中，人体可以合成胆固醇，因此一般不存在胆固醇缺乏的问题。相反，胆固醇摄入过多，会引起心脑血管方面的疾病。

1.2.2 脂肪的消化与吸收

甘油三酯与磷脂的消化吸收相似。它们在进入口腔和胃时，口腔与胃分泌出的脂肪酶可水解部分食物脂肪，但这种水解都很有限。脂肪的消化吸收主要在小肠，在小肠中来自胆囊中的胆汁首先将脂肪乳化，胰腺和小肠内分泌的脂肪酶将甘油三酯水解，生成游离脂肪酸和甘油单酯或甘油。水解后的短链脂肪酸、中链脂肪酸和甘油很容易被小肠细胞吸收，直接进入血液循环。甘油单酯和长链脂肪酸被吸收后先在小肠细胞中重新合成甘油三酯，并和磷脂、胆固醇、蛋白质形成乳糜微粒，由淋巴系统进入血液循环。

胆固醇可以直接被吸收，如果食物中的胆固醇与其他脂类呈结合状态，则先被酶水解成游离的胆固醇，才能被吸收。

1.2.3 脂类的营养价值评价

脂肪营养价值的高低主要取决于脂肪的消化吸收率、必需脂肪酸的含量和脂溶性维生素的含量。

1）脂肪的消化吸收率

脂肪的消化吸收率越高，其营养价值也就越高。脂肪的消化吸收受多种因素的影响，但主要取决于脂肪的熔点。脂肪不饱和度越高，熔点越低，熔点较低的脂肪较易消化。一般来讲，植物油比动物脂更容易消化吸收，动物脂中猪油的消化率比牛脂和羊脂高。表1.2是常用油的消化率。

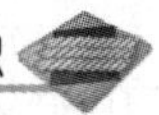

表 1.2 常见油脂的消化率

单位:%

油脂名称	消化率	油脂名称	消化率
玉米油	96.9	茶子油	91.2
菜籽油	97.2	奶油	97
花生油	98.2	猪油	94
椰子油	97.9	牛脂	89
大豆油	97.5	羊脂	81

2)必需脂肪酸的含量

脂肪中必需脂肪酸的含量越高,其营养价值也就越高。一般来说,植物油必需脂肪酸的含量高于动物性脂肪。表 1.3 为油脂中必需脂肪酸的含量。

表 1.3 几种常见油脂中必需脂肪酸的含量

单位:%

油脂名称	含必需脂肪酸	油脂名称	含必需脂肪酸
花生油	29.2	奶油	2.4
麻油	37.5	羊油	3.2
棉籽油	48.5	可可油	3.3
大豆油	54.5	牛油	7.2
葵花籽油	68.9	猪油	9.0

3)脂溶性维生素的含量

脂肪是脂溶性维生素的重要来源,脂溶性维生素含量越高,脂肪的营养价值也就越高。植物性脂肪中含有较丰富的维生素 E,而动物性脂肪中含有较丰富的维生素 A 和维生素 D。

1.2.4 脂肪营养不良对人体健康的影响

脂肪营养不良一般有以下 3 种情况:

①摄入脂肪太多。太多脂肪的摄入会造成能量过剩,引起肥胖,导致心脑血管方面的疾病。

②摄入脂肪太少。如果脂肪摄入太少,脂溶性维生素的摄入量也会不足,还会抑制脂溶性维生素的消化吸收。

③脂肪摄入搭配不合理。常见的搭配不合理是动物性脂肪与植物性脂肪搭配不合理。一般认为,植物油应占脂肪摄入量的2/3。过多动物性脂肪的摄入,胆固醇的摄入量就大,不利于胆固醇的代谢,容易引起高血脂。过少植物性脂肪的摄入,可能引起必需脂肪酸摄入不足。另外,无论是哪种脂肪摄入不均衡,都可能导致脂溶性维生素摄入不均衡。无论是哪方摄入比例过大,都会对身体产生不利影响。尽管饱和脂肪酸对高血脂作用较强,但人体不应该完全排除摄入它,因其不易被氧化产生有害物质。而过多地摄入不饱和脂肪酸可使体内有害氧化物、过氧化物等增加,对机体有慢性危害。

1.2.5 脂类的食物来源与供给

膳食中脂肪的主要来源是动物的脂肪组织和肉类,以及植物的种子。动物脂肪含饱和脂肪酸和单不饱和脂肪酸较多,植物油含不饱和脂肪酸较多,人体必需脂肪酸普遍存在于植物油中,但鱼贝类中含有利于降血脂作用的不饱和脂肪酸。

磷脂相对较多地存在于蛋黄、动物肝脏、大豆和花生中。在蛋黄、肉类,以及动物的脑、肝、肾等内脏含胆固醇较多。

根据中国营养学会的推荐,我国成年人每日摄取脂肪能量应占总能量比例的20% ~30%,每日50~60 g。

任务3 碳水化合物

任务说明

学习碳水化合物的分类及特征;碳水化合物对人体的生理功能;碳水化合物的消化吸收;碳水化合物营养不良对健康的影响;碳水化合物的食物来源与供给量。

导入案例

长期不吃主食的危害

"不吃主食,饿了就吃水果。"近几年一直处在"减肥中"的李女士每天早晚都坚持跑步,而且吃饭时基本上不碰米饭、面等食物,就吃水果、青菜再喝点酸奶。"还是很有效的,刚开始的1个月,一下子瘦了7斤。"李女士对自己的减肥效果非常满意,在近3年的时间里,她的身材一直保持得很苗条,但在健康体检中,她却被查出患有缺铁性贫血,而且平时身体也很差,常常头晕恶心,提不起精神,几乎每个月都要感冒一两次。

主食主要包括大米、白面、杂粮以及薯类食品,它所提供的碳水化合物是人体必不可少的营养物质,为人体提供基本、主要的能量。主食的能量是身体所必需的,而且主食提供身体能量其实比蛋白质、脂肪提供的能量更为有效和安全。因此,所有的营养建议都规定一个人每天碳水化合物的产热量一般占总热量的50% ~60%为宜。如果摄入量不够,会导致低血糖,免疫力低下,体质、耐受能力、记忆力下降,容易引起气血亏虚、肾气不足、代谢紊乱,易诱发结肠癌等。

任务分析

碳水化合物又称糖,一般糖分子中氢氧比例与水分子组成比例一样,故称碳水化合物。糖广泛分布在生物界,尤以植物中含量最多。糖类是人体丰富而又经济的热能资源,是我国居民膳食的主要来源。

1.3.1 碳水化合物的分类及特征

营养学上一般将碳水化合物分为4类:单糖、双糖、寡糖和多糖。

1)单糖

食物中的单糖主要为葡萄糖、果糖和半乳糖。

(1)葡萄糖

葡萄糖是构成食物中各糖类的最基本单位,有的糖类完全由葡萄糖构成。天然的葡萄糖较少存在于一些水果中，如葡萄等。人体葡萄糖主要是由淀粉水解而得来的，它是机体吸收利用最好的单糖。机体各个器官都利用它作为燃料和制备许多其他重要的化合物。

(2)果糖

蜂蜜和许多水果中含有果糖。肝脏是实际利用果糖的唯一器官，它可以将果糖迅速转化，所以在整个循环血液中果糖的含量很低。另外，果糖的代谢可以不受胰岛素的制约，因此，糖尿病人可适当食用果糖，大量食用会产生副作用。

果糖的甜度很高，是普通糖类中最甜的物质。若以蔗糖的甜度为100，葡萄糖的甜度就是74，果糖的甜度就有173。果糖是重要的甜味物质。

(3)半乳糖

半乳糖很少以单糖的形式在自然界中存在，它是乳糖的重要组成成分。

2)双糖

双糖是由两分子单糖缩合而成的，食物中常见的双糖有蔗糖、麦芽糖、乳糖。

(1)蔗糖

蔗糖水解后变成一分子葡萄糖和一分子果糖。蔗糖在甘蔗、甜菜和蜂蜜中含量较多。日常用的白砂糖、红糖等属于蔗糖，是从甘蔗或甜菜中提取的。

(2)麦芽糖

一分子麦芽糖水解后生成两分子葡萄糖。一般植物含量很少，但种子发芽时可因酶的作用分解淀粉生成麦芽糖，尤以大麦芽中含量较多。

(3)乳糖

乳糖水解后生成一分子葡萄糖和一分子半乳糖。乳糖主要存在于奶及奶制品中，约占鲜奶的5%，占奶类提供总能量的30%～50%。乳糖是婴儿主要食用的糖类物质，而成人食用大量乳糖不易消化。

3)寡糖

寡糖是指由3～10个单糖构成的一类小分子多糖。比较重要的寡糖是存在于豆类食品中的棉子糖和水苏糖。它们不能被人体消化，但在肠道中可被肠道细菌代谢，产生气体和其他产物，造成胀气。因此，要对豆类进行适当加工，消除不良影响。

4)多糖

多糖是由10个以上单糖组成的大分子糖。营养学上具有重要作用的多糖有3种：糖原、淀粉和纤维。

(1)糖原

糖原也称动物淀粉，由葡萄糖组成。糖原可被机体消化，在肌肉和肝脏中合成并贮存，但贮存量很少，不是有意义的碳水化合物的食物来源。人体肝脏中糖原称为肝糖原，有维持人体正常血糖浓度的作用。肌肉中的糖原称为肌糖原，可以给肌肉提供运动的能量。

(2)淀粉

淀粉是由许多葡萄糖组成的，可被人体消化吸收。淀粉主要来自谷物和薯类，是我国居民主要的能量来源，也是最丰富、最廉价的能量营养素。

5)纤维

纤维存在于所有植物细胞中，它由许多葡萄糖组成，但不能被人体消化吸收。尽管纤维不能被人体消化吸收，但由于它对人体有特殊的生理作用，营养学上仍将它作为重要的营养素。

1.3.2 碳水化合物对人体的生理功能

1)提供和贮存能量

膳食中的碳水化合物对机体最重要的作用是供能。1 g 碳水化合物可提供约 16.7 kJ(4.0 kcal)的能量。在我国,人们以米面为主食,60%以上的能量来自碳水化合物。这种膳食结构不仅经济方便,而且科学、有利于健康。

碳水化合物作为能量的来源有以下几个特点:

①经济实惠。碳水化合物的经济价值比蛋白质和脂肪低很多,但每克产生的能量却与蛋白质相当。为解决贫困地区的温饱问题作出了很大的贡献。

②快速有效。碳水化合物与蛋白质和脂肪相比更容易消化吸收,在较短的时间内可以被人体利用,可以快速给人体补充能量。

③大脑的能量来源。大脑能量的主要来源是由葡萄糖来提供的,当血糖浓度下降时,大脑能量供应就会不足,产生注意力下降、头晕甚至昏倒的现象。不吃早餐就工作的人常常会出现这些现象。

糖原是肌肉和肝脏碳水化合物的贮存形式。肝脏约贮存机体内 1/3 的糖原。糖原可以被分解为葡萄糖,用来提供能量。体内糖原贮存时间只能维持几个小时,必须从膳食中不断得到补充。

2)节约蛋白质的作用

当体内碳水化合物供给能量不足时,会消耗机体内的蛋白质,甚至是器官中的蛋白质来供能,这就对机体,包括对各器官造成伤害。即使机体不消耗体内的蛋白质,而动用食物中消化吸收的蛋白质,也是不合理的或有害的。若碳水化合物摄入足够,可以防止机体和膳食中的蛋白质转化为能量,让蛋白质发挥更为重要的作用。

3)构成人体组织结构

碳水化合物是构成机体的重要物质,并参与细胞的许多生命活动。例如,糖脂是细胞膜与神经组织的组成成分;糖蛋白是一类具有重要生理功能的物质,如某些抗体、酶和激素的重要组成部分,以及核糖和脱氧核糖核酸的重要组成成分。

4)防止酸中毒和帮助肝脏解毒

脂肪在体内彻底被代谢分解需要葡萄糖的协同作用。如果碳水化合物摄入不足,脂肪不能彻底氧化而产生酮体,使机体偏酸性,严重的可导致酸中毒。因此,摄入足够的碳水化合物可防止酸中毒。

肝脏中肝糖原丰富时,可增强肝脏对某些细菌毒素的抵抗力。另外,动物实验表明,肝糖原不足时,肝脏对四氯化碳、酒精、砷等有害物质的解毒作用显著下降。所以说,碳水化合物充足可以提高肝脏的解毒能力。

5)提供膳食纤维

膳食纤维不可以被人体消化,但有重要的生理功能,日益受到人们的重视。

①增强肠道功能,有利于粪便排出。一般的纤维素具有促进肠道蠕动和吸水膨胀的特性。这样不仅使肠道平滑肌健康有力,而且使粪便体积增加变软,非常有利于粪便排出。如果纤维素摄入不够,肠蠕动缓慢,粪便少而硬,造成便秘。长期便秘易引发肠道憩室病和痔疮。

②有利于控制体重,降低血糖和血胆固醇。膳食纤维的体积较大和不可消化的特点,使其

由胃进入肠道的速度较慢，造成明显的饱腹感，减少了人体能量的摄入，达到控制体重的目的。纤维素可阻碍葡萄糖的吸收，使血糖的浓度不至于快速升高，降低了血糖。这样可减少体内胰岛素的释放，胰岛素的减少可减少肝脏合成胆固醇，使血浆中的胆固醇浓度降低。纤维素也阻碍脂肪酸、胆固醇的吸收，达到降低血脂的目的。

1.3.3 碳水化合物的消化与吸收

对人体而言，机体只能吸收单糖。也就是说，膳食中凡是被人体消化吸收的碳水化合物，只有被水解成单糖才能被吸收。膳食中碳水化合物进入口腔时，唾液中的淀粉酶可以将淀粉水解为短链多糖和麦芽糖。这就是为什么当我们慢慢咀嚼馒头、米饭时能感觉到淡淡的甜味。但这种水解很有限，原因是食物在口腔中停留的时间太短。当食物进入胃中时，胃酸使淀粉酶失活，胃酸对淀粉也有一定的降解作用。然后碳水化合物进入小肠，小肠是碳水化合物主要的消化吸收场所。胰腺分泌的淀粉酶进入小肠，将长链的碳水化合物分解为双糖。双糖在小肠黏膜细胞刷状缘上，分别由麦芽糖酶、蔗糖酶和乳糖酶将相应的双糖分解为单糖。单糖可被小肠吸收，然后进入血液循环系统。

1.3.4 碳水化合物营养不良对健康的影响

1）可消化的碳水化合物营养不良对健康的影响

当可消化的碳水化合物摄入量过多时，人体能量会过剩，这部分能量就会转化为脂肪在人体中贮存下来，长期积累可导致肥胖。我国有相当多的人群因为摄入碳水化合物过多而导致肥胖。

碳水化合物摄入不足时，为了维持机体能量的需要，机体会通过分解体内蛋白质和脂肪获得能量，这样可能会导致蛋白质营养不良和人体消瘦。还会使大脑能量供应不足，导致工作效率下降、注意力不集中、反应慢、头晕和昏迷等现象。

另外，如果人体摄入单糖和双糖占碳水化合物比例太大，由于消化吸收的速度太快，血糖浓度会快速上升，可能会导致高血糖，也会增加高血脂的发病率。

2）膳食纤维摄入量对健康的影响

当膳食纤维摄入过少时不利于粪便及时排泄，产生便秘，高血脂、糖尿病和肠道肿瘤的发病率也高于一般人群。

膳食纤维摄入过多对健康也不利。由于不可消化的纤维太多会阻碍其他各种营养素的消化和吸收，造成食物营养素过分丢失，特别会降低蛋白质和矿物质的消化吸收率。以植物性原料为主的人群容易导致膳食纤维摄入过量。如经济条件较差的农村，素食人群等，他们以粮食、蔬菜和水果为主食，膳食纤维素的摄入自然会偏高。

1.3.5 碳水化合物的食物来源与供给

碳水化合物的食物来源主要是谷类和根茎类，如面粉、大米、玉米、甘薯、土豆等，含大量人体产生能量需要的淀粉和少量的单糖、双糖，还含有丰富的膳食纤维。另外，蔬菜和水果含有较高的膳食纤维，有的水果中含单糖、双糖较丰富。精制糖也给人体提供碳水化合物，如白砂糖、红糖、麦芽糖、果糖、葡萄糖等。另外，乳类及乳制品中存在乳糖，是婴儿碳水化合物的主要来源。

中国营养学会推荐我国居民的碳水化合物的膳食供给量占总能量的55% ~65% 较为适宜,约 350 g,膳食纤维的推荐摄入量为 25 ~35 g。应当避免碳水化合物占总能量的比例较低,而脂肪和蛋白质占总能量的比例较高的现象。碳水化合物的来源应以淀粉为主,少摄入单糖、双糖。因为单糖和双糖吸收迅速,过量摄入易转化为脂肪和胆固醇,引起肥胖和血脂升高。所以,单糖、双糖的摄入量一般不超过总能量的 10% ,蔗糖等纯糖的摄入量成人应低于每天 25 g。

相关知识

食物的消化与吸收

人体每天从食物中获取营养素,但食物往往不能直接被利用。为了便于充分利用食物,人体先要将大块的食物变碎,再将不能直接吸收的大分子物质变成能吸收的小分子,然后吸收这些小分子进入人体被利用。我们将人体摄入食物中的大分子营养素分解为小分子物质的过程称为消化。将分解后的小分子营养素转运到血液或淋巴液的过程称为吸收。

食物的消化吸收在人体的消化系统中完成,人体消化系统由消化道和消化腺组成。消化道主要包括口腔、食道、胃、小肠、大肠和肛门。消化腺包括唾液腺、胰腺、肝脏、胃腺和肠腺。见参考图 1.1。

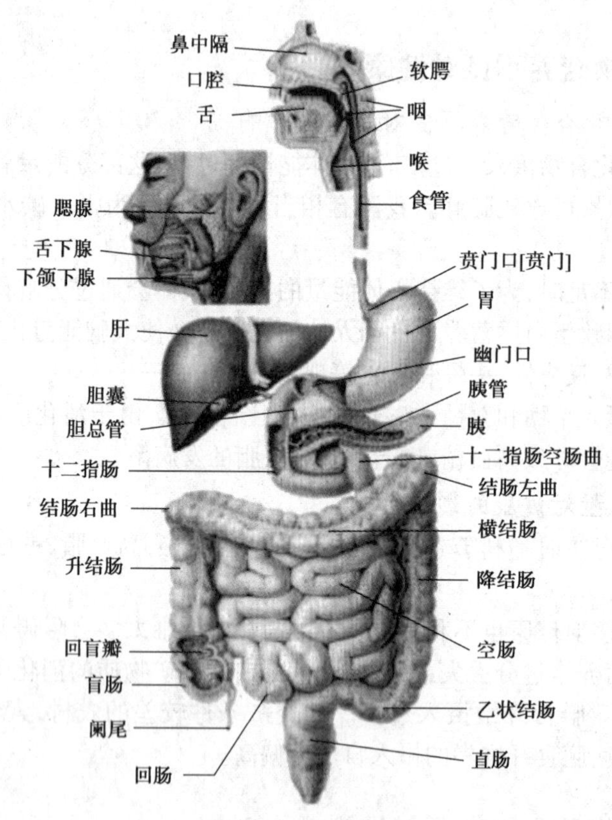

图 1.1　人体消化系统

下面,我们简单了解消化系统是如何完成对食物的消化和吸收的。

1. 口腔

食物在口腔主要进行的是机械性消化,如将大块的食物咀嚼成小块的,与唾液混合在一起更有利于食物的运输和消化。同时,伴随少量的化学性消化,如咀嚼的同时唾液腺会分泌出唾液,唾液中含有消化淀粉的淀粉酶,淀粉酶能将一小部分淀粉分解成麦芽糖。细嚼慢咽时,食物被咀嚼得更细,唾液分泌得更多,为以后的消化作好准备。因此,吃饭太快不利于食物的消化吸收。

2. 食管

食管长约2.5 cm,主要作用是作为食物运输到胃的通道。

3. 胃

胃位于左上腹,是消化道膨胀能力最强的部分。胃在充盈状态下体积可增大到1 000 ~ 1 500 ml,因此胃具有一定贮存食物的功能,当胃中充满食物时,人体就产生饱腹感,相反就会产生饥饿感。

胃壁黏膜上存在胃腺,它可以分泌胃液,主要由盐酸和胃蛋白酶构成。盐酸可以软化食物和让蛋白质变性有利于消化。胃蛋白酶可以初步分解蛋白质。

胃一直在不停地蠕动和紧张地收缩,这两种运动一方面使食物磨得更细并使胃酸与食物混合均匀,另一方面以最合适的速度将食物向小肠推进。

4. 小肠

小肠是食物消化的主要器官,小肠分为十二指肠、空肠和回肠3部分,食物的90% ~95%的消化吸收在十二指肠里完成。

胰腺、肠腺与肝脏对小肠消化食物起到重要的作用。胰腺分泌胰液,含消化蛋白质、淀粉和脂肪的酶(胰淀粉酶、胰麦芽糖酶、胰蛋白酶、胰脂肪酶)。胰液通过特殊的管道进入小肠。肠腺是小肠黏膜中的微小腺体,分泌肠液,含有消化淀粉、蛋白质、脂肪的酶(肠淀粉酶、肠麦芽糖酶、肠肽酶、肠脂肪酶)。肝脏能分泌胆汁,虽然不含消化酶,但可以帮助脂肪的乳化,使脂肪变成脂肪微粒,有利于脂肪酶接触到脂肪,并消化脂肪。肝细胞分泌的胆汁,均先运到胆囊中暂存,待有食物进入十二指肠,引起胆囊的收缩,把胆汁挤压出来,经胆总管注入十二指肠。

小肠黏膜细胞排列呈反复折叠状,且黏膜细胞顶端排列着一层绒毛,在绒毛上又有一层微绒毛,这样特殊的结构让小肠具有良好的吸收功能。小肠可以吸收葡萄糖、氨基酸、甘油、脂肪酸及大部分水、无机盐和维生素。

5. 大肠

人类的大肠中没有重要的消化活动,大肠的主要功能是吸收水分和为消化后的食物残渣提供临时储存场所。大肠中的细菌来自空气和食物,细菌依靠食物残渣生存,同时分解、发酵未被消化吸收的食物,形成粪便。粪便大部分对人体是有害的,所以要及时将粪便排出体外。膳食纤维可加速粪便排泄,缩短有害物质与结肠的接触时间,有预防结肠癌的作用。

任务4 能量

任务说明

学习能量的单位换算和营养素的产能量;影响人体能量的因素;人体一日能量需要的计算;能量摄入不平衡对健康的影响。

导入案例

能量摄入不平衡

中国卫生部较早前的资料显示,由于居民饮食的高能量、高脂肪,加上体力活动少,中国居民患慢性病的人数近几年急剧上升。目前,18岁及以上居民中,高血压的患病率为18.8%,人数有1.6亿多,与1991年相比,患病率上升31%。糖尿病患病率为2.6%,人数有2 000多万。血脂异常的患病率为18.6%,人数有1.6亿。超重和肥胖的患病率分别为22.8%和7.1%,人数分别为2亿和6 000多万。儿童的肥胖率也已经达到8.1%。

可见,能量摄入不平衡对人体健康的危害,值得我们认真思考。

任务分析

人们为了维持生命、生长、繁衍后代和从事各种活动,每天必须从外界取得一定的能量物质。只有食物源源不断地供给,人体才能做机械功、渗透功和进行各种化学反应,如心脏搏动、血液循环、肺的呼吸、肌肉收缩等。食物中可提供给人体能量的物质有碳水化合物、脂肪和蛋白质。另外,酒中的乙醇也能提供较高的能量。

1.4.1 能量单位

营养学里能量的单位主要有两种,一种是国际上通用的焦耳(J)和千焦耳(kJ),另一种是卡(cal)和千卡(kcal)。换算关系如下:

1千焦耳(kJ)=1 000焦耳(J)

1千卡(kcal)=1 000卡(cal)

1千卡(kcal)=4.184千焦耳(kJ)

1千焦耳(kJ)=0.239千卡(kcal)

可以近似计算为:

1千卡(kcal)=4.2千焦耳(kJ)

1千焦耳(kJ)=0.24千卡(kcal)

食物中的营养素不可能全部被消化吸收,消化吸收后也不一定完全被氧化分解产生能量。因此,在营养学中实际应用时,生热营养素在人体内产生的能量按如下关系换算:

1 g碳水化合物产生的能量为16.7 kJ(4.0 kcal)

1 g脂肪产生的能量为36.7 kJ(9.0 kcal)

1 g蛋白质产生的能量为16.7 kJ(4.0 kcal)

1 g乙醇产生的能量为29.3 kJ(7.0 kcal)

1.4.2 影响人体能量需要的因素

人体能量的消耗主要由3个方面组成,即基础代谢、体力活动和食物的热效应。当人体摄取的能量恰好能满足这3个方面的需要时,就有利于健康。如果摄取的能量超过需要量时,能量主要以脂肪组织形式贮存;如果摄取能量低于需要量,则体内脂肪会减少。事实上,任何个体都有一个可接受的健康范围,如果这种不平衡太大,或持续的时间太长,对身体健康就会造成危害。

1)基础代谢

基础代谢是维持生命最基本活动所必需的能量需要,一般占人体总能量消耗的50%左右。具体地说,它是机体处于清醒、空腹(进餐12~16小时后)、静卧状态,环境温度18~25 ℃时所需能量的消耗。这包括维持肌肉的紧张状态、体温、血液循环、呼吸活动,以及与生长有关的腺体分泌和细胞代谢活动等。在上述条件下测定出单位时间内人体所消耗的基础代谢能量称为基础代谢率。

影响基础代谢的因素很多,但主要受年龄、性别、气候、体表面积(或体重)、营养及机能状况的影响。

随着年龄的增长,基础代谢率渐渐降低。儿童从出生到2岁相对生长速度最高,青少年身高、体重和活动量与日俱增,故所需能量增加。中年以后基础代谢逐渐降低,活动量也逐渐减少,以至于老年人的基础代谢比成年人低10% ~15%。

男性与女性在青春期以前,其基本能量消耗差别很小。但成年以后,男性的基础代谢高于女性,这与男性有更多的肌肉组织有关。

体表面积(或体重)越大,基础代谢消耗的能量就越多。在严重饥饿和长期营养不良期间,身体基础代谢会降低,甚至多达50%。疾病和感染可以提高基础代谢,体温升高时基础代谢大为增加。

气候对基础代谢的影响稍复杂,但一般认为气候影响不大,因为人们可以通过增减衣服,以及改善居住条件来减少这种影响。但长期处于寒冷和炎热地区的人有所不同,后者基础代谢稍低,例如印度人的基础代谢比北欧人平均低10%。

基础代谢率的测定较困难,较简单粗略的计算方法是:成人男性按每千克体重每小时1 kcal(4.18 kJ),女性按0.95 kcal(3.97 kJ)和体重相乘直接计算。

2)体力活动

体力活动是影响个体能量需要的最重要的因素。劳动强度越大,持续时间就越长,消耗能量就越多;体重越重,肌肉越发达者消耗能量就越多。体力活动强度可以用级别表示,中国营养学会根据体力活动强度分为3个级别:

①轻体力活动。办公室工作、修理电器钟表、售货员、酒店服务员、化学实验操作、讲课等。

②中体力活动。学生日常活动、机动车驾驶、电工安装、车床操作等。

③重体力活动。非机械化农业劳动、炼钢、舞蹈、体育运动、装卸、采矿等。

3)食物的热效应

食物的热效应又称食物的特殊动力作用。人体在摄食过程中,由于要对食物中的营养进行消化、吸收、代谢、转化等,需要额外消耗能量,同时引起体温升高和散热量增加。这种因摄食而引起能量额外的消耗称食物热效应。三大产能营养素中蛋白质的这种反应最强,相当于其本身产能的30%,糖类则少得多,仅占其产能的5% ~6%,脂肪更少,占4% ~5%。当摄入一般混合膳食时,因对食物的代谢反应而额外增加的热能消耗约占总能量的10%。

膳食中含蛋白质越多,能量消耗越多;进食量越高,能量消耗越多;进食速度越快,能量消耗也越多。

1.4.3 人体一日能量需要的计算

确定每个人的能量需要量,对于制定膳食食谱是必须要做的工作。精确计算每日能量需要的工作较复杂,下面推荐两种简单粗略,但又被广泛使用的方法。

1)计算能量消耗,确定能量需要量

人体能量消耗包括基础代谢、体力活动和食物热效应3个方面。因此,使用这种方法必须详细记录一天的各项活动,或者根据工作的性质确定活动的强度,再根据表1.4计算一天能量的消耗。

表 1.4　各种强度的体力活动及能量消耗

活动强度	能量消耗
睡眠、休息	BMR×时间×1
轻体力活动	BMR×时间×1.56(男) BMR×时间×1.55(女)
中体力活动	BMR×时间×1.78(男) BMR×时间×1.164(女)
重体力活动	BMR×时间×2.10(男) BMR×时间×11.82(女)

注明:BMR 为基础代谢率,可粗略认为:男 BMR＝4.18×体重(kg)

女 BMR＝3.97×体重(kg)

2)膳食调查

一个健康的人如果食物供应充足,体重不发生明显变化时,那么基本可以认为其能量摄入可以满足机体需要了。用这种方法要详细记录一段时间(一般至少 5 天),记录摄入食物的种类和数量,计算出平均每日食物总的能量含量,就可以认为是其能量的一日需要量。

根据性别和从事劳动强度等级不同,18～59 岁的正常成年人,能量推荐摄入量见表 1.5。

表 1.5　中国营养学会建议我国成人活动水平等级

活动水平	工作内容举例	男	女
轻	办公室工作、修理电器钟表、售货员、酒店服务、化学实验操作、讲课等	1.55	1.56
中	学生日常活动、机动车驾驶、电工安装、车床操作、金工切割等	1.78	1.64
重	非机械化农业劳动、炼钢、舞蹈体育运动、装卸、采矿等	2.10	1.82

1.4.4　能量摄入不平衡对健康的影响

人体能量主要来自膳食中的碳水化合物、脂肪和蛋白质。根据中国营养学会制定的中国居民膳食营养素参考摄入量,碳水化合物所提供的热量占人体所需能量的 55%～65%,脂肪占 20%～30%,蛋白质占 10%～15%。能量摄入是否平衡对健康的影响很大。当能量摄入不足时,导致体力下降,工作效率低下;当身体处于透支状态时,对环境的适应能力低,抗病能力也会下降。对正处于发育期的儿童和青少年,能量摄入不足会明显影响身高体重指标。年老时能量摄入不足会增加营养不良的危险。另外,过多的能量摄入也会对健康不利,容易导致肥胖、高血压、心脏病、糖尿病,也使得某些癌症发病率的升高。我国这些年有能量摄入过高的趋势,因此按不同人群科学摄入能量很重要。

【例 1.1】小民 7 岁,他早餐应该摄入多少能量?

解:查表得知,7 岁儿童的日能量供给量为 1 800 kcal,早餐应该摄入全日能量的 30%。

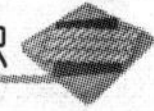

则:1 800×30% =540(kcal) 540×4.184=2 259.4(kJ)

答:小民早餐应该摄入2 259.4 kJ 的能量。

【例1.2】某高中学生午餐吃了50 g馒头,还应吃多少克米饭?

解:查表得知,高中学生日能量供给量为2 600 kcal,午餐应该摄入全日能量为40%。碳水化合物应占摄入能量的55%。又知每100 g馒头含碳水化合物43.2 g,每100 g大米含碳水化合物77.6 g,该米饭的出成率为230%。

碳水化合物摄入量为:2 600 kcal×40% ×55% ÷4=143(g)

$$\frac{50\times43.2}{100}=21.6\ (\text{g})$$

$$\frac{(143-21.6)\div77.6}{100}\times230\% =359(\text{g})$$

答:某高中学生午餐应再吃359 g米饭。

相关知识

体重指数(BMI)是目前国际上常用的衡量人体胖瘦程度以及是否健康的一个标准。计算公式:体重指数(BMI)= $\frac{\text{体重(kg)}}{\text{身高(m)}^2}$。

成人的BMI数值:

体重指数	男 性	女 性
过轻	低于20	低于19
适中	20~25	19~24
过重	26~30	25~29
肥胖	30~35	29~34
非常肥胖	高于35	高于34

专家指出最理想的体重指数是22。

由于存在误差,因此BMI只能作为评估个人体重和健康状况的多项标准之一。全美卫生研究所(NIH)推荐医生参照以下3项因素评估患者是否超重。

BMI腰围——测量腹部脂肪与肥胖相关疾病的危险因素,如高血压、LDL(“恶性”)胆固醇过高、HDL(“良性”)胆固醇过低、高血糖和吸烟。

由于BMI没有把一个人的脂肪比例计算在内,因此,一个BMI指数超重的人,实际上可能并非肥胖。举个例子,一个练健身的人,由于体重有很大比例的肌肉,他的BMI指数会超过30。如果他们身体的脂肪比例很低,那就不需要减重。

中国成年人体重指数:

轻体重:BMI<18.5

健康体重:18.5≤BMI<24

超重:24≤BMI<28

肥胖:28≤BMI

最理想的体重指数是22。

任务5 矿物质

任务说明

学习矿物质的分类及功能；了解每种矿物质对人体的生理功能；矿物质营养不良的原因，对健康的影响及预防措施；矿物质的食物来源与供给量。

任务分析

人体内有20余种元素构成人体组织，除碳、氢、氧、氮主要以有机化合物形式存在外，其他各种元素统称为矿物质，矿物质又称为无机盐。

根据矿物质在人体内含量的不同，可分为常量元素和微量元素。常量元素有钙、磷、钠、钾、氯、镁和硫等。微量元素有铁、锌、碘、铜等。微量元素中将铜、钴、铁、氟、碘、锰、钼、硒和锌10种元素列为维持人体生命活动不可缺少的必需微量元素；将硅、镍、硼和钒列为可能必需微量元素；而将铅、镉、汞、铝、锡和锂列为具有潜在毒性，但低剂量可能具有功能作用的微量元素。

人体矿物质的总重量不超过体重的4%～5%，但却是机体不可缺少的成分，其主要功能如下：

①机体的重要组成成分，如骨骼中存在大量的钙、磷和镁；硫和磷是蛋白质的组成成分；细胞中普遍含有钾，体液中普遍含有钠；铁为血红蛋白的组成成分等。

②维持细胞的渗透压与机体的酸碱平衡。矿物质与蛋白质一起维持着细胞内外液一定的渗透压，对体液的潴留和移动起着重要作用。此外，矿物质中由酸性、碱性离子的适当配合，和碳酸盐、磷酸盐以及蛋白质组成一定的缓冲体系可维持机体的酸碱平衡。

③维持肌肉神经的兴奋性。组织液中的矿物质，特别是具有一定比例的钾、钠、钙、镁离子对维持神经肌肉的兴奋性有很重要的作用。如钾离子和钠离子可以提高神经肌肉的兴奋性，而钙离子和镁离子可以降低其兴奋性。

④具有某些特殊的生理功能。某些矿物质元素对机体的特殊生理功能有着重要作用，如血红蛋白和细胞色素酶系中的铁；甲状腺中的碘对呼吸、生物氧化和甲状腺素的作用具有特别重要的意义。

我国人群中比较容易缺乏的矿物质是钙、铁、锌、碘、硒等。全国食盐加碘强化工程已使碘缺乏病得到明显降低，但对钙、铁、锌、碘、硒等矿物质仍普遍不足。矿物质缺乏的主要因素有：

①环境因素，如某些地表层土壤缺乏一部分元素，该地区人群因长期食用本地区生长的食物而引起矿物质缺乏。

②食物加工损失矿物质，如谷物碾磨过于精细，烹调加工中损失水溶性矿物质等。

③消化吸收的因素，如有些植物中含有较多的草酸盐和植酸盐影响某些矿物质的吸收；食用过多不可消化的膳食纤维也会影响矿物质的吸收。

④膳食中矿物质摄入不足，挑食偏食或提供的膳食品种不科学等导致矿物质摄入不够。

⑤生理上对某些矿物质有特殊需求，如儿童、青少年、孕妇、乳母，老年人等对营养需求不同于一般人群，比较容易缺乏部分矿物质。

1.5.1 钙

钙是人体中含量最丰富的矿物质元素,成人体内含钙量约为 1 200 g,占体重的 2%。其中 99% 存在于骨骼和牙齿等硬组织中,其他 1% 分布在软组织和体液中。钙对人体有重要的生理功能,我国居民普遍缺乏。

1)钙对人体的生理功能

(1)构成骨骼和牙齿

钙主要存在于骨骼和牙齿中,不断有钙从骨骼中进入血液,血液中也有钙不断进入骨骼中,产生一种动态的平衡。当人体血液中钙比较缺乏时,骨骼和牙齿中的钙含量就会下降,出现骨质疏松、佝偻病、牙齿松动等。骨骼中钙的更新速度随着年龄的增长而减缓,幼儿 1 ~2 年更新 1 次,成人 10 ~12 年更新 1 次。40 ~50 岁后,骨骼中的钙逐年下降。

(2)维持肌肉神经的正常活动

神经肌肉的正常收缩(包括心脏的收缩),离不开血液中的钙。血液中的钙可以抑制神经肌肉的兴奋性,当钙的浓度下降时,会引起肌肉神经兴奋性加强,导致肌肉抽搐、心跳加快等现象。

(3)促进体内酶的活性

钙可以使体内许多酶的活性增强,保证正常的生化反应,如血液凝固需要多种酶,钙离子担任激活酶的重要角色,缺钙者会发生流血不止的现象。

2)钙营养不良及预防措施

钙营养不良有哪些影响呢? 缺钙是种普遍的现象。长期缺钙可导致儿童生长发育迟缓,骨质软化变形,形成 X 形腿或 O 形腿;胸骨变形,形成鸡胸;头骨变形,形成方颅。婴幼儿因钙缺乏等原因引起的骨骼变形的这些变化称为佝偻病。中老年人缺钙易患骨质疏松症,表现出骨骼承受力下降、腰酸背痛、易骨折等。

过量钙的摄入也会对身体不利,可能会增加肾结石的危险性。另外,持续摄入大量的钙可使降钙素分泌增多,以及发生骨硬化。

对预防钙的缺乏,可以通过以下几个方面进行改善:

(1)促进钙的吸收,避免干扰钙的吸收

适量摄入维生素 D 可以促进钙的吸收,当维生素 D 缺乏时,钙就不能正常吸收;当维生素 D 过量时,骨骼中的钙会大量流失,导致血液中的钙浓度过高,甚至造成钙中毒。

磷的摄入量大于钙会生成不溶于水的磷酸钙,干扰钙的吸收,导致严重的钙缺乏。植物中的草酸与植酸跟钙结合后会形成不溶解性的钙盐,大大降低钙的吸收率。如菠菜、苋菜、竹笋等,含植酸与草酸很高,不仅需要通过合理烹饪来改善,而且要注意这类食物在膳食中占的比例不能太大。食物中不可消化的膳食纤维也会影响钙的吸收,因为在膳食纤维与钙结合或包裹钙离子的情况下,钙离子很难被消化吸收。

(2)食用含钙丰富,易被人体消化吸收的食物

豆类、蛋类、水产品、绿色蔬菜等含钙量很丰富,其中乳类和乳制品不仅含钙量丰富,而且容易被人体消化吸收,是钙的良好来源。动物性食物钙的消化吸收普遍比植物性食物高,是钙的较好来源。表 1.6 是常见食物含钙量。

表 1.6　常见食物含钙量

单位:mg/100 g

食物	含量	食物	含量	食物	含量
猪瘦肉	11	河虾	325	牛奶	120
牛瘦肉	6	鳊鱼	80	奶酪	590
羊瘦肉	13	河蚌	306	蛋黄	134
鸡瘦肉	11	海带	241	大豆	367
鹅瘦肉	13	紫菜	264	黑芝麻	780
韭菜	105	大豆菜	93	油菜	140
黑木耳	247	苋菜	187		

(3)通过合理的烹调加工,提高食物中钙的消化吸收率

利用焯水的方法,可以使蔬菜中的植酸、草酸溶解在水中,降低其在食物中的含量,减小对钙吸收的干扰。合理的烹调加工方法让动物含钙量较高的部分提高可食性,如虾皮、小鱼等可通过酥炸,食用时可连皮带骨一起食用,提高钙的摄入量。猪骨等可以通过长时间的炖制,骨烂可食,提高钙的摄入。另外,在做汤时,往汤里加适量的醋,不仅可以除去异味,增加风味,还可以将骨头中的钙溶解到汤中,便于人体消化吸收。

3)钙的供给量

根据第三次全国营养调查,我国人民钙的摄入量明显不足,全国平均每人每日钙摄入量约为我国营养学会推荐膳食供给量的 40%,其中,农村人口缺钙高于城市。2000 年中国营养学会推荐,每日膳食钙供给量为 1 000 mg,对不同生理条件,如婴儿、儿童、孕妇、乳母、老人均应适当增加钙的摄入量。钙的无明显损害水平为每日 1 500 mg,可接受最高摄入量为每日 2 000 mg。

1.5.2　铁

铁是人体必需的微量元素,也是人体含量最多的微量元素。一般成人体内含铁量为 4 ~ 5 g,主要存在于血红蛋白中,是中国居民易缺乏的一种营养素。

1)铁对人体的生理功能

人体在呼吸时吸入氧气,呼出二氧化碳,铁在人体中参与氧和二氧化碳的运送、交换和组织呼吸过程。铁在维持正常的造血功能方面起着重要的作用,缺铁可影响血红蛋白的合成,甚至影响 DNA 的合成及细胞的增殖。铁还参与维持人体正常的免疫功能,如铁是过氧化氢酶的组成成分,可清除体内过氧化氢,有利于身体健康。铁还是一些杀菌酶的重要成分,具有一定的抗感染作用。

2)铁营养不良对人体健康的影响

长期膳食中铁供给不足,导致体内缺铁,缺铁性贫血是常见的铁缺乏症。缺铁性贫血的病人由于生理功能的紊乱和代谢功能的紊乱,出现缺氧、头晕、双眼冒金星、无血色、苍白或蜡黄、食欲下降、注意力难集中、工作效率下降、身体免疫力下降、易患病等。

我国缺铁性贫血发病率相当高,多见于婴幼儿、孕妇及乳母。一般来说,贫血现象农村高

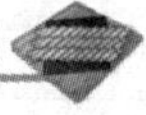

于城市,经济落后地区高于经济发达地区。

3)人体防止铁的缺乏,可以采取的措施

(1)提高铁的消化吸收率

提高铁的消化吸收率建议从3个方面来改善。

①注重摄入血红素铁,对非血红素铁适量摄入。血红素铁存在于动物性食物中,如动物的肉、血液、肝脏等。这类铁不受植酸盐、草酸盐等因素的影响,直接被黏膜上皮细胞吸收。因此吸收率较高,鱼中的铁吸收率为15%。非血红素铁主要存在于植物性食物中,在被吸收前必须与结合的有机物分离,并必须转化为亚铁后方能吸收。另外,还接受植物中的植酸盐、草酸盐、碳酸盐、磷酸盐等因素影响,导致吸收率很低,一般在3%~5%。但如果将非血红素铁含量高的植物性食物与动物性食物一起食用,非血红素铁的消化吸收率可明显提高。

②单一补铁可能收效并不理想,最好适量补充一些其他元素。维生素C可帮助铁充分吸收,当膳食中每日摄入维生素C约50 mg时,非血红素铁的消化吸收率可以提高3~5倍。由于维生素C易氧化,应同时注意摄入适量维生素A和维生素E,来保护维生素C,将起到更好的效果。

③烹调加工时,先将植物性食物焯一下水,除去部分草酸、植酸、碳酸、磷酸,有利于非血红素铁的消化吸收。食物中适当加些醋,也可以提高铁的消化吸收率。

(2)摄入含铁丰富的食物

动物性食物含有丰富的铁,如猪肝、红色瘦肉、鸡蛋、动物血、禽类、鱼类等是铁的良好来源,且容易被人体消化吸收,利用率高。蔬菜和牛奶及奶制品中含铁量不高,且消化吸收率低。表1.7是常见的含铁量高的食物。

表1.7　常见含铁量高的食物

单位:mg/100 g

食物	含量	食物	含量	食物	含量
鸭血	30.5	刺蛄	14.5	大豆	8.2
鸡血	25.0	发菜	99.3	红豆	7.4
鸭肝	23.1	红蘑	235.1	油菜	7.0
猪肝	22.6	冬菇	10.5	大白菜	4.4
蚌肉	500	藕粉	41.8	芫荽	5.6
蛏子	33.6	黑芝麻	22.7	芹菜(茎)	8.5
蛤蜊	22.0				

4)铁的供给量

我国居民膳食摄入植物性食物的比重较大,动物性食物不足,所以缺铁性贫血较普遍。中国营养学会推荐铁的摄入量为成年男性每日15 mg,女性每日20 mg。由于女性每月月经会消耗部分铁,因此需铁量比男性要高。处于发育旺盛时期的青少年和孕妇及乳母摄入铁量应适当增加。

1.5.3 碘

碘是人体必需的微量元素,正常成人体内含碘20~50 mg,对人体具有重要的生理作用。

1)碘对人体的生理功能

碘在体内主要参与甲状腺素的合成,其生理功能主要显示甲状腺素的生理作用。甲状腺素在体内主要是:促进生物氧化,参与磷酸化过程,调节能量转换;促进蛋白质的合成和神经系统的发育;促进糖和脂肪代谢;激活体内许多重要的酶;调节组织中的水盐代谢;促进维生素的吸收利用。

2)碘营养不良对人体健康的影响

碘摄入不足和碘摄入过量都属于碘营养不良。

碘缺乏的典型症状为甲状腺肿大,俗称"大脖子病"。孕妇严重缺碘可影响胎儿神经、肌肉的发育,甚至引起胎儿死亡率的上升。婴幼儿缺碘可引起生长发育迟缓、智力低下,严重者发生呆小症,称克汀病。

碘摄入过量也会对人体健康带来不利影响,可引起高碘性甲状腺肿、碘性甲状腺功能亢进。

3)碘营养不良的原因

食物中的碘进入胃肠,约3小时几乎完全被吸收。所以只要摄入碘足够,就不会引起碘缺乏。碘缺乏往往是地区土壤和水中缺乏碘,该地区生长出来的食物也就会缺乏碘,人们长期食用缺碘食物导致碘营养不良。

碘过多一般是因为摄入碘含量很高的食物和水。如沿海地区居民,就可能因为长期摄入碘含量很高的海产品,发生碘过多症;部分地区地下水碘含量较高,如果长期饮用也可能产生碘过多症。

4)碘的供给量与食物来源

中国营养学会推荐成人每人每日摄入150 μg,孕妇和乳母为200 μg,成人每人每日可耐受碘最高摄入量为1 000 μg。

海产品是含碘最丰富的食物来源。生活在海洋中的动植物都含有丰富的碘,其他食物中的碘含量则主要取决于该动植物生长地区的地质化学状况。通常,远离海洋的内陆山区,其土壤和空气中含碘少,水和食物的含碘不高,易产生碘缺乏。我国食用盐中加了碘,有效地预防了人体缺碘,因此要提倡食用加碘盐。某些食物中的含碘量如表1.8所示。

表1.8 某些食物含碘量

单位:μg/kg

食物	含量	食物	含量
海带(干)	240 000	鱼肝(干)	480
紫菜(干)	18 000	海参(干)	6 000
发菜(干)	11 000	海蜇(干)	1 320
干贝	1 200	蛏干	1 900

1.5.4 锌

成人体内含锌量为2～2.5 g,分布在人体所有组织和器官中,对人体有重要的生理功能。

1)锌对人体的生理功能

(1)锌是细胞分裂的重要物质

人体生长主要是细胞分裂的过程,所以,锌对促进生长起到了重要的作用。处于生长发育期的儿童、青少年,如果缺乏锌,会导致发育不良,如身材矮小、大脑发育不良、智力发育不健全等。

(2)锌是免疫系统不可缺少的物质

在人体免疫细胞复制的过程中,锌扮演着重要的角色。

(3)锌是金属酶的组成成分或酶的激活剂

人体内有20多种含锌酶,这些酶在参与组织呼吸、能量代谢及抗氧化过程中发挥着重要作用。

(4)维持细胞膜的结构

锌可与细胞膜上各种基团受体等作用,增强膜的稳定性和抗氧自由基的能力。

此外,锌可增进食欲,对皮肤和视力有保护作用。

2)营养不良的原因及对人体健康的影响

我国居民缺锌较普遍,主要有几方面的因素:

①摄入不足。动物性食物含锌较多,消化吸收率也较高,植物性食物含锌较少,且由于植酸、草酸、纤维素的影响,消化吸收率较低,所以,以素食为主的饮食结构易缺乏锌。

②需求量增加,如处于生长发育旺盛时期的婴幼儿、儿童及青少年、孕妇和母乳,新陈代谢旺盛,耗锌量大,易导致缺乏。

③吸收利用不足。由于腹泻,急性感染、肾病、糖尿病、创伤及某些利尿药物增加锌的分解和排出。

3)锌的供给量与食物来源

中国人锌的摄入量不足,尤其是儿童、青少年和老人缺锌很普遍。2000年中国营养学会推荐锌供给标准见表1.9。

表1.9 不同人群锌的推荐摄入量

单位:mg/d

年龄	性别	锌	年龄	性别	锌
0～	—	1.5	18～	男	15.0
0.5～	—	8.0		女	11.5
1～	—	9.0	50～	—	11.5
4～	—	12.0	孕妇早期	—	11.5
7～	—	13.5	孕妇中期	—	16.5
11～	男	18.0	孕妇晚期	—	16.5
	女	15.0	乳母	—	21.5
14～	男	19.0			
	女	15.5			

锌的来源很广，普遍存在于动植物组织中，许多植物性食品，如豆类、谷类含锌量可达 15～20 mg/kg，但其与植酸结合而不易被人体消化吸收。而谷类碾磨后，可食部分含锌量明显减少。蔬菜水果含锌很少。

动物性食品是含锌的主要来源，如猪肉、羊肉等含锌 20～60 mg/kg，鱼类和其他海产品含锌也在 15 mg/kg 以上。

相关知识

人体需要的元素除上面介绍的以外，还有很多，不再一一介绍，见表 1.10 人体需要的其他部分元素。

表 1.10　人体需要的其他部分元素

名称	生理功能	缺乏症	过多症	推荐摄入量	食物来源
磷	构成骨骼和牙齿的重要成分，参与功能代谢；构成生命物质成分；酪的重要成分；调节酸碱平衡	几乎所有的食物都含有磷，所以磷缺乏较少	低血钙症	700 mg(男) 700 mg(女)	食物中分布广泛
碘	抗氧化作用；保护心血管和心肌健康；有重要金属解要作用，促进长生，保护视觉及抗肿瘤作用	心脏肌肉坏死，心脏衰竭，地方性甲状腺肿，免疫力下降	硒中毒，指甲变厚，毛发脱落，皮肤损伤，神经系统异常，甚至死亡	50 mg(男) 50 mg(女)	海产品、动物内脏
钠	维持神经肌肉兴奋性；细胞内外水平衡	疲劳无力	头晕、高血压、恶心，食欲缺乏	2 200 mg(男) 2 200 mg(女)	食盐 酱油
铜	维持正常的造血功能；维护中枢神经系统的完整性；促进骨骼、血管和皮肤的健康；抗氧化作用	贫血、心律不齐，神经变性，皮肤毛发脱色，骨质疏松等	产生急慢性中毒黄疸、血尿、尿毒症，甚至死亡	2.0 mg(男) 2.0 mg(女)	广泛存在于各种食物中，一般不易缺乏，贝类、动物肝肾及坚果类、谷类、胚芽、豆类含量丰富

任务 6　维生素

任务说明

学习维生素的分类；维生素对人体的生理功能；维生素营养不良的原因，对健康的影响及预防措施；维生素的食物来源与供给量。

导入案例

维生素对人类的重要性

1947 年，为开辟通往印度的航路，葡萄牙人瓦斯科·达·伽马，乘旗舰圣加布里埃尔号率领 160 名船员的船队，绕过好望角，经 4 年时间回到里斯本，途中并没有什么海难和战斗减员，却有100多人因患莫名其妙的病症而死。这种病症起初是牙床溃烂、牙齿脱落，过不了多久就全身衰竭而死。1740年，英国海军上将乔治·安森率2 000多人乘6艘大船，浩浩荡荡地进行环球航行。回来时，仅剩一艘主旗舰"百夫卡"号上的几百名衰弱不堪的水手，有1 051名船员也因同样的怪病死去。国王命令外科医生詹姆斯·林德寻找原因。1747年5月，林德医生在"索尔兹伯里"号船上，遇到同样的情况，他研究后得出结论：怪病是一种坏血病，发现给船员食用橘子汁和柠檬汁，病症就完全消失，死亡率变为零。1928年匈牙利化学家乔尔吉成功地从柠檬中分离出攻克坏血病的关键物质，命名为抗坏血酸，即维生素C，乔尔吉因此获得诺贝尔奖。

可见，维生素在人体中的作用不可替代，跟人体健康密切相关。

任务分析

维生素是维持人体生理功能正常所必需的一类有机化合物。维生素在生理上既不是构成各种组织的主要原料，也不是体内能量的来源，然而，它在能量产生的反应中以及调节机体物质代谢过程中起着十分重要的作用。

维生素或其前体存在于天然食物中，大多数人体不能合成或合成的量很少而不能满足人体的需要，也不能大量储存于机体组织中，因此，尽管人体需要的维生素的量很少，但必须频繁从食物中摄取。

维生素的命名可以分为3类：一是根据发现的先后次序将它们命名，如维生素A、维生素B、维生素C、维生素D、维生素E等；二是按其生理功能命名，如抗坏血酸、抗干眼病维生素等；三是按其化学结构命名，如视黄醇、硫胺素和核黄素等。

维生素种类繁多，化学性质各不相同，根据维生素的溶解性可将其分为脂溶性维生素和水溶性维生素。脂溶性维生素是指不溶于水，溶于脂肪及有机溶剂中的维生素，包括维生素A、维生素D、维生素E、维生素K。脂溶性维生素常与脂类共存，其在人体中被吸收也与脂类密切相关，可储存于人体内，主要储存在肝脏内，不易排出体外，储存量过多会出现中毒症状，若摄入太少可缓慢地出现中毒症状。水溶性维生素是指可溶于水的维生素，包括B族维生素和维生素C。水溶性维生素一般在体内很少储存，多余部分较易从尿中排出（除维生素B_{12}外）。水溶性维生素几乎不会出现过多症，除非在极大剂量摄入的情况下可出现毒性作用，若摄入过少，可较快出现缺乏症。

维生素的缺乏在人类历史的进程中曾经是引起疾病和造成死亡的重要原因之一。它摧毁部队，杀伤船员，甚至毁灭了一些国家。当前，由于食物供应得到很大改善，严重维生素缺乏症很少出现，但会出现因维生素缺乏引起的疲劳、免疫力下降、失眠、食欲缺乏，身体不适的现象，症状并不典型，容易被人们忽略。长期处于这种状态也会对人体健康造成严重影响，应引起人们高度警惕。

人体所需要的维生素很多，这里介绍几种对人体有重要的生理功能，且易缺乏的维生素。

1.6.1 维生素A

维生素A又称视黄醇，也称抗干眼病维生素，属于脂溶性维生素。β-胡萝卜素在人体内约有1/6可以转化为维生素A，因此称β-胡萝卜素为维生素A原。维生素A与β-胡萝卜素在酸性和碱性条件下都比较稳定。日光、氧、高温可对其造成破坏，因此在密封、低温条件下维生素A较稳定。脂肪酸败可引起其严重破坏。

1）生理功能

（1）对视觉的作用

维生素 A 是构成视觉细胞内感觉物质的成分，维持人体在暗室环境中的视觉功能。如果缺乏维生素 A 的人在较暗的环境中视觉会很差，甚至看不见任何物质，医学上称为“夜盲症”。除此之外，维生素 A 可促进眼睛各组织结构的正常分化和维持正常视觉的作用。

（2）细胞生长和分化

维生素 A 在细胞生长、分化、增殖以及死亡的过程中起着非常重要的作用。参与调节机体多种组织细胞的生长和分化，包括神经系统、心血管系统、眼睛、四肢和上皮组织等。因此，当维生素 A 缺乏时可导致儿童和青少年生长停滞、发育迟缓、骨骼和牙齿发育不良，缺乏维生素 A 的孕妇可产生新生儿体重较轻。

（3）免疫功能

维生素 A 通过调节细胞免疫和体液免疫来提高免疫功能，它可能与增强巨噬细胞和自然杀伤细胞的活力以及改变淋巴细胞的生长或者分化有关。此外，维生素 A 促进上皮细胞的完整性和分化也有利于抵抗外来致病菌因子的作用。

（4）抗氧化作用

维生素 A 和 β-胡萝卜素能消灭自由基和单线态氧，从而提高了抗氧化防御能力，为维护人体健康起到一定的保护作用。研究表明，维生素 A 可降低患癌症的几率，还可以抑制肿瘤的生长。

2）维生素 A 营养不良对健康的影响

维生素 A 缺乏给人体造成不适，甚至会导致疾病。维生素 A 缺乏最早的症状是视力暗适应能力下降，即眼睛从强光下的环境突然进入暗光环境时，眼睛从看不见东西到看见东西的时间拉长，清晰度减弱，严重者可导致夜盲。维生素 A 缺乏还可以导致干眼病，严重者也可发展为失明。维生素 A 的缺乏还会引起机体组织上皮干燥、增生及角化，以致出现皮肤干燥，毛囊丘疹、毛发脱落、食欲降低、易感染等。儿童与老人容易引起呼吸道炎症，严重的可引起死亡。另外，维生素缺乏会造成人体免疫力低下，易患疾病。婴幼儿、儿童及青少年生长发育迟缓，骨骼牙齿发育不良等。

维生素 A 摄入过量可引起急性中毒、慢性中毒及致畸毒性。摄入过量的原因一般是由于摄入过量的维生素 A 浓缩制剂引起的。食用普通食物一般不会造成维生素 A 过量，但摄入过多维生素 A 含量过高的食物，如动物肝脏等，也会造成维生素 A 中毒。摄入维生素 A 过多引起的中毒症状为恶心、呕吐、头痛、眩晕、视觉模糊、嗜睡厌食等。孕妇摄入维生素 A 过量可导致流产，婴儿出生畸形率升高等。

大量摄入胡萝卜素一般不会引起毒性作用，因为胡萝卜素在人体内随摄入量增加其吸收会减少。另外，被吸收的胡萝卜素转化为维生素 A 的速度较慢，摄入过多的胡萝卜素，皮肤会出现类似黄疸的现象，停止摄入后会慢慢恢复。

3）供给量与食物来源

我国居民维生素 A 缺乏较普遍，这与膳食中以植物性食物为主食有关。特别是儿童、青少年、老人与成年妇女缺乏较严重。维生素 A 的推荐量为成年男性每日 800 μg 视黄醇当量，成年女性每日 700 μg 视黄醇当量。膳食中食物全部具有视黄醇活性的物质常用视黄醇当量来表示（英文简写 RE），包括已经形成的维生素 A 和维生素 A 原的总量，维生素 A 的量可用 IU

(国际单位)和 μg 表示,常见关系如下:

1 μg 视黄醇=1 μg 视黄醇当量(RE)

1 μg β-胡萝卜素=0.167 μg 视黄醇当量(RE)

1 IU 维生素 A=0.3 μg 视黄醇

维生素 A 安全摄入的范围很小,大量摄入易导致中毒,目前推荐维生素 A 最大摄入量为成年人每天 3 000 μg,孕妇每天 2 400 μg,儿童每天 2 000 μg。

维生素 A 在动物的肝脏、鱼肝油、鱼卵、奶油、牛奶、禽蛋中含量比较丰富。植物性食物中只能提供维生素 A 原类的胡萝卜素,如 β-胡萝卜素,主要存在于深绿色或黄色的蔬菜和水果中,含量比较丰富的有胡萝卜、菠菜、苜蓿、空心菜、冬寒菜、莴笋叶、芹菜、芒果等。常见食物中维生素 A 的含量见表 1.11。

表 1.11 常见食物中维生素 A 的含量

单位:μg RE/100 g

食物名称	维生素 A 含量	食物名称	维生素 A 含量
羊肝	20 972	橘子	133
鸡肝	10 414	芹菜	65
猪肝	4 972	韭菜	362
蛋黄	776	菠菜	200

1.6.2 维生素 D

维生素 D 是脂溶性维生素,也被称为阳光维生素。具有维生素 D 活性的化合物约有 10 种,主要的是维生素 D_2(麦角钙化醇)和维生素 D_3(胆钙化醇)。人体皮肤下存在 7-脱氢胆固醇,在日光或紫外线的照射下可转化为维生素 D_3,故 7-脱氢胆固醇可称为维生素 D_3 原。由此可见,多晒太阳是防止维生素 D 缺乏的方法之一。维生素 D 的化学性质比较稳定,在中性和碱性溶液中耐热,不易被氧化,因此烹调加工一般不会引起维生素 D 的损失,但在酸性条件下维生素 D 可被逐渐分解,油脂酸败可引起维生素 D 破坏。

1)生理功能

维生素 D 对人体有重要的生理作用,主要体现在以下两个方面:

(1)能促进小肠对钙的消化及转运,维持血钙平衡

钙的消化吸收过程比较复杂,简单来讲,维生素 D 可诱导钙结合蛋白质,形成钙结合蛋白,钙结合蛋白更容易在小肠黏膜上被吸收,也就增加了钙的吸收率。因此,保证维生素 D 充足很重要,否则很容易导致钙的缺乏。

(2)钙对骨细胞有多种作用

当血液中钙的浓度较低时,骨组织中的钙和磷会释放进入血液,以维持正常的血钙浓度,这一过程需要维生素 D 参与完成。当细胞外钙、磷浓度达到饱和时,维生素 D 对维持正常钙、磷浓度和促进骨化发挥着重要的作用。

2)维生素 D 缺乏对健康的影响

长期维生素 D 缺乏易导致维生素 D 缺乏症,主要体现在骨骼上。维生素 D 缺乏时,骨骼不能正常钙化,易引起骨骼变形、变软和脆弱。婴幼儿易得佝偻病,如形成“X”或“O”形腿。胸

骨外突呈“鸡胸”,头颅变形成“方颅”等。成人易导致骨质软化症,尤其是老年人、孕妇、哺乳期妇女。另外,中老年人易得骨质疏松症。

维生素D过多也会影响身体健康,可引起维生素D过多症。由于维生素D过多产生中毒症状包括:食欲缺乏,体重减轻,恶心、呕吐、腹泻、头痛等;血清中钙、磷增高,以致发展为动脉、心肌、肺、肾、气管等软组织钙化等。预防维生素D过量最有效的方法是避免滥用维生素D补充剂。

3)维生素D的供给量与食物来源

人体维生素D可以从食物中摄取,也可以由皮肤来合成,因此,人体维生素D摄入标准很难定。中国营养学会建议不同人群的推荐标准:儿童、少年、孕妇、乳母、老人每天10 μg,16岁以上人群为每天5 μg,人体可耐受维生素D最高摄入量为20 μg。

晒太阳是获得维生素D很有效的一种途径,经常接受日光照时的人一般不会缺乏维生素D。实验证明,在日光充足且无污染的地区,人体在穿着单薄的情况下,晒30分钟太阳,身体可获得一天所需的维生素D。含维生素D较丰富的食物是海水鱼、动物肝脏、蛋黄、奶油、奶酪等。瘦肉、鲜奶、蔬菜、水果、谷类中含有少量的维生素D或几乎不含维生素D。

1.6.3 维生素E

维生素E又称生育酚,是人体所有生育酚生物活性化合物的总称。维生素E属脂溶性维生素,是重要的抗氧化剂,对氧十分敏感,易被氧化破坏,油脂酸败可加速维生素E的破坏,对碱不稳定,对热及酸稳定,食物中的维生素E在烹调时损失不大。

1)生理作用

维生素E有较强的抗氧化功能,是人体抗氧化系统中重要的部分,可消除人体中氧自由基保护生物膜及其他蛋白质免受自由基侵袭。当人体组织受到氧自由基侵袭时,维生素E可参与消除氧自由基,从而保护了人体组织免受伤害。维生素E利用其较强的氧化性具有预防衰老的作用,可减少老年斑,改善皮肤弹性,使性腺萎缩减轻,提高免疫能力,可降低血浆中的胆固醇水平,有利于心脑血管的健康,还可抑制肿瘤细胞生长,防治肿瘤的作用。

2)维生素E营养不良对健康的影响

维生素E缺乏在我国人群中比较少见,因为中国膳食中使用植物油的量比较高,植物油中含有大量的维生素E。缺乏维生素E时可出现视网膜蜕变、蜡样质色素积聚、溶血性贫血、肌无力、神经退行性病变、小脑共济失调和震动感丧失等。

维生素E毒性相对较小,但大剂量摄入对健康不利,可能会出现中毒症状,如肌无力、视觉模糊、复视、恶心、腹痛、腹泻等。维生素E有很多诱人的生理功能,导致很多人服用维生素E补充剂。预防维生素E摄入过量的方法是不要滥服用维生素E补充剂。

3)维生素E供给量和食物来源

我国成人维生素E推荐摄入量是每天14 mg,人体可耐受最高摄入量为800 mg,与推荐量相比差距较大。因此,膳食通过普通摄取维生素E一般不会出现过量的现象。

维生素E广泛分布于动植物食品中,因此人体一般不会缺乏。维生素E与维生素A、维生素D不同,它不集中于动物的肝脏,含维生素E较丰富的食物有大豆、花生、坚果类、松子、葵花子等种子,植物油是维生素E的良好来源。此外,肉、鱼、禽、蛋、乳、水果以及几乎所有绿叶蔬菜都含有维生素E。

1.6.4 维生素 B_1

维生素 B_1 也称硫胺素,又称神经炎素,属于水溶性维生素。它在酸性条件下较为稳定,在碱性条件和高温条件下不稳定。易溶于水,所以易随水一起流失掉。

1)生理作用

维生素 B_1 作为一种辅酶,在能量的代谢过程中起了非常重要的作用。如果维生素 B_1 缺乏时,能量的代谢会受到阻碍,且丙酮酸和乳酸在体内聚集增多,不能参与到正常的生化反应链条中去,对机体造成广泛的伤害。另外,维生素 B_1 在神经组织中可能具有一种特殊的非酶作用,当维生素 B_1 缺乏时,可影响某些神经质的合成和代谢。

2)维生素 B_1 营养不良对健康的影响

维生素 B_1 缺乏症又称"脚气病"。"脚气病"并非人们理解的脚丫子脱皮的毛病,而是一种非常严重的神经性疾病。发病早期常表现为体弱、体重下降,厌食、消化不良,健忘、记忆力差,疲倦、无精打采,便秘和工作能力下降等。后期常表现为肠肌压痛痉挛,脚沉重麻木,并有蚂蚁行感,感觉消失,肌肉萎缩心悸、气促、心动过速和水肿,心力衰竭等,严重可导致死亡。

3)维生素 B_1 缺乏的主要原因

维生素 B_1 缺乏的原因主要有以下两点:

①米面加工过细,贮藏不当,是导致维生素 B_1 缺乏的主要原因。维生素 B_1 主要存在于谷类食物的外皮部分,较集中存在于胚芽部分,精加工程度越高,胚芽部分丢失越多,维生素 B_1 损失就越大(见表1.12)。经常吃精制米面不利于维生素 B_1 的摄取,且粗粮中含有更丰富的维生素 B_1。

表1.12 硫胺素在谷类碾磨时的损失

名 称	保存率/%
小麦出粉率/%	
85	89
80	63
70	20
大米	
标准米	59
九二米	52
中白米	42
上白米	37

温度也是影响维生素 B_1 稳定性的重要因素,温度越高、时间越长,维生素 B_1 被破坏得就越多,见表1.13。

表 1.13 硫胺素在不同食品中的保存率

食物名称	贮存 1 年后保存率/%	
	38 ℃	1.5 ℃
杏	35	72
青豆	8	76
菜豆	48	92
豌豆	68	100
番茄汁	60	100
橙汁	78	100

②烹调加工不当,维生素 B_1 损失较大。维生素 B_1 是水溶性维生素,过分洗涤大米会造成其大量流失。另外,由于维生素 B_1 化学性质较活泼,在碱性环境中很容易被破坏而失去生理功能,如在米饭、豆类、馒头中加入过量的碱会造成维生素 B_1 大量破坏。高温长时间加热烹调也会导致维生素 B_1 被破坏。

综上所述,谷物过分的加工,贮藏不当,大米过分用水洗涤,烹调弃汤,加碱、高温等,均可使维生素 B_1 有不同程度的损失,是导致人体维生素 B_1 摄入不足的主要原因。

4)维生素 B_1 的供给与食物来源

人体维生素 B_1 的需要量与能量摄入量成正比。中国营养学会对维生素 B_1 的推荐摄入量为成年男性每日 1.4 mg,成年女性为每日 1.3 mg,人体可耐受最高摄入量为每日 50 mg。由于维生素 B_1 是水溶性维生素,当一次摄入过多时,往往通过肾脏排泄掉,不易产生过多症。

谷物是维生素 B_1 的主要来源,杂粮、豆类、干酵母、硬果、动物内脏、蛋类和瘦猪肉含量较丰富。蔬菜水果中含维生素 B_1 较少。

1.6.5 维生素 B_2

维生素 B_2 又称核黄素,属于水溶性维生素。在干燥和酸性溶液中稳定,在 120 ℃下加热 6 小时仅有少量被破坏,且不受大气中氧的影响。但在碱性条件下,尤其是在紫外线的照射下,核黄素会被破坏,如牛奶日光照 2 小时,其核黄素可被破坏一半以上,散射光也可引起核黄素损失,且在几小时后可高达10% ~30%。核黄素在烹调加工的过程中较为稳定,是水溶性维生素中相当稳定的一种。

1)生理功能

人体中的维生素 B_2 是许多酶的重要成分,参与体内生物氧化与能量代谢,维持蛋白质、脂肪、碳水化合物的正常代谢,促进正常的生长发育,维护皮肤和黏膜的完整性。若体内核黄素不足,物质和能量代谢发生紊乱,将表现出多种缺乏症状。此外,核黄素还参与维生素 B_6 和烟酸的代谢,也参与体内抗氧化防御系统和药物代谢。

2)维生素 B_2 缺乏对健康的影响

中国居民主要以植物性食物为主,因此,缺乏维生素 B_2 的现象较为普遍。维生素 B_2 缺乏可出现多种临床症状,多表现在五官和皮肤上,如口角炎:口角乳白,裂开渗血,糜烂;唇炎:多见下唇红肿、干燥、皲裂脱屑及色素沉着;眼部:视力减退、怕光、流泪易疲劳等;皮肤:在脂肪分泌旺盛处易患脂溢性皮炎。

3）供给量与食物来源

人体维生素 B_2 的需要量与摄入量的总量成正比。中国营养学会推荐我国成年男性每日 1.4 mg，女性 1.2 mg，维生素 B_2 为水溶性维生素，在人体内不易存留，过量的维生素 B_2 通过肾脏排泄，一般不会引起过量中毒。

维生素 B_2 存在于动物和植物性食物中，但动物性食物高于植物性食物，动物肝、肾、心、蛋黄、乳类含维生素 B_2 尤为丰富。植物性食物中以绿色蔬菜、豆类含量较高，谷类含量较少，尤其是谷类加工和烹调过程会造成维生素 B_2 的严重破坏。

1.6.6 维生素C

维生素C又称抗坏血酸，属于水溶性维生素，极易被氧化，是很强的抗氧化剂，在碱性环境，加热或与铜、铁共存时极易被破坏，在酸性条件下稳定。

1）生理功能

（1）抗氧化作用

维生素C是一种很强的抗氧化剂。在人体内，它可以还原一些对人体有害的氧化物，保护其他物质免受氧化破坏。如它可以保护人体DNA、蛋白质或细胞膜免受活性氧化物的侵害。

（2）增加皮肤与血管的弹性，促进伤口愈合

人体蛋白质中约有1/3是胶原蛋白。胶原蛋白是构成血管和皮肤等组织的重要成分。而维生素C可促进组织中胶原蛋白的合成。胶原蛋白像"果冻"的形态，因此，血管等组织中胶原蛋白含量越丰富，其弹性就越好。伤口愈合时的结痂，是由胶原蛋白组成的，缺乏维生素C时，结痂能力就弱，伤口愈合就慢。

（3）参与类固醇的代谢

维生素C促进类固醇的代谢，如胆固醇转变成胆酸、皮质激素及性激素，都需要维生素C的参与。这样能有效利用胆固醇，还能降低胆固醇在血液中的含量，有益健康。

（4）其他作用

维生素C促进肠道三价铁还原为二价铁，有利于非血红素铁的吸收。另外，有研究显示，适当增加膳食中富含维生素C的水果和蔬菜的摄入量可降低癌症的危险性。

2）维生素C营养不良对健康的影响

维生素C缺乏和不足都属于营养不良。人体缺乏维生素C时可引起坏血病。维生素C缺乏早期往往症状不典型，如不明原因的疲劳无力，食欲减退，皮肤干燥粗糙，牙龈出血等，这些症状也可能与缺乏维生素C有关系。出现坏血病时，主要表现为毛细血管的脆性增强，血管易破裂出血，出现牙龈肿胀、月经过多、便血，全身出现血点，严重时可导致死亡，还可导致骨骼钙化不正常及伤口愈合缓慢等。

维生素C缺乏的原因主要有3个方面。首先，摄入水果和蔬菜的量不够，因为维生素C主要存在于蔬菜和水果中。其次是贮存和烹调对维生素C破坏较大，因为维生素C的化学性质很活泼，易被氧化破坏，不新鲜的蔬菜和水果维生素C已被大量破坏。烹饪工艺中，不正确的刀工处理，持续高温和加碱等因素都会对维生素C造成很大的破坏，降低了食物的食用价值。最后，某些疾病、孕妇、乳母等特殊人群对维生素C的需求量增大，而对维生素C的摄入量没有相应增加，造成维生素C摄入不足。

维生素 C 摄入过多,对健康也不利。长期过量摄入维生素 C,可以对人体产生毒性作用,还能导致泌尿道结石。但一般日常膳食不易导致过量维生素 C 中毒,长期过量服用维生素制剂才易导致中毒现象,并造成大剂量维生素 C 的依赖性。

3)供给量与食物来源

维生素 C 推荐摄入量为成人每天 100 mg,在高温、寒冷、缺氧条件下劳动或生活,经常接触铅、苯、汞的有毒作业工种的人群,某些疾病的患者,孕妇、乳母应适当增加维生素 C 的摄入。人体可耐受维生素 C 最大摄入量为每天1 000 mg。

维生素 C 广泛分布于新鲜的水果和蔬菜中,但含量相差较大。一般在蔬菜代谢旺盛的叶、花、茎内维生素 C 含量丰富,深色绿颜色蔬菜维生素 C 含量较浅色蔬菜高,叶菜中的含量较瓜菜高,蔬菜中青椒维生素 C 含量最高。常见维生素 C 含量较丰富的蔬菜有:苋菜、青菜、菠菜、菜花等。水果中猕猴桃、山楂、鲜枣、草莓、柑橘、柚子等维生素 C 含量丰富,而苹果、梨含量很少。由于新鲜水果的食用无须烹调加工,对维生素 C 保护较好,是维生素 C 重要的食物来源。

相关知识

一、人体需要的其他维生素

除以上介绍的几种重要的且容易缺乏的维生素,人体需要的维生素还有很多,见表 1.14。

表 1.14 人体需要的其他维生素

名　称	生理功能	缺乏症	推荐摄入量及食物来源
烟酸,又称尼克酸、维生素 PP、抗癞皮病因子	参与机体能量代谢和细胞生物合成	癞皮病,包括皮炎、腹泻、痴呆症。如皮肤出现红斑、舌炎、慢性胃炎、精神错乱、神志不清、痴呆等	男性烟酸 14 mg 当量,女性烟酸 13 mg 当量。可耐受最高摄入量,男、女分别为烟酸 35 mg 当量。烟酸广泛存在于动植物食物中,动物的肝脏中含量尤其高
维生素 B_6	参与人体氨基酸代谢	缺乏症已少见,但有不足症,可出现脂溢性皮炎、神经症状等	成年人适宜摄入量,男女每日为 1.2 ~ 1.5 mg。维生素 B_6 的食物来源广泛,但含量通常并不高,以白色鸡、鱼肉中含量相对比较高
维生素 B_{12} 又称钴氨素,是唯一含金属元素钴的维生素	参与人体氨基酸的转变过程	红细胞性贫血、神经系统受损害	成年男女每日适宜摄入量为2.4 μg。维生素 B_{12} 主要来源于动物性食物、动物内脏
泛酸	脂肪的合成与降解等	动物的生长迟缓,食物利用下降	成年男女每日摄入量为 5.0 mg。食物来源于肉类、内脏、蘑菇、鸡蛋等。金枪鱼的鱼子酱含量最高
叶酸	参与氨基酸代谢、DNA 和 RNA 代谢等	巨幼红细胞性贫血	成年男女的参考摄入量为每天400 μg叶酸当量。叶酸广泛存在于动植物食物中,动物的肝脏、豆类、坚果及绿叶蔬菜等含量都很丰富
生物素,又称维生素 B_7、维生素 H 等	参与人体细胞生长,糖、脂类及氨基酸代谢,DNA 生物合成等	缺乏症很少见,长期摄入生鸡蛋时可出现,出现毛发变细,失去光泽,皮疹及精神症状	成年男女适宜摄入量为 30 μg。生物素广泛存在于食物中,其中奶类、蛋黄、酵母、肝脏和绿叶蔬菜中含量比较高

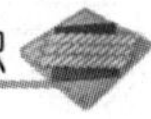

二、与维生素有关的营养素间的关系

1. 维生素E、维生素C与维生素A都有一定的抗氧化作用,而维生素E更强。当它们同维生素E与维生素A同时存在时,维生素E能促进维生素A在肝脏的贮存。当维生素E与维生素C同时存在时,能保护维生素C不被破坏。

2. 维生素B_1、维生素B_2和烟酸等在人体内都参与能量代谢,但分工不同,因此当有一种维生素缺乏时,可能会导致其他两种维生素对人体的生理作用。另外,人体能量摄入的多少与这些维生素摄入量成正比,也就是说摄入能量多的人需要这些维生素的量也更多。

3. 维生素与矿物质的关系:钙的吸收转化离不开维生素D。维生素C可以让铁的消化吸收成倍增长,但由于维生素C太容易被氧化,需要有维生素A和维生素E的保护才更好。另外,叶酸也能促进铁的功能。

任务7 水

任务说明

学习水对人体的生理功能;人体如何实现水平衡以及水不平衡对健康带来的不良影响。

任务分析

水是生命之源,是一切生物需要的基本物质。对人体而言,水是维持人体正常生命活动重要的营养素。

1.7.1 水的生理功能

1)机体的重要组成成分

水是人体含量最大和最重要的组成成分,广泛存在于人体的各个组织中。

人体内不存在纯净水,而是溶解了多种有机物与无机物的溶液,称为体液。人体体液随着年龄的增长而减少,新生儿体液约占体重的80%,婴儿约占70%,成年人约占60%。人体脂肪组织含水较少,为10%~30%,肌肉组织的含水量为75%~80%,所以通常胖人比瘦人含水的百分比少,女性比男性含水的百分比少。

水在体内的分布是不均匀的,血浆、淋巴液等含水量在90%以上,肌肉、内脏、神经等含水量为60%~80%,而脂肪、骨骼含水量在30%以下。

2)促进营养素的消化、吸收与代谢

水是许多有机物与无机物溶剂,即便是不溶于水的物质(如脂肪)也能在适当的条件下分散于水中,成为乳浊液或胶体溶液,有利于营养素的消化、吸收、代谢和排泄。水也可以是体内某些化学反应的反应物,可以说体内的一切代谢活动都必须有水参加。

3)调节体温

人体在新陈代谢的过程中会产生大量的热量,这些热量如果不及时散发出去,会引起体温过高。水的比热较大,能吸收较多的热量,再通过流汗、排尿、体表散热等方式将热量散发到体外,维持人体体温在正常范围内。

4)对机体的润滑作用

水可有效润滑体内的摩擦部位,防止损伤,并可使器官运动灵活。人体内脏、肌肉、关节、韧带、眼球等运动都离不开水的润滑作用。

1.7.2　人体水平衡

人体每天从外界摄入水，又不断地向外界排出水，其摄入与排出的量保持动态平衡，使机体保持着正常的含水量，即水平衡，见表1.15。

表1.15　人体水平衡

水的摄入途径	水的摄入量/ml	水的排泄途径	水的排泄量/ml
固体食物中的水分	1 115	尿液	1 295
各种液体	1 180	粪便中的水	56
代谢水	279	从肺及皮肤蒸发水	1 214
合计	2 574	合计	2 565

人体水的来源分为各种液态水、食物水和代谢水。各种液态水包括奶类、汤茶、饮用水和其他各种饮料，它们含水量大。食物水包括半固体食物和固体食物的水。代谢水指体内代谢的过程中产生的水，每100 g营养物质在体内的产水量为糖类60 ml，蛋白质41 ml，脂肪107 ml。

水的排泄主要有3种途径：尿液中的水，粪便中的水，从肺及皮肤蒸发的水。

从表1.15不难看出，人体每天需要摄入的液体水量约为1 180 ml，但在高温天气和运动、劳动强度大的情况下，可适当增加饮水量。

当水的代谢不平衡时会对健康产生不利影响，表现为以下两个方面：

一方面是缺水。缺水常见的症状是口渴，并伴有乏力、情绪激动兴奋等症状，严重时可产生肌肉抽搐、手足麻木、血压降低、脉搏细弱、肢体冰凉等。更严重时，由于机体电解质代谢紊乱而抽搐死亡。

另一方面是摄入水过多。表现为乏力、头晕、记忆力下降、注意力不集中等，还会出现胃酸下降、血压轻度上升，严重者血压升高，水肿明显，甚至出现死亡。

相关知识

一、人体最适宜饮用凉开水。凉开水即开水自然冷却到20～25 ℃的白开水。凉开水具有的某些特异性生理活性，是许多饮料无法比拟的。习惯于喝凉开水，体内脱氧活性酶较高，消除肌肉中乳酸积累较快，人也不易疲劳。凉开水更容易透过细胞膜，促进新陈代谢，增加血液中血红蛋白的含量，因此有利于改善人体的免疫功能，增强免疫力，从而达到保健的作用。

二、饮水方法：建议人体每天至少饮4次水，每次为250～300 ml。在喝水时，先将水含于口中，缓一下，让身体内部器官适应水温，然后慢慢咽下，而且一次不可喝太多量，最好分多次慢慢喝。

1. 早晨起床后人们由于夜间长时间的睡眠而滴水未进，加之尿液的形成以及显性或不显性地出汗等导致体内水分缺乏。因此，起床后适量多饮点水，可补偿一夜之间水的消耗，同时对预防高血压、脑出血、脑血栓的形成也有一定的作用。

2. 上午10时左右饮水可补充由于工作流汗及经由尿液排出的水分。

3. 下午3时左右饮水可以有效地补充汗水和尿液排泄流失的水分，而且有利于把体内囤积的废物“搬运”出去，防止人体酸性化。

 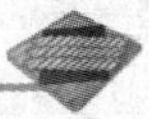

4. 晚上8时左右，睡前饮水被视为最适宜的时辰，因睡眠时血液浓度增高，饮水可以冲淡血液，加速血液循环。

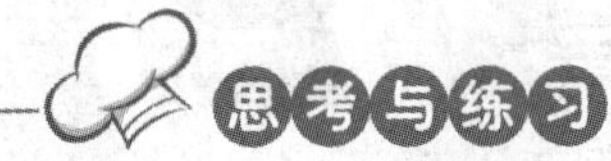

思考与练习

一、简答题

1. 人体必需氨基酸有哪些？

2. 蛋白质对人体有哪些生理功能？

3. 按营养价值，可以把蛋白质分为哪3类？请分别举例说明。

4. 脂类对人体有哪些生理功能？

5. 脂类营养价值评价的标准是什么？

6. 碳水化合物可以分为哪几类？请举例说明。

7. 碳水化合物营养不良对健康有哪些影响？

8. 产能物质主要有哪些？每克这些物质产能是多少？它们在人体中合理的比例是多少？

9. 能量摄入不平衡对健康有哪些影响？

10. 基础代谢与哪些因素有关？

11. 钙和铁对人体有哪些生理功能？

12. 碘营养不良对健康有哪些影响？

13. 维生素可分为哪两类？请分别举例。

14. 维生素A对人体有哪些生理功能？

15. 水摄入不平衡会对健康产生哪些影响？

二、分析题

1. 小明今年12岁，为了让小明健康成长，小明的妈妈每天给小明吃大量的肉类和海鲜，主食和蔬菜水果吃得很少。请你从蛋白质摄入量的角度分析，这样做真的能让小明健康成长吗？为什么？

2. 小王听说鸡蛋黄含胆固醇较高，因此他每次吃鸡蛋只吃蛋白，把蛋黄扔掉，请问这样做对不对，为什么？

3. 小丽今年25岁，了解到油脂含热量高，为了保持自己的身材，避免长胖，小丽拒绝吃任何含油脂类的食物。请你分析这样做会给小丽带来哪些不利影响，为什么？

4. 试分析为什么食物中水溶性维生素容易遭到破坏？

5. 小红担心自己维生素摄入不全面，因此每天坚持服用各种维生素制剂，然后在膳食中又注重各种维生素的摄入，你认为小红这种做法合理吗？为什么？

三、计算题

1. 小明今年17岁，是一名普通的中学生，根据这个情况，粗略计算出他每日需要蛋白质、脂类和碳水化合物分别是多少？

2. 请各位同学计算出自己的体重指数是多少。

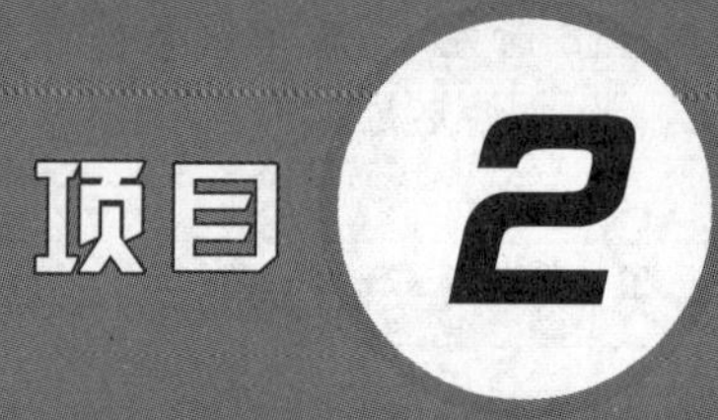

项目2 食品卫生基础知识

项目描述

本项目简要地解释和阐述了食品卫生的基础知识，分析了食品变质和食品污染的主要因素及控制措施。学会运用微生物生命活动的方法采取适当的措施预防食品污染和腐败变质，以保证食品的安全卫生。

导入案例

2010年1月25日至2月5日，武汉市农业局在抽检中发现来自海南省英洲镇和崖城镇的5个豇豆样品水胺硫磷农药残留超标。消息一出，全国震惊。全国各地加大对海南豇豆的检测力度，又有多个地市发现海南豇豆残留高毒禁用农药。调查后发现，豇豆种植户使用了大量的禁用水胺硫磷、甲胺磷等高毒农药来防治病虫害所致。2006年，国务院就明确禁用了一系列高毒农药，使人们对这一禁令如何加强农业生产和食品加工链条的基础环节，成为一个沉甸甸的课题。

福寿螺污染事件：2006年8月，北京市先后有131人因生食或食用加热不彻底的福寿螺后，被确诊感染广州管圆线虫病，这是北京首例群体性广州管圆线虫病。作为一种食源性寄生虫病，该病可引起头痛、发热、颈部强直等症状，严重者可致痴呆，甚至死亡。

我国台湾地区首次发现不良厂商在食品添加物“起云剂”中，违法添加有毒塑化剂。据台湾有关部门确认，多家知名运动饮料及果汁、酵素饮品均遭污染。此次污染事件规模之大为历年罕见，在台湾引起轩然大波。台湾的不良厂商在食品添加物“起云剂”中，违法添加有毒塑化剂。一瓶问题饮料，塑化剂含量即超过容许值。塑化剂，大多用于塑胶材质，会危害男性生殖能力，促使女性性早熟，台湾已将其列为第四类毒性化学物质，不得添加在食品里。

日本福岛核污染：东京电力公司检验人员曾从福岛第一核电站港湾内的大泷六线鱼体内，检测出放射性铯浓度达到1 kg样本5.1×10^4 Bq，相当于日本政府制定的一般食品放射性标准值(1 kg 100 Bq)的5 100倍。食用1 kg受到如此污染的大泷六线鱼，可使人体内辐射量达到约7.7 MSv，相当于接受7～15次X光胸部透视。

任务1 微生物基础知识

任务说明

微生物是形体微小、肉眼看不见或者看不清的单细胞、简单的多细胞甚至无细胞结构的低

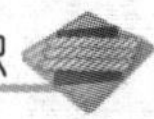

等生物的统称。微生物广泛分布于自然界，食品中不可避免地会受到一定类型和数量的微生物的影响，当环境条件适宜时，它们就会迅速生长繁殖。日常生活中，微生物存在于食品中的现象是经常可以看到的。如食品的腐败与变质，还有些食品的制作也是利用了微生物的存在。这是由于微生物的物质代谢、生长、繁殖和适应环境，同时能积极地参加自然界的物质转化活动。

食品是微生物良好的培养基，有的微生物参加食品的制造过程（如发酵微生物），有的微生物能使食品破坏（如腐败微生物），还有的微生物会引起食物中毒和传染疾病（如病原微生物）。因此，自然界微生物的生命活动与食品的质量变化或卫生状况有密切的关系，我们应当了解微生物生命活动的一般规律和基础常识，从而在食品创作和保藏过程中采取措施，控制腐败微生物的影响，避免食品的变质和中毒。

任务分析

2.1.1 微生物的分类

微生物种类繁多，至少有10万种。按其结构、化学组成及生活习性等差异可分成3大类，即真核细胞型微生物、原核细胞型微生物、非细胞型微生物。

1）真核细胞型微生物

细胞核的分化程度较高，有核膜、核仁和染色体。胞质内有完整的细胞器（如内质网、核糖体及线粒体等）。真菌属于此类型微生物。

2）原核细胞型微生物

细胞核分化程度低，仅有原始核质，没有核膜与核仁；细胞器不是很完善。这类微生物种类众多，有细菌、螺旋体、支原体、立克次体、衣原体和放线菌。

3）非细胞型微生物

没有典型的细胞结构，也没有产生能量的酶系统，只能在活细胞内生长繁殖。病毒属于此类型微生物。

2.1.2 微生物在自然界的分布

微生物在土壤、水及空气中广泛分布，种类繁多，相互影响，构成了一定的微生物体系。

1）空气中的微生物

空气本身不含微生物生长繁殖所需要的营养物质和充足的水分，而且日光对微生物生命活动有很大影响，所以空气不是微生物生长繁殖的良好场所。然而，空气中还是含有一定数量的微生物。这是由于土壤、人和动植物体等物体上的微生物不断以微粒、尘埃等形式飘逸到空气中而造成的。凡含尘埃越多的空气，其中所含的微生物种类和数量也就越多。一般在畜舍、公共场所、医院、宿舍、城市街道的空气中，微生物的含量最高，在海洋、高山、高空、森林地带、终年积雪的山脉或极地上空的空气中，微生物的含量就极少。由于尘埃的自然沉降，越近地面的空气中，微生物的含量越高。冬季地面被冰雪覆盖时，空气中的微生物很少，多风干燥季节，空气中微生物较多，雨后空气中的微生物很少。

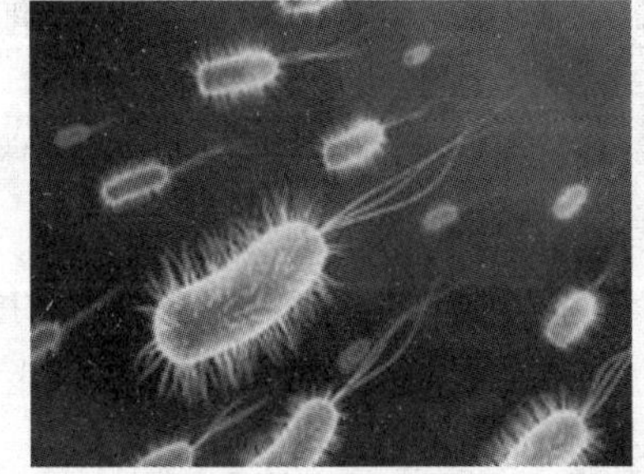

2）水中的微生物

在各种水域中都生存着细菌和其他微生物。由于不同水域中的有机物和无机物种类和含量、光照度、酸碱度、渗透压、温度、含氧量和有毒物质的含量等差异很大，因此使各种水域中的微生物种类和数量呈现明显的差异。在有机物丰富的水中，微生物不仅能够生存并且还能大量地繁殖。因此，水是仅次于土壤的第二天然培养基。

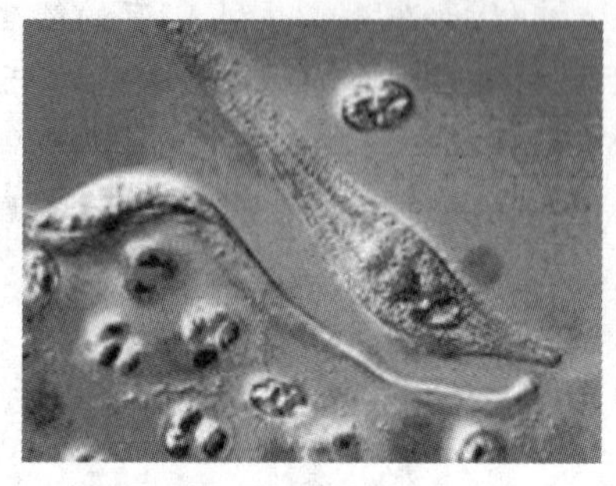

水中的微生物主要为腐生性细菌，其次还有真菌、螺旋体、噬菌体、藻类和原生动物等。此外，还有很多非水生性的微生物，常随着土壤、动物的排泄物、动植物残体、垃圾、污水和雨水等而汇集于水中。一般地面水比地下水含菌种类多、数量大；雨水和雪水含菌数量小，特别是在乡村和高山区的雨水和雪水。在自然界中，水源虽不断受到污染，但由于微生物大量繁殖不断分解水中的有机物、日光照射的杀菌作用、水中原生动物的吞噬和微生物间的颉颃作用、水中悬浮颗粒黏附细菌发生沉淀、清洁支流的冲淡以及水中其他理化因素的作用，可使水中的微生物大量地减少，使水逐渐净化变清，这就是水的自净作用。

3）土壤中的微生物

土壤具备多种微生物生长繁殖所需的营养、水分、气体环境、酸碱度、渗透压和温度等条件，并能防止日光直射的杀伤作用，是细菌和其他微生物生活的良好环境，故有微生物天然培养基之称。土壤中微生物的种类很多，有细菌、放线菌、真菌、螺旋体、藻类和噬菌体等。各种微生物含量的变化很大，但以细菌为最多，占土壤微生物总数的70% ~90%。放线菌数量仅次于细菌，占总数的5% ~30%；真菌数量次于放线菌，螺旋体、藻类和噬菌体较少。从地球终年结冰的极地、高山到炎热的赤道地带，甚至酷热的沙漠和深海底层的泥土都有微生物存在，但其种类和数量随着土层深度、有机物质的含量、湿度、温度、酸碱度以及土壤的类型不同而异。表层土壤由于受日光照射和干燥，微生物数量较少。在离地面10 ~20 cra深的土层中，微生物数量最多，越往深处则微生物越少，在数米深的土层处几乎可达无菌状态。土壤是微生物在自然界中最大的贮藏所，是一切自然环境微生物来源的主要策源地，是人类利用微生物资源最丰富的“菌种资源库”。

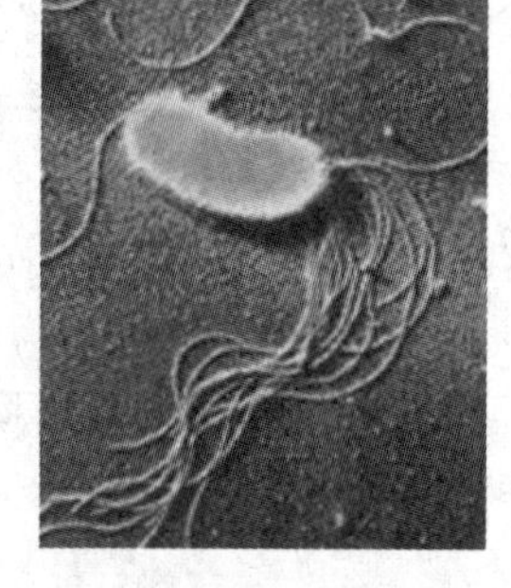

2.1.3 外界对微生物的影响

生长是微生物与外界环境因素共同作用的结果。环境条件的改变，可引起微生物形态、生理、生长、繁殖等特征的改变，或者抵抗、适应环境条件的某些改变。当环境条件的变化超过一定极限，则导致微生物的死亡。

1）温度对微生物活动的影响

温度变化对微生物生长的影响。根据微生物对温度的适应性，可将微生物分为3个生理类群，即嗜冷、嗜温、嗜热3大类微生物。每一类群微生物都有最适宜生长的温度范围，但这三群微生物又都可以在20 ~30 ℃生长繁殖。当食品处于这种温度的环境中，各种微生物都可生长繁殖而引起食品的变质。

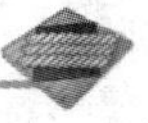

(1)低温对微生物生长的影响

低温对微生物生长极为不利,但由于微生物具有一定的适应性,在5 ℃左右或更低的温度(甚至-20 ℃以下)下仍有少数微生物能生长繁殖,使食品发生腐败变质,我们称这类微生物为低温微生物(见表2.1)。低温微生物是引起冷藏、冷冻食品变质的主要微生物。食品在低温下生长的微生物主要有:假单孢杆菌属、黄色杆菌属、无色杆菌属等革兰氏阴性无芽孢杆菌;小球菌属、乳杆菌属、小杆菌属、葡萄孢属和毛霉属等霉菌。

表2.1　食品中微生物生长的最低温度

食　品	微生物	生长最低温度/℃	食　品	微生物	生长最低温度/℃
猪　肉	细菌	-4	乳	细菌	-1～0
牛　肉	霉菌、酵母菌、细菌	-1～1.6	冰淇淋	细菌	-10～-3
羊　肉	霉菌、酵母菌、细菌	-5～-1	大　豆	霉菌	-6.7
火　腿	细菌	1～2	豌　豆	霉菌、酵母菌	-4～6.7
腊　肠	细菌	5	苹　果	霉菌	0
熏肋肉	细菌	-10～-5	葡萄汁	酵母菌	0
鱼贝类	细菌	-7～-4	浓橘汁	酵母菌	-10
草　莓	霉菌、酵母菌、细菌	-6.5～-0.3			

这些微生物虽然能在低温条件下生长,但其新陈代谢活动极为缓慢,生长繁殖的速度也非常迟缓,因此它们引起冷藏食品变质的速度也比较慢。

有些微生物在很低的温度下能够生长,其机理还不完全清楚。但至少可以认为它们体内的酶在低温下仍能起作用。另外也观察到嗜冷微生物的细胞膜中不饱和脂肪酸含量较高,推测可能是由于它们的细胞质膜在低温下仍保持半流动状态,能进行活跃的物质传递。而其他生物则由于细胞膜中饱和脂肪酸含量高,在低温下成为固体而不能履行其正常功能。

(2)嗜温性微生物

嗜温性微生物在自然界中分布最广,数量最多,引起各种食品发霉、发酵和腐败变质的微生物均属这一类。存在于土壤或空气中的发酵微生物和腐败微生物大多数在25～30 ℃生长最快,寄生于人体的病原菌则以37 ℃最合适。嗜热性微生物在食品中不多见,主要存在于温泉、热带地区及农业堆肥中。嗜冷性微生物常见于寒带、海洋及冷藏库冰箱中,引起冷藏食品发霉和腐坏变质就是这一类微生物活动的结果。

(3)高温对微生物生长的影响

高温,特别是在45 ℃以上,对微生物生长来讲,是十分不利的。在高温条件下,微生物体内的酶、蛋白质、脂质体很容易发生变性失活,细胞膜也易受到破坏,这样会加速细胞的死亡。温度越高,死亡率也越高。

然而,在高温条件下,仍然有少数微生物能够生长。通常把凡能在45 ℃以上温度条件下进行代谢活动的微生物,称为高温微生物或嗜热微生物。嗜热微生物之所以能在高温环境中生长,是因为它们具有与其他微生物所不同的特性,如它们的酶和蛋白质对热稳定性比中温菌强得多,它们的细胞膜上富含饱和脂肪酸。由于饱和脂肪酸比不饱和脂肪酸可以形成更强的疏水键,从而使膜能在高温下保持稳定。它们生长曲线独特,和其他微生物相比,延滞期、对数期都非常短，进入稳定期后，迅速死亡。

在高温条件下，嗜热微生物的新陈代谢活动加快，所产生的酶对蛋白质和糖类等物质的分解速度也比其他微生物快，所以使食品发生变质的时间缩短。由于它们在食品中经过旺盛的生长繁殖后，很容易死亡，因此在实际中，若不及时进行分离培养，就会失去检出的机会。高温微生物造成的食品变质主要是酸败，分解糖类产酸而引起。

表 2.2 微生物的生长温度类型

微生物类型		生长温度范围/℃			分布的主要场所
		最低	最适	最高	
低温型	专性嗜冷	-12	5~15	15~20	两极地区
	兼性嗜冷	-5~0	10~20	25~30	海水、冷藏食品
中温型	室温	10~20	20~35	40~45	腐生菌
	体温		35~40		寄生菌
高温型		25~45	50~60	70~95	温泉、堆肥堆、土壤表层等

2）水分对微生物活动的影响

任何微生物的细胞内都含有75%~85%的水分，水是细胞胶质体的重要组成部分。营养物质的溶解和细胞的吸收，代谢产物的排出，都必须在水溶液中进行。所以，水分是微生物生存的必要条件。细菌在食品上生长发育所需要的水分为20%~30%，霉菌在食品含水量为15%时即可发育。

一切微生物都必须有水分才能进行生命活动，如水分减少或干燥时，则细胞失去膨胀性，生命活动减弱甚至死亡。微生物对干燥的抵抗力因种类不同而异。从营养菌丝或营养细胞来说，霉菌菌丝的抵抗力最弱，细菌以螺旋菌的抵抗力最弱，球菌最强，酵母菌的营养细胞抵抗力最强，干燥酵母虽经一年至一年半仍可生存。

工作中，常利用干燥使微生物停止生长繁殖，如干鱼、干菜、干果、饼干等就是减少食物的含水量，以达到长期保存的目的。

3）辐射对微生物活动的影响

辐射是指通过空气或外层空间以波动方式从一个地方传播或传递到另一个地方的能源。它们或是离子或是电磁波。电磁辐射包括可见光、红外线、紫外线、X射线和γ射线等。

（1）紫外辐射

紫外线是非电离辐射，以波长265~266 nm的杀菌力最强。紫外辐射对微生物有明显的致死作用，是强杀菌剂，紫外杀菌灯在无菌操作中广泛应用。根据紫外线的作用机理，证明紫外线被原生质的核蛋白吸收使微生物发生变异。如果吸收程度强烈，对微生物会起破坏作用。紫外线的杀菌作用被用来对水、牛乳、各种器皿等进行消毒，照射时间一般为30分钟。

（2）电离辐射

X射线、α射线、β射线和γ射线均为电离辐射。在足够剂量时，对各种细菌均有致死作用。常用于一次性塑料制品的消毒，也用于食品的消毒。

2.1.4 氧气对微生物活动的影响

微生物对氧的需要和耐受力在不同的类群中变化很大，根据微生物与氧的关系，可以把它

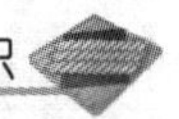

们分为好气性微生物、兼性嫌气微生物、嫌气性微生物3大类。因为不同微生物的呼吸方式不同,所以对氧气的要求也不同。

好气性微生物对氧气是必需的,如果没有氧气(分子态的氧)就不能生长繁殖,绝大多数的微生物属于这一类,如枯草杆菌、结核菌、白喉菌等。霉菌也属于这一类。兼性嫌气微生物,无论有氧无氧都能增殖,如葡萄球菌、大肠杆菌等大部分细菌、酵母菌也属于这一类。嫌气性微生物如果有氧存在,就不能增殖,如破伤风仔菌、肺炎双球菌等。

2.1.5 化学物质对微生物活动的影响

化学物质包括各种杀菌剂、防腐剂和植物杀菌素等。食品中一般不能加人工合成的化学杀菌剂(如漂白粉、甲隆、氯等)。而防腐剂在某些食品中可以添加,如果汁、酱油、醋等有时加入苯甲酸钠。防腐剂一般对微生物起抑制作用。植物杀菌素主要是指葱、姜、蒜中所含的有机化合物,植物杀菌素对微生物有杀灭作用,对人体无害。

任务2 食品腐败变质

任务说明

食品应该含有人体所需的热量和各种营养物质,易于消化吸收,且必须具有符合人们习惯和易于接受的色、香、味、型和组织状态,对人类无害。但食品往往由于受物理、化学和生物各种因素的作用,在原有的色、香、味和营养等方面发生量变,甚至质变,从而使食品质量降低甚至不能作为食品用,这就是食品的腐败变质。

任务分析

2.2.1 食物腐败变质的原因

任何事物总是不断变化的,食物的质量也是如此。当食物的质量变化到对人有害时,即称为变质的食物。食物从生产加工、运输、销售、储存到消费食用经过很多环节,每个环节都有发生变质的可能。变质的原因很多,主要是由于食物本身具有的性质,食物受外界的影响,以及两者相互作用的结果。其主要原因有:

1)微生物的作用

微生物的作用是食物变质的一个主要原因,许多食物往往又是微生物的良好培养基。一般情况下,食物总要与微生物接触,细菌和酵母菌在适当的条件下,都可在食物中大量繁殖,使食物发生一系列变化。

食物是否容易变质,取决于食物本身的内在因素,即食物组成成分是否适于微生物繁殖。一般微生物在动物性食物中比在植物性食物中容易繁殖。由于食物的化学成分不同,引起腐败变质的微生物的种类也不大相同。例如,引起肉类等动物性食物变质的,大多数为能分解蛋白质和脂肪的细菌,霉菌和酵母菌可在pH值(酸碱度)较低,温度较高的条件下繁殖,蔬菜水果的腐烂,粮食、花生、辣椒等食物变质腐败大多数由霉菌引起。尤其是黄曲霉菌,它们不仅使食物发生霉变,同时还产生一种毒性很强的致癌物质黄曲霉毒素。食物一旦污染上了黄曲霉毒素,是难于除去的,它耐高温(150 ℃高温数小时也不被破坏),一般的加热烹调方法破坏不了它的毒性,所以已经腐烂霉变的食物不应食用。

例:细菌分解食物中蛋白质和氨基酸,产生恶臭或异味。酵母菌在含碳水化合物较多的食品中容易生长发育,霉菌在富含淀粉和糖的食品中容易滋生。

2)酶的作用

动植物组织本身含有丰富的酶类。酶在适宜的环境下起催化作用,在初期这是正常现象,而且常常带来一定的好处。如鱼、肉等食物由于分解酶引起的僵直、成熟等生化变化,使豆、肉产生自溶现象,增强食物的风味。但如果不加控制,让其继续发展,则给微生物提供生长繁殖的良好条件,以致引起腐败。植物性食物的腐败变质,多是自身酶的作用。

如:氧化酶类使苹果果实剥皮或切分后出现褐变;脂肪酶引起牛奶、奶油、干果类等含脂肪食品产生酸败臭味及变色;果胶酶引起果实的软化。

3)化学物质的作用

食物中含有一些不稳定的物质,如色素、芳香族物质、维生素和不饱和脂肪酸等。它们都容易被氧化,引起食物感官性质和营养成分的改变。如不饱和脂肪酸经氧化后产生醛、醛酸和过氧化物,不仅降低脂肪的营养价值,而且产生异味,对人体健康有害。

4)其他外界因素

其他外界因素有阳光、温度、湿度以及不合卫生要求的食物包装,或不按卫生要求使用农药或化学添加物(如糖精、色素、化学防腐剂等),都可使食物受到对人体有害物质的污染,发生变质。

食物变质以后,食物的感官性状可发生变化(如肉类腐败),营养价值也可能降低(如维生素的破坏),甚至会含有对人体有害的物质(如含有铅、柿、农药等)。人类吃下这些食物,不能起到应有的营养作用,甚至可以发生中毒或引起其他病症。

2.2.2 食品腐败变质的鉴定

食品受到污染后,容易发生变质。食品的腐败变质一般是从感官、物理、化学和微生物4个方面来进行食品腐败变质的鉴定。

1)感官鉴定

感官鉴定是以人的视觉、嗅觉、触觉、味觉来查验食品初期腐败变质的一种简单而灵敏的方法。食品初期腐败时会产生腐败臭味,发生颜色的变化(褪色、变色、着色、失去光泽等),出现组织变软、变黏等现象。这些都可以通过感官分辨出来。

2)色泽鉴定

食品无论在加工前或加工后,本身均呈现一定的色泽,如有微生物繁殖引起食品变质时,色泽就会发生改变。有些微生物产生色素,分泌至细胞外,色素不断累积就会造成食品原有色泽的改变,如食品腐败变质时常出现黄色、紫色、褐色、橙色、红色和黑色的片状斑点或全部变色。另外,由于微生物代谢产物的作用促使食品发生化学变化时也可引起食品色泽的变化。例如,肉及肉制品的绿变就是由于硫化氢与血红蛋白结合形成硫化氢血红蛋白所引起的。腊肠由于乳酸菌增殖过程中产生了过氧化氢促使肉色素褪色或变绿。

3)气味鉴定

食品本身有一定的气味,动、植物原料及其制品因微生物的繁殖而产生极轻微的变质时,人们的嗅觉就能敏感地觉察到有不正常的气味产生。如氨、三甲胺、乙酸、硫化氢、乙硫醇、粪臭素等具有腐败臭味,这些物质在空气中的浓度为 $10^{-11} \sim 10^{-8}$ mol/m^3 时,人们的嗅觉就可以

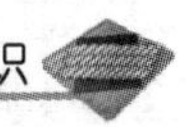

察觉到。此外，食品变质时，其他胺类物质、甲酸、乙酸、酮、醛、醇类、酚类、靛基质化合物等也可察觉到。

食品中产生的腐败臭味，常是多种臭味混合而成的。有时也能分辨出比较突出的不良气味，如霉味臭、醋酸臭、胺臭、粪臭、硫化氢臭、酯臭等。但有时产生的有机酸，水果变坏产生的芳香味，人的嗅觉习惯不认为是臭味。因此，评定食品质量不是以香、臭味来划分，而是应该按照正常气味与异常气味来评定。

4）口味鉴定

微生物造成食品腐败变质时也常引起食品口味的变化。而口味改变中比较容易分辨的是酸味和苦味。一般碳水化合物含量多的低酸食品，变质初期产生酸是其主要的特征。另外，某些假单孢菌污染消毒乳后可产生苦味，蛋白质被大肠杆菌、小球菌等微生物作用也会产生苦味。

口味的评定从卫生角度来看是不符合卫生要求的，而且不同人评定的结果往往意见分歧较多，只能作大概的比较。为此，口味的评定应借助仪器来测试，这是食品科学需要解决的一项重要课题。

5）组织状态鉴定

固体食品变质时，动、植物性组织因微生物酶的作用，可使组织细胞破坏，造成细胞内容物外溢，这样食品的性状即出现变形、软化。肉类食品则呈现肌肉松弛、弹性差，有时组织体表出现发黏等现象。微生物引起粉碎后加工制成的食品，如糕鱼、乳粉、果酱等变质后常引起黏稠、结块等表面变形、湿润或发黏的现象。

液态食品变质后即会出现浑浊、沉淀，表面出现浮膜、变稠等现象，鲜乳因微生物作用引起变质可出现凝块、乳清析出、变稠等现象，有时还会产气。

6）化学鉴定

微生物的代谢，可引起食品化学组成的变化，产生多种腐败性产物。因此，直接测定这些腐败产物可作为判断食品质量的依据。

一般氨基酸、蛋白质等含氮高的食品，如鱼、虾、贝类及肉类，在需氧性败坏时，常以测定挥发性盐基氮含量的多少作为评定的化学指标。对于含氮量少而含碳水化合物丰富的食品，在缺氧条件下腐败则经常测定有机酸的含量或 pH 值的变化作为指标。

2.2.3 预防食品变质的措施

食物保藏的目的，就是通过各种方法使食物能经受长时间保存而不变质。食物保藏的方法很多，其基本方法不外是物理的、化学的或生物学的。主要食物保藏方法如下：

1）低温保藏

低温保藏是将原料利用低温环境保藏，因为低温（4 ℃以下）可以制止微生物的生长繁殖，同时能延缓或完全停止其内部组织的变化过程。所以，一般原料都可以用这种方法，如冷却、冷藏。冷藏的温度要随不同原料而定，如肉类要掌握在 0 ℃以下，而蔬菜保藏就要在 2 ~4 ℃。

2）高温保藏

食物高温处理后，可以杀灭其中绝大部分微生物，破坏食物中的酶类，并结合密闭、真空、冷却等手段，可以明显地控制食物的腐败变质，延长保存时间。不同的菌种，对高温的耐受力有所不同，绝大部分可以在 60 ℃左右 30 分钟内死亡。高温灭菌效果不仅取决于温度高低和时间长短,而且取决于微生物种类、食物特点和加热方式。例如,湿热效果比干热好;食物 pH 值偏低和食盐浓度较高,均可增强杀菌效果;食物中微生物的数量对杀菌效果有较大影响,微生物污染越重,杀菌效果越差。因此,在实际工作中,要特别强调经过高温灭菌处理后,就放松防止微生物污染和繁殖的各项措施。

防止食物腐败变质的高温处理方法主要有高温灭菌和巴氏消毒法。高温灭菌的目的,是杀灭一切微生物,获得无菌食物。而实际上只是接近无菌状态。在工作中,常用 100 ~ 120 ℃对罐头食物进行灭菌。罐头以高温灭菌为主,并配合密闭等措施来控制食物腐败变质。

巴氏消毒法是在 60 ℃的温度下加热 30 分钟或在 80 ~ 90 ℃温度下加热 30 秒或 1 分钟。前者称为低温长时间巴氏消毒法,后者称为高温瞬间消毒法。巴氏消毒法的特点是:可以杀灭食物中绝大多数繁殖型微生物(以牛奶为例,可杀灭 99% 以上的繁殖型微生物),同时又可以最大限度地减少加热对食物质量的影响。巴氏法主要应用于牛奶、酱油、果汁、啤酒及其他饮料。经巴氏法消毒后的食物应迅速降温,否则继续在消毒温度下会影响食物质量,失去巴氏消毒法的意义。巴氏消毒法与前述高温灭菌不同,它只能杀灭繁殖型微生物,并不能完全灭菌,可能有少数芽孢残留,因此,应特别注意消毒后的包装与保管。

3)干燥脱水保藏

食品的干燥脱水保藏,是一种传统的保藏方法。其原理是降低食品的含水量(水活性),使微生物得不到充足的水而不能生长。利用晒干、吹干、烘干、晾干等办法,使原料中所含的水分按成品的要求脱干水分,保持一定的干燥状态。微生物在这种干燥的食物上,由于缺乏水分而繁殖困难,达到保藏食物的目的。如干海参、干的菌类、肉松、干的水产、脱水的蔬菜等干燥食物,都是干燥脱水保藏。

4)酸发酵保藏

酸发酵是利用原料本身所含糖分发酵成酸进行酸渍。酸发酵有控制细菌繁殖的作用,所以原料经酸渍后可保藏较长时间。也有将原料用食醋来酸渍延长保藏时间的,如用醋来酸渍的糖醋大蒜等,利用原料本身糖分酸渍的酸白菜、泡菜、酸奶等,都具有独特的风味。

5)高渗法

盐渍和糖渍都是根据提高食物的渗透压来抑制微生物的活动,达到一定浓度时也能抑制微生物的生长繁殖,以达到延长食物保质期的目的。

(1)盐渍

食品经盐渍不仅能抑制微生物的生长繁殖,还可以赋予其新的风味,故兼有加工的效果。食盐的防腐作用主要在于提高渗透压,使细胞原生质浓缩发生质壁分离;降低水分活性,不利于微生物生长;减少水中溶解氧,使好气性微生物的生长受到抑制等。

各种微生物对食盐浓度的适应性差别较大。嗜盐性微生物,如红色细菌、接合酵母属和革兰氏阳性球菌在较高浓度食盐的溶液(15% 以上)中仍能生长。无色杆菌属等一般腐败性微生物约在 5% 的食盐浓度,肉毒梭状芽孢杆菌等病原菌在 7% ~ 10% 食盐浓度时,生长也受到抑制。一般霉菌对食盐都有较强的耐受性,如某些青霉菌株在 25% 的食盐浓度中尚能生长。

由于各种微生物对食盐浓度的适应性不同,因此食盐浓度的高低就决定了所能生长的微生物菌群。例如,肉类中食盐浓度在 5% 以下时,主要是细菌的繁殖;食盐浓度在 5% 以上时,存在较多的是霉菌;食盐浓度超过 20% 时,主要生长的微生物是酵母菌。

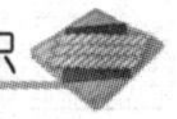

(2)糖渍

糖渍是利用增加食品渗透压,降低水分活度,从而抑制微生物生长的一种贮藏方法。

微生物在糖浓度超过50%时生长便受到抑制。但有些耐透性强的酵母和霉菌,在糖浓度高达70%以上尚可生长。因此仅靠增加糖浓度有一定局限性,但若再添加少量酸(如食醋),微生物的耐渗透力将显著下降。

果酱等因其原料果实中含有有机酸,在加工时又添加蔗糖,并经加热,在渗透压、酸和加热3个因子的联合作用下,可以得到非常好的保藏性。但有时果酱也会出现因微生物作用而变质腐败,其主要原因是糖浓度不足。

(3)化学防腐剂保藏

防腐剂按其来源和性质可分成有机防腐剂和无机防腐剂两类。有机防腐剂包括有苯甲酸及其盐类、山梨酸及其盐类、脱氢醋酸及其盐类、对羟基苯甲酸酯类、丙酸盐类、双乙酸钠、邻苯基苯酚、联苯、噻苯达唑等。此外,还包括天然的细菌素(如Nisin)、溶菌酶、海藻糖、甘露聚糖、壳聚糖、辛辣成分等。无机防腐剂包括过氧化氢、硝酸盐和亚硝酸盐、二氧化碳、亚硫酸盐和食盐等。

任务3　食品污染的相关知识

任务说明

食品污染主要是指食品生产、加工、储存、运输、销售和烹调直到食用前受到有毒、有害物质的侵入,从而使食品的安全性、营养价值和感官性状发生改变。而食物是供给人体各种营养物质,以维持正常代谢,满足生长发育需要的物质。食用被污染的食物会使人体健康受到侵害。

导入案例

自从有了熟食,人类便跨入了文明的门槛,人类的食物也从简单加工的谷物,演变为美味多样的强化食品,日益丰富的食物不断满足着现代人的需求。与此同时,在食品的生产、加工和储存过程中带入的有害物质正潜在地威胁着人类的健康。由此而引发的食品污染事故也时有发生。

1996年英国政府宣布了一个科学委员会经过长期研究后得出的结论,认为一些英国人长期患有的克一雅氏脑病可能与食用带有"疯牛病"菌的生肉有关。这个消息随即引起了全世界对牛肉的恐慌。世界各国相继禁进英国牛肉,使得英国食品的出口损失惨重。

1997年底至次年初,禽流感在香港被首次发现。禽流感的罪魁祸首是一种被称为H5N1的病毒。此消息如疯牛病、O157型大肠杆菌一样让整个世界恐慌,人们一时视鸡肉如大敌。

1999年比利时大量家禽被二噁英污染,与之相关的食品也都被其污染。家禽的污染可能是由于家禽吃的饲料被含有珀瑞玲(一种有机物)的工业油污染造成的(珀瑞玲常用于生产绝缘材料,高温分解后,极易衍生出二噁英等剧毒物质)。让人们担心的是,二噁英在自然界中还是广泛存在着的,例如在燃烧塑料的过程中就可能释放出大量的二噁英,由于它在自然界存在的时间长,又不易降解,它具有积累性,可以在人体存在达一二十年,当在人体达到一定的浓度,就会引发癌症。如在越南战场上,美国曾用过一种化学物质中存在着二噁英,在战后几十年,仍然可从越南战场返回的老兵体内化验出该种物质。

二噁英对环境巨大的污染作用是近20年才被逐渐认识到。现在知道它的主要来源是某些化学品、垃圾焚烧、纸浆漂白及汽车尾气排放，而现代工业化工业产品塑料是其主要来源之一。现在在世界的每一个角落，即使是远在太平洋岛屿也都能发现二噁英这类物质。美国环保局1995年公布的评价显示，二噁英不仅具有致癌性而且具有生殖毒性、免疫毒性和内分泌毒性，被世界卫生组织作为新的环境污染物，列入全球环境监测计划食品部分的监测对象。世界卫生组织1998年建议，二噁英的每日摄入量为每千克体重1~4皮克(1皮克=1微微克)。英国、德国、荷兰和美国也制定了相应的食品中最大的允许限量标准。目前许多国家不具备能检测二噁英这种物质的能力，虽然我国目前具备二噁英的检测能力，但检测一次要花费1 500美元，因此目前还不具备应用于普测的条件。而食品中的二噁英看不到、闻不到，同食物过期变质等原因没有关系，较难控制它对食品的污染。它需要一种从原料生产到出售、保管全过程的污染预防措施。

1988年上海暴发的甲肝能给我们一点提示。甲肝的大暴发最初是1979年在宁波发生的，那一年3 000人因食用泥蚶而感染，4年之后，即1983年，上海因食不洁毛蚶引发了3万人甲肝暴发。再隔5年，即1988年，甲肝再次暴发，感染人数42万，波及苏、浙、鲁三省。追踪1988年甲肝暴发，是因为粪便水经河道进入海域，从而成为污染毛蚶的甲肝病毒的主要来源。人类毫不留情地污染了环境，环境回过头来把人类自造的污染物端上了餐桌。

2005年3月一则消息引起了全国的震动，亨氏美味源(广州)食品有限公司生产的"美味源"牌辣椒酱被检查出"苏丹红一号"，随后肯德基快餐食品的调料在检查中被发现有"苏丹红一号"成分。2006年11月12日央视播报了北京市个别市场和经销企业销售来自河北石家庄等地用添加苏丹红的饲料喂鸭所生产的"红心鸭蛋"，并在该批鸭蛋中检测出苏丹红。15日，卫生部下发通知，要求各地紧急查处红心鸭蛋。北京、广州、河北等地相继停售"红心鸭蛋"。

食品污染直接威胁着人们的身体健康和社会经济发展与稳定。随着科学技术的发展，生活环境的不断变化，各种化学物质的不断产生和应用，食品污染越来越严重，食品污染事件也时有发生。正确认识食品污染对人体造成的危害，认清和防止食品污染，对保证食品的安全性，提高人民的生活健康具有重要意义。

任务分析

食品受到有害物质的侵袭，造成食品安全性、营养性和感官性状发生改变的过程，称为食品污染。

食品污染对人体健康会带来不同程度的危害。所以，在日常饮食工作中，我们必须采取相应的措施，严防食品污染。

2.3.1 食品污染的分类

1)按其来源分类

(1)人为污染

一些违法的食品生产经营者为牟取暴利，在食品中人为地掺入有毒、有害物质。如在辣椒制品中加入对人体有害的工业用染料苏丹红，用含甲醇的工业酒精兑制饮料酒，在火锅底料中加入罂粟壳等。

三鹿奶粉事件：石家庄三鹿集团股份有限公司生产的三鹿牌婴幼儿配方奶粉，受到三聚氰胺污染事件，在中国内地医疗机构一共接诊、筛查食用三鹿牌婴幼儿配方奶粉的婴幼儿近万

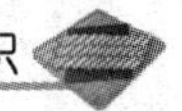

名,三鹿毒奶粉事件值得深刻反省。

(2)意外污染

因地震、火灾、水灾、核泄露等意外事故造成的食品污染。

松花江水污染事件:2005 年 11 月 13 日,吉林省吉林市的石化公司双苯厂胺苯车间发生爆炸,成百吨苯流入松花江,最高检测浓度超过安全标准的 108 倍。随着下泻的减缓,污染带从 80 千米蔓延到 200 千米,导致下游松花江沿岸的大城市哈尔滨、佳木斯,以及松花江注入黑龙江后的沿江俄罗斯大城市哈巴罗夫斯克等面临严重的城市生态危机。这是我国首例城市生态危机事件,并殃及外国。由于爆炸事故发生比较突然,在抢救过程中,一部分有毒物质随现场救火用水流入松花江,造成部分江段污染。

2)按其性质分类

(1)生物性污染

①微生物污染。微生物污染的菌源主要包括细菌及细菌毒素、霉菌及霉菌毒素等。这些微生物都富含分解各种有机物质的酶类,污染食物后将在适宜的条件下大量生长繁殖。食物中的蛋白质、脂肪及糖类在各种酶的作用下分解,产生一系列复杂的变化,可使食物的感官性质恶化,营养价值降低,甚至引起严重的腐败、霉烂和变质,完全失去食用价值。而且某些细菌或霉菌还可能产生各种危害人体健康的毒素,使人或畜发生急性或慢性中毒。

②寄生虫及虫卵污染。通过污染食物而危害于人类的寄生虫主要有:烟虫、蛲虫、肺吸虫、肝吸虫、旋毛虫等。污染方式通常是由于虫卵污染水源或土壤,从而使家畜、鱼类及蔬菜受到感染或污染。

③鼠类及昆虫污染。鼠类盗食粮食,损坏物品,是许多疾病的传播媒介。鼠的身上带有细菌、寄生虫和蜱、螨、蚤等病原体及媒介昆虫,在四处活动中造成对食品的污染,危害人的健康,给人类造成巨大的经济损失。

昆虫污染主要是引起粮食霉变的螨类、蛾类和蟑螂,以及动物性食品和某些发酵食品中的蝇、蛆等对食品造成的污染。在储存条件差、缺少防蝇防虫设备仓库中的食品,很容易受昆虫卵污染,在适宜条件下虫卵孳生出害虫,从而使食品损坏,感官性质恶化,营养价值降低,甚至完全失去食用价值。

预防生物性污染要加强食品原料的生产和监管,严格检测和控制食品原料在种植、养殖、生长、收获、宰杀、加工、储藏、运输、烹调、销售等环节中各种微生物、寄生虫及虫卵、昆虫等对食物原料造成污染,防止对人体产生危害,保证人们的身体健康。

(2)化学性污染

化学性污染包括各种有害金属、非金属以及有机、无机化合物,如汞、镉、铝、氰化物、有机磷、有机氯、亚硝酸盐及亚硝酸胺类等,涉及范围极广,对食物的影响往往数量较大。化学性污染一般有以下几种来源:

①农药及其残留。目前,世界各国农药品种已有 1 300 多种。农药是重要的农业生产资料,可以有效地控制病虫害,消灭杂草,提高农作物的产量和质量。但是,农药又是有毒有害物质,如不合理使用会产生残留问题,污染环境,危害人畜健康和生命安全。农药污染食品的途径有:通过对农作物喷洒农药直接污染;通过土壤间接污染;通过生物的富集作用形成污染;通过气流扩散形成污染。

②工业“三废”污染。随着工业生产的不断发展,工业废水、废渣、废气(简称“三废”)越来

越多,而工业三废中含有多种有害金属毒物,如不进行治理或治理不彻底而任意排放,可造成严重的环境污染,从而使毒物直接进入食品。农作物通过根部从土壤中吸收,也可由水生物通过食物链与生物富集作用将水中毒物浓缩而造成污染。污染食品的金属包括汞、镉、砷、铅等。长期食用被工业金属毒物污染的食品,可引起慢性蓄积性中毒。如汞可使人体出现一系列不可逆的神经系统中毒症状;也能在肝、肾等脏器蓄积并透过血脑屏障在脑组织内积蓄,导致听力降低、全身麻痹、神经错乱;母体受汞害,还可通过胎盘损害胎儿。长期摄入含镉量高的食品,可出现“骨痛病”,症状以疼痛为主,出现多发性病理性骨折,四肢骨骼屈曲等。大多数砷污染引起的慢性中毒,表现为神经衰竭、多发性神经炎、皮肤色素沉着以及消化系统障碍。砷化合物还有致畸作用。慢性铅中毒则主要损害神经系统、造血系统和消化系统。

③食品添加剂污染。食品添加剂是指为改善食品品质、色香味以及为防腐和加工工艺的需要而加入食品中的化学合成或天然物质。我国允许使用的食品添加剂有近 1 600 种,其中包括食用香料。食品添加剂绝大多数为人工合成的化学物质,有的带有一定的毒性,使用不当或采用不符合国家卫生标准要求的食品添加剂,均可使有害物进入食品,对人体造成危害。

食品添加剂污染的预防措施:严禁在食品加工和烹调过程中滥用食品添加剂。食品添加剂的使用要严格按国家卫生标准规定执行。

④容器及包装材料的污染。质量不符合国家卫生标准的食品容器、包装材料、运输工具等,由于其中含有不稳定的有害物质,在接触食品时,有害物可被溶解而污染食品。盛过有害化学物质的容器、包装材料,若未经适当处理即存放食品,也会造成污染。如搪瓷、陶瓷、马口铁等会对食品造成金属盐或金属氧化物的污染;塑料等一类高分子化合物中未参与聚合的游离单体及裂解物可转移到食品中;包装蜡纸中石蜡所含的 3,4-苯并芘、彩色油墨纸张中所含有的多氯联苯等,均会污染食品,从而危害人体,甚至致癌、致病变。

容器及包装材料污染的预防措施:盛装食品的容器及原材料应对人体无毒、无害。加强食品运输和贮存过程中的管理,严禁有毒物质与食品同车、同船、同库,确保食品在运输和贮存过程中不受污染,不变质。

⑤化学致癌物的污染。危害比较严重的化学致癌物主要有 N-亚硝基化合物、多环芳烃类、杂环胺和二噁英及多氯芳香化合物,应注意预防。

N-亚硝基化合物包括亚硝胺和亚硝酸胺,天然食品中一般不含此类物质或含量甚微,其主要是通过肉制品加工、蔬菜腌制、食品霉变或发酵过程,使亚硝酸盐和胺类物质含量增加的。它们在适宜的条件下,极易形成亚硝基化合物。这是一类强致癌物。动物实验表明,迄今还没有任何一种动物对其诱癌性有抗力。无论是一次性足够大剂量,还是多次长期少量给予,皆可诱发不同组织肿瘤,尤以肝、食管、胃等器官肿瘤多见,也可通过胎盘致使胎仔致癌,并有致畸及致病变作用。

亚硝酸盐危害的预防措施:

A. 防止食品霉变和微生物污染,保证食品新鲜不变质。

B. 控制食品加工中硝酸盐及亚硝酸盐的使用量。

C. 合理使用化肥,适当使用钼肥。

D. 改善和提高饮食卫生习惯,少食腌制、熏制动植物食品。

E. 制定食品中 N-亚硝基化合物的允许限量标准。

多环芳烃类是指分子中含有两个以上苯环的碳氢化合物,主要由煤炭、石油及其制品、木炭等不完全燃烧产生,或者工业上利用这些燃料进行热加工处理时产生。目前发现的200余种多环芳烃中,4~7环的化合物大多有致癌性,特别是苯并芘更是一种普遍存在的致癌物。它可以通过燃料不完全燃烧由环境污染食品,也可在烟熏、烘烤和腌制过程中,由食品中脂肪高温热解产生。加工环节中的某些设备、管道或包装材料中,往往也含有苯并芘,也是应该注意的污染食品的环节。

多环芳烃类危害的预防措施:

A. 改进食品加热方式,研制新型发烟器、无烟熏制法加工烟熏风味食品。

B. 综合治理"三废",以减少大气、土壤及水体中苯并芘的污染。

C. 动物性食品在熏烤过程中滴下的油不要食用,烤焦发黑的部分不要食用。

D. 食品经紫外线照射和臭氧等氧化剂处理,可使苯并芘失去致癌作用。

E. 人体每日进食苯并芘的量不能超过10 μg。我国已制定的标准有:熏制动物食品苯并芘≤5 μg/kg,食用植物油中苯并芘≤10 μg/kg。

杂环胺是食品中蛋白质、肽、氨基酸热分解时产生的一类具有致突变、致癌作用的芳香杂环化合物,属于氨基咪唑氮杂芳烃和氨基咔啉类化合物,具有较强的致突变性和诱发动物多种组织肿瘤的作用,其污染食品和对人类健康的危害已引起人们高度的重视。

形成杂环胺的前体物是肌肉组织中的氨基酸、肌酸或肌酐,可能还原糖也参加了其形成反应。高肌酸或肌酐含量的食品比高蛋白质的食品更易产生杂环胺,这说明肌酸是形成杂环胺的关键。加热温度和时间也是影响杂环胺形成的重要因素。食品在较高温度下的火烤、煎炸、烘焙等过程中所用温度高,产生杂环胺量多。食物与明火接触或与灼热的金属表面接触,都有助于杂环胺生成。杂环胺的合成与食物成分有关,当食品水分减少时,由于表面受热温度迅速上升,可使杂环胺生成量明显增高。

烹调后的鱼和肉类食品是膳食杂环胺的主要来源,且煎炸烤是我国常用的烹调鱼类和肉类的方法。许多流行病学研究发现烹调食品与癌症危险性相关,因此,杂环胺污染是烹饪中应该引起重视的一个重要卫生问题。

杂环胺危害的预防措施:

减少杂环胺类化合物危害的方法是改进烹调加工方法,注意烹调温度不可过高,特别是肉类和鱼不要长时间高温加热烹调。不要烧焦食物,避免过多采用炸烤的方法;烧烤食物时可用铝箔包裹食物。可考虑利用微波炉来加热烹调或预热食物。食物中许多成分可抑制或破坏杂环胺化合物的致癌性,如抗坏血酸、BHA、维生素E及酚,所以大豆、新鲜果蔬汁可降低烹调中杂环胺的生成量。要增加果蔬的摄入量,膳食纤维有吸附杂环胺化合物并降低其生物活性的作用,可适量摄入。要建立和完善对杂环胺的检测方法,尽快制定食品允许含量标准,减少食物中的杂环胺污染。

二噁英是一种无色、无味、毒性严重的脂溶性物质。二噁英并不是一种单一的化合物,而是结构和性质都很相似的包含众多同类物或异构体的两大类有机化合物。其他一些卤代芳烃化合物,如多氯联苯(PCBs)、氯代二苯醚、氯代萘、溴代以及其他混合卤代芳烃化合物也包括在内,因为它们有很相似的化学性质和结构,属于氯代含氧三环芳烃类化合物,并且对人体健康又有相似的不良影响,统称为二噁英及其类似物。

这类物质化学性质极为稳定、难被生物降解,在土壤中降解的半衰期为12年。气态二噁英在空气中光化学分解的半衰期为8.3天,破坏其结构需加热至800 ℃以上,亲脂而不溶于水,最容易存在于动物的脂肪和乳汁中。因此,鱼、家禽及其蛋、乳、肉是最容易被污染的食品,已经证实可在食物链中富积。它主要是一些(如杀虫剂、除草剂、木材防腐剂等)人工含氯有机物的衍生物和一些人工废弃物的不完全燃烧分解物。

二噁英类化合物可引起软组织、结缔组织、肺、肝、胃癌以及非何杰金氏淋巴瘤,对生殖系统和后代产生影响,对中枢神经系统损害,对肝脏的损害,产生甲状腺功能紊乱,还对免疫系统造成损害,如增加感染性疾病和癌症的易感性。

二噁英污染的预防措施:

A. 减少含氯芳香族化工产品(如农药、涂料和添加剂等)的生产和使用。

B. 改进造纸漂白工艺,采用二氧化氯或无绿剂漂白。

C. 采用新型垃圾焚烧炉焚烧垃圾或利用微生物降解技术处理垃圾,以减少二噁英的排放。

D. 加强对环境、食品和饲料中二噁英含量的检测。

二噁英类化学物质由于种类繁多,在环境中含量低和基体效应复杂等因素,目前世界上只有少数实验室具有检测二噁英的能力。

3)放射性污染

放射性污染的主要来源有两种:一种是来自宇宙射线和地壳中的放射性物质,即天然污染;另一种是来自核试验及和平利用原子能产生的放射性物质,即人为的放射性污染。目前,食品中放射性物质的实际污染情况,以137铯和90锶最为严重,其中一部分可通过食物链进入人体,对人体产生危害,或直接致人死亡。

控制食品放射性污染的措施:

国际放射防护委员会推荐"人体最大容许量"作为职业工作者和一般居民的放射性接触限量。我国根据国家标准《放射性防护规定》制定了《食品放射性管理办法》《辐射食品卫生管理办法》和《食品中放射性物质限量标准》。其他国家对食品的偶然性放射性污染也作了规定。

食品在严密包装的情况下,只是外部受到放射性物质的污染,而且主要是干燥的灰尘,可用擦洗和吸尘等方式去除。放射性物质已进入食品内部或已掺入食品组织成分时,则无法除去。防止食品放射性污染主要在于控制放射性污染来源。使用放射性物质时,应严格遵守操作规程。在食品生产过程中,有时用电离辐射检查食品中异物、测定脂肪含量以及保藏食品和促进蔬菜、水果或酒类成熟的过程,均应严格遵守照射剂量和照射源的规定。禁止任何能够引起食品和包装产生放射性的照射。向食品加入放射性核素作为保藏剂更应绝对禁止。

2.3.2 食品污染的特点

①微生物危害是我国食品安全的主要问题。食品污染问题日趋严重和普遍,其中以微生物污染造成的食源性疾病问题十分严重。近年来,每年卫生部接到食物中毒报告100~200起,涉及数千人,除意外事故外,大部分是致病微生物引起的。

②污染物含量少,浓度低,危害以慢性中毒为多。

③污染物从一种生物转到另一种生物时,浓度可以不断积累增高,即出现所谓生物富集作用。致使轻微的污染过程经生物富集作用后,也对人体造成危害。

2.3.3 食品污染的危害

1)急性中毒

食品受到污染不仅导致食品质量降低,人畜进食被污染的食物或饲料还会对其健康产生危害。同时,因污染物的种类和进食计量不同,分别表现为:急性中毒、慢性中毒、致畸、致突变、致癌。其中,健康人食用正常数量含有污染物的食物而引起急性或亚急性疾病,称为食品中毒。

食品中毒是急性爆发性疾病,可以是多人同时发病。但没有传染性。发病由同一治病因引起,就是受污染的食品,停止食用该食品后不再有新发病例。中毒者有相似的症状,最常见的是恶心、呕吐、腹痛、腹泻等胃肠道反应。食物中毒有季节性发生的特点,夏秋之交发生的次数和人数往往较多,而从食品因素分析,受污染的动物性食品,特别是肉制品引起的食物中毒也是预防中毒的重点。

2)有毒物质的慢性积累作用

农药化肥、二噁英、大量的香料、色素、糖精、防腐剂等化学物质对人体有致畸、致癌、致突变的作用。致畸作用直接危害下一代的正常发育与健康,而致癌、致突变作用的潜伏期长,人们在短期内不容易察觉,潜在的危害大,人体吸收后不可逆转,这就是如今癌症发病率高的原因之一。

3)内分泌失调

动物饲料中的生长激素等可以让儿童性早熟,成人发胖。而成人发胖则容易患心脑血管疾病。加入罂粟壳的食物吃后会使人成瘾。长期食用含有大量抗生素的动物肉,能破坏人体内微生态平衡。

2.3.4 预防食品危害的措施

防止食品污染,不仅要注意饮食卫生,而且要从各个细节着手,采取综合措施,才能从根本上解决问题。食品污染的防制措施主要有:

①制定、颁发和执行食品卫生标准和卫生法规。制定有关食品容器、包装材料的卫生要求和标准,制定食品运输卫生条例,以保证食品在运输过程中不受污染,不因受潮而变质。

②加强禽畜防疫检疫和肉品检验工作。

③制定防止污染和霉变的加工管理条例,执行有关卫生标准。制定贯彻农药安全使用的措施和法规,提供更多高效、低毒、低残留农药以取代高毒、高残留农药(如有机氯、有机汞等)。

④加强工业废弃物的治理。

⑤加强食品检验和食品卫生监督工作。

相关知识

食品添加剂的毒性和禁止使用的添加剂

有些食品添加剂大量或长期使用也可能产生急性或慢性中毒,还有一些会引起部分人群的变态反应。如糖精引起皮肤瘙痒症、日光性过敏性皮炎;苯甲酸和偶氮类染料引起哮喘;柠檬黄引起支气管哮喘、荨麻疹和血管性浮肿;香料中的很多成分能引起咳嗽、喉头浮肿、皮肤瘙痒、支气管哮喘、荨麻疹、口腔炎等。氯酸钾、溴化植物油和色素中的金胺、奶油黄、碱性菊橙、品红等已被许多国家禁止使用。目前禁止使用的添加剂可参见表2.3。

表 2.3 禁止使用的添加剂

名　称	功　能	禁止原因
甲醛	牛奶、肉类、酒类等防腐	呕吐、呼吸困难、致病变
硼酸、硼砂	肉类等防腐、糕点膨松剂	体内蓄积,影响消化和吸收
β-萘酚	酱油等防腐	损害肾、膀胱
水杨酸	蛋白质凝固	中枢神经麻痹、听觉障碍
吊白块	还原性漂白剂	损害肾及红细胞
硫酸铜	护色、澄清	肠腐蚀、肝肾损伤、贫血等
黄樟素	一些香料的成分	致癌
香豆素	香豆中的成分	肝慢性损伤、致癌

食品添加剂的发展趋势:

人们使用食品添加剂的历史由来已久。中国传统点制豆腐的凝固剂——盐卤,在 2000 年前的东汉时期就有应用。作为肉制品防腐剂和发色剂的亚硝酸盐,大约在 800 年前的南宋时就用于腊肉的生产,并在 13 世纪时传入欧洲。然而,早在 18 和 19 世纪,一些食品制造者就开始用色素对质量低劣和腐败的食品着色。商店中五颜六色的糖果大多数含有很高毒性的铜盐和铅盐。

由于食品工业的迅速发展,食品添加剂的种类日益增多,使用范围日益扩大,食品添加剂已成为现代食品工业生产中必不可少的物质。食品添加剂目前正朝着天然物或人工合成天然相同物的方向发展,向功能性天然提取物方向发展。美国食品与药品管理局在 2002 年 6 月公布的 28 种安全食品品种中,除了有酶制剂、加工助剂外,作为新的添加剂的生产及配料都是天然原料提取物或合成物,有健康营养的功能。

同时,伴随着人们对食品安全性问题重视程度的不断加深,食品添加剂的安全性也提上日程。例如,人们重新对世界上广泛应用的作为食品添加剂的抗氧化剂 BHA(丁基羟基茴香醚)、BHT(二丁基羟基甲醚)、TBHQ(特丁基对苯酚)、PG(没食子酸丙酯)、维生素 E 等的安全性问题进行重新评估,现在研究发现 BHA 有致癌的可能性。因此,各国均加强了对食品添加剂的管理。可以认为,只有按照有关规定正确生产、使用,食品添加剂才是安全、有效的。

目前我国蔬菜中主要有 3 类农药残留:

一是有机磷农药。作为神经毒物,会引起神经功能紊乱、震颤、精神错乱、语言失常等症状。

二是拟除虫菊酯类农药。毒性一般较大,有蓄积性,中毒表现症状为神经系统症状和皮肤刺激症状。

三是有机氯农药。有机氯农药随食物等途径进入人体后,主要蓄积于脂肪组织中,其次为肝、肾、脾、脑中,血液中最低。有机氯农药还发现于人乳中。母体中的有机氯农药不仅可以从乳汁中排出,而且可以通过胎盘进入胎儿体内,引起下一代病变。

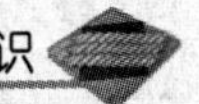

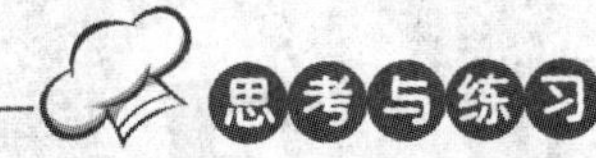

1. 如何控制微生物的活力?

2. 微生物是如何分类的?

3. 食品污染分哪几类? 如何预防?

4. 如何鉴定食品的腐败变质?

5. 从哪 4 个方面鉴定食品的腐败变质?

6. 预防食品变质的措施有哪些?

7. 食品是怎样被污染的? 食品污染的种类有哪些?

8. 食品中 N-亚硝酸化合物的来源有哪些? N-亚硝酸化合物对人体与哪些危害? 如何预防?

项目 3

食品安全知识

项目描述

本项目就我国的食品安全现状及原因进行了全面分析，提出了解决食品安全问题所面临的任务及对策；了解食品污染、食品中毒的概念；阐述并分析了引起各类食品污染、食品中毒的因素及预防措施；介绍了食品、餐具、个人卫生及环境卫生等有关知识。

导入案例

常言道："民以食为天，食以安为先。"食品是人类赖以生存和发展的重要物质基础，食品质量的优劣直接关系到人民群众的身体健康甚至生命安全，进而关系到大家生活的方方面面。随着我国国民经济水平的不断提高，人们的生活水平得到了不断改善，消费者对食品的质量也提出了更高的要求。但是近年来，我国的食品安全问题层出不穷，在不同地区不断出现了食品的安全事件。

2006 年 11 月 12 日央视播报了北京市个别市场和企业销售来自河北石家庄等地用添加苏丹红的饲料喂鸭所生产的"红心鸭蛋"，并在该批鸭蛋中检测出苏丹红。11 月 15 日，卫生部下发通知，要求各地紧急查处红心鸭蛋。北京、广州、河北等地相继停售"红心鸭蛋"。

2011 年央视新闻频道《每周质量报告》的 3·15 特别节目《"健美猪"真相》报道，河南孟州等地养猪场采用违禁动物药品"瘦肉精"饲养，有毒猪肉部分流向河南双汇集团下属分公司济源双汇食品有限公司。双汇集团对媒体的报道高度重视，立即召开会议，研究部署调查处理工作，责令济源工厂停产自查，并派出集团主管生产的副总经理及相关人员进驻济源工厂进行整顿和处理。全国各大超市双汇冷鲜肉及肉制品相继下架。

除此之外，近年来还出现了孔雀绿鱼虾、漂白粉丝、漂白大米、染色花椒、染色馒头、染色紫菜、地沟油、面粉增白剂等食品安全事件，在社会上造成了极其恶劣的影响，使得我国乃至全球的食品安全问题形势十分严峻，对人们的健康和生命造成了巨大的威胁。食品安全问题已经成为人们关注的热点问题，必须引起有关部门的高度重视，并建立和完善食品质量监管体系，加强和改进食品安全监管工作。

任务 1 我国的食品安全问题

任务说明

了解我国的食品安全现状及成因。

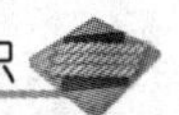

任务分析

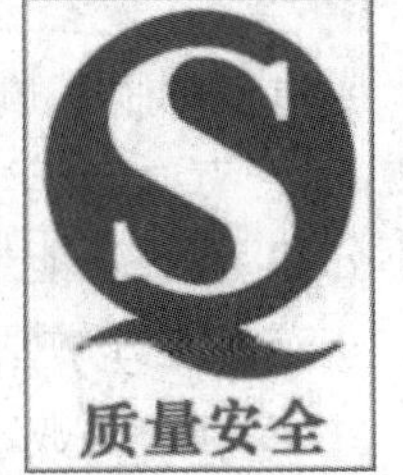

众所周知，食品是人类赖以生存和发展的重要物质基础，它关系到全人类的生活、生存和生命延续。食品质量不安全将直接关系到人民群众的身体健康甚至生命安全，进而影响到人们生活的方方面面，是人类生活、社会文明进步的一个重要课题。

食品安全有两个层次的含义。绝对安全性：被认为是指确保不可能因食用某种食品而危及健康或造成伤害的一种承诺，也就是该食品应绝对没有风险。相对安全性：被定义为一种食物或成分在合理食用方式和正常食量的情况下，不会导致对健康损害的实际确定性，但不能担保在不正常食用时可能产生的风险。

食品安全是指食品无毒、无害，符合应当有的营养要求，对人体健康不造成任何急性、亚急性或者慢性危害。根据世界卫生组织的定义，食品安全是“食物中有毒、有害物质对人体健康影响的公共卫生问题”。食品安全也是一门专门探讨在食品加工、存储、销售等过程中确保食品卫生及食用安全，降低疾病隐患，防范食物中毒的一个跨学科领域。

我国自20世纪80年代以来，食品安全问题日益严重，从最初曝光的二噁英、甲醛（福尔马林）、激素、面粉添加剂（过氧化苯甲酰）、面粉漂白剂、假酒（甲醇）、洗衣粉油条、陈化粮毒米、苏丹红、瘦肉精、铁酱油、毛发酱油到牛奶业普遍使用三聚氰胺，养殖业滥用抗生素，食品工业违规滥用食品添加剂、氢化油（反式脂肪酸），农药残留严重超标等。这些问题已对人民生命健康和民族生存构成了严重威胁。

3.1.1 我国食品安全的基本现状

1）食品营养卫生知识的贫乏，是威胁我国公民食品安全的主要因素之一

公民普遍缺乏食品安全的相关知识，缺乏科学辨别和购买食品的能力。人们对自身、生物及微生物世界几乎没有什么了解。多数人并不懂得在日常生活中该吃什么，怎么吃才安全。在卫生部2009年2月13日通报2008年第四季度重大食物中毒情况中报告，该季度“家庭食物中毒的报告起数、死亡人数最多，分别占总报告起数的44.4%，死亡人数的89.7%，引起中毒死亡的主要原因是误食野生毒蕈、河豚鱼等有毒动植物”。

2）源头污染问题给食品安全带来了极大的隐患

食品安全随着工业化和城市化的迅速发展，农用化学品的大量投入和工业“三废”的排放，对人类赖以生存的环境造成了污染。兽药、激素和生长调节剂使用不当，所生产的畜产品和水产品被人们食用后，不仅对人体健康造成直接危害，而且导致人畜共患病和疫病的增加。半衰期较长的重金属在体内积蓄，可产生急、慢性毒性反应，还可能产生致畸、致癌、致突变作用。食品添加剂滥用和添加不按标准执行或计量不准，造成添加剂超禁或超标现象屡见不鲜。计量过大的放射线照射食品，引起食品毒理安全性等问题都给食品安全带来了极大的隐患。

3）食品安全标准体系建设滞后

我国已建立国家、行业、地方、企业等不同的食品行业标准，基本形成了一个由基础标准、产品标准、行业标准和检验方法标准组成的国家食品标准体系。但我国的食品标准，无论是与食品的安全形势的实际需求，还是与国际食品安全标准相比，都还存在着标准体系内部标准不统一、老标准修订不及时，新标准制定比较滞后，标准覆盖面不全、标准指标、定义和限制不清晰、不明确等问题，食品质量检测的许多领域还有待制定和完善各项标准。

4)食品安全监管体系不规范

由于体制不顺、职责不清、监管不到位,食品安全监管体系中存在许多不完善的地方。表现在:一方面,在食品安全监管中存在重复、交叉执法现象;另一方面,在某些领域形成了执法不公和漏洞,不能最大限度地打击违法犯罪活动,使得不法分子有机可乘。

5)加工生产过程中引发的食品安全问题日趋严重

一方面,少数不法分子违法使用食品添加剂和非食品原料生产加工食品,掺假制假,无标生产或不按标准生产现象严重。另一方面,我国现有食品行业整体生产人员素质不高,食品生产技术落后,生产设备简陋,卫生保证能力差的手工及家庭加工方式在食品加工中占相当大的比例,有的从业人员甚至未经健康体检,农村和城乡结合部无证无照生产加工食品行为屡禁不止,给食品安全造成重大隐患。

6)食品安全研究发现的新的安全问题

随着食品安全科技的发展,技术手段的更新,传统加工工艺的食品也不断被发现具有安全隐患,如油炸淀粉类食品的丙烯酰、油条中的铝残留等安全性等问题。

7)新技术、新资源的应用给食品安全带来新的隐患

随着食品工业的飞速发展,各种食品添加剂新品种、新型包装材料、新工艺以及现代生物转基因技术、酶制剂等新技术、新资源在食品中的不断运用或间接与食品接触,已经成为亟待认识和研究的新的安全问题。

知识拓展

无公害食品:是指应用无公害的技术进行生产,将有毒有害物质控制在规定的标准内,经专门机构检测认定,使用无公害食品标志的未经加工或者初步加工的食品。

绿色食品:并非是"绿颜色的食品",而是对"无污染食品"的一种形象表述,特指由专门机构认定的无污染、安全、优质、营养的食品。绿色食品分为 A 级和 AA 级,有专用的标志性商标。A 级:限制使用农药、化肥等化学合成的可持续农业产品。AA 级:要求对应的是有机食品。

有机食品:是一类按照国际有机食品生产要求,并通过独立认证机构认证的环保型安全食品。有机食品的生产及加工过程中,不使用任何化学合成物质,如农药、化肥、兽药、饲料添加剂、食品添加剂及其他对环境和身体健康有害的物质。

转基因食品:转基因生物是利用现代分子生物技术,将某些生物的基因转移到其他物种中去,改造生物的遗传物质,使其在形状、营养品质、消费品质等方面向人们所需要的目标转变。以转基因生物为直接食品或为原料加工生产的食品就是"转基因食品",包括转基因植物食品、转基因动物食品、转基因微生物食品和转基因特殊食品。通过这种技术,人类可以获得更符合要求的食品品质,例如具有产量高、营养丰富、抗病力强和感官性能好等优势。

但转基因食品可能造成遗传基因污染,导致不可预测的物种出现,改变生态,使人类食物营养结构改变,从而给人类生存和身体健康带来危害,这是转基因食品的明显缺陷和重大问题。欧盟对此制定了严厉的法律来规范转基因食品的生产、研制和流通。我国卫生部 2002 年发布了《转基因食品卫生管理办法》,该办法规定,转基因食品必须在标识中明示,如标注"转基因××食品"或"以转基因××食品为原料",否则违法。

任务2 食物中毒及其预防

任务目标

了解食物中毒的概念、食物中毒形成的原因和共同特点。熟悉和掌握不同类型食物中毒的种类、易发季节、致病环境及原料、中毒症状、危害和预防措施。

导入案例

食物中毒是危害人们身体健康和经济发展的重要因素。由于预防知识的缺乏,在人们的日常生活中时有发生。

2003 年 9 月 5 日下午 4 时,衡阳市××工程学校(民办中专)128 名学生在食堂就餐后先后出现呕吐、恶心、腹泻等症状,学校立即组织将学生送往医院救治。经省、市卫生防疫部门现场调查和临床检验,确诊学生为食用含有残余有机磷农药的小白菜引起的集体食物中毒。

2008 年 2 月 19 日中午 11 时多,广东省徐闻县下桥镇糖厂小学住校学生在学校饭堂吃过中午饭后,下午 2 时左右,有多名学生先后出现了腹痛、呕吐、头晕等中毒症状,有 25 名学生被紧急送到下桥镇卫生院救治。当晚 6 时左右,其中 21 名症状较重的中毒学生被转送到徐闻县人民医院救治。经当地卫生防疫部门初步调查,这些学生疑因食用了未煮熟的“四季豆”(当地人称“雪豆”)引起中毒。

2011 年 3 月 8 日晚上 7 时许,安徽亳州一中一名学生在校外就餐后出现呕吐症状,学校立即拨打 120 急救电话将其送至市人民医院进行诊治。随后又有 17 名学生陆续出现类似症状,均被送往医院诊治,初步诊断为亚硝酸盐中毒。经及时抢救,出现中毒症状的 18 名学生中已有 16 人治愈出院,留院的 2 名学生病情稳定。

以上食物中毒事件警示我们,普及预防食物中毒相关知识,正确认识食物中毒对人体造成的危害,弄清食物中毒的原因,加强食物中毒预防工作,保证食品安全性,对提高人们的生活健康水平极为重要。

任务分析

食品安全是关系人们生命健康和生活质量的重要问题。在日常生活中,食物中毒现象时有发生,如误食变质食品引起的细菌性食物中毒;误食青皮红肉鱼引起的组胺中毒;误食发芽马铃薯导致龙葵素中毒;食品中发色剂使用过量导致亚硝酸盐中毒等,须予以高度重视并加强预防。

人吃了有毒食物而引起的急性疾病,统称为食物中毒。有毒食物形成的原因:一是食物在贮藏加工、运输、销售等过程中受致病性微生物(包括细菌、病毒、霉菌)的大量污染,大量毒素存在于食物中;二是某些食物本身含有有毒物质(如毒蕈、毒鱼等);三是食物被有毒化学物质(如农药、重金属和其他化学物质)污染。

食物中毒具有以下共同的特点:

①潜伏期短,集体暴发。很多人在短时间内同时或相继发病,并在短时间内达到高峰。

②病人都有大致相同的中毒表现。

③发病与某种中毒食品有关,凡进食这种中毒食品的人大多发病。一般发病范围和中毒食品分布的区域一致。

④食物中毒病人对健康人不直接产生传染。

食物中毒按致病物质的不同,可分为细菌性食物中毒、霉菌毒素性食物中毒、有毒动植物性食物中毒和化学毒物性食物中毒4类。

3.2.1 细菌性食物中毒

细菌性食物中毒,是食物中毒中最常见的一类,有明显的季节性,多发生于气候炎热的季节,以5—10月最多,发病率较高,病死率较低。

中毒食物主要是肉、乳、蛋和水产等动物性食品,少数是植物性食品(如剩饭、发霉面包等)。因为动物性食品营养丰富,水分多,含盐量少,酸碱度适宜,在一定温度条件下,细菌可大量繁殖产毒。

1)沙门氏菌食物中毒

沙门氏菌引起的食物中毒,在细菌性食物中毒中最为常见,是预防的重点。沙门氏菌食物中毒多由动物性食品引起,全年都可以发生,大多发生在5—10月,7—9月最多。因沙门氏菌在肉类中不分解蛋白质,受污染的食品通常没有感观性质上的变化。对贮存时间较长的肉类,即使没有腐败变质,也应注意彻底灭菌。肉食食物被污染主要有两个途径。一是宰前感染,即猪、牛、羊等宰杀前患病,带有沙门氏菌。二是宰后污染,是指在贮存、运输、加工、销售和烹调等环节中被带有沙门氏菌的水、土壤、天然水、不洁的容器和灶具,以及苍蝇、老鼠等污染。

沙门氏菌食物中毒潜伏期多为12~36小时,最短2小时,最长72小时。中毒后多表现为急性肠胃炎症状,开始头痛、恶心、食欲缺乏,而后出现呕吐、腹泻、腹痛。腹泻一日数次至数十次不等,主要为水样便,少数带有黏液或血。较重者可出现烦躁不安、昏迷、抽搐等中枢神经系统症状,也可出现尿少、尿闭、呼吸困难等症状。经对症治疗,一般2~3日可逐渐好转,一周左右恢复正常。

对沙门氏菌食物中毒可采取以下方法预防:

①防止食品被沙门氏菌污染。加强对食品、食品生产企业的卫生监督,特别是加强对肉联厂宰前和宰后的卫生检验。饮食行业的从业人员应严格执行生熟食品分开制度。

②对控制食品中沙门氏菌的繁殖。沙门氏菌繁殖的主要因素是温度和贮存时间,降低温度可以控制其繁殖。另外,还应尽可能缩短贮存时间。烹调加工后的食品,保存时间应缩短在6小时以内。

③彻底杀死沙门氏菌。对沙门氏菌污染的食品进行彻底加热灭菌,是预防沙门氏菌食物中毒的关键措施。肉类加热,内部深处应达到80 ℃,并持续12分钟以上;禽蛋在食用前,必须彻底煮沸8分钟以上,达到杀死沙门氏菌的目的。

2)葡萄球菌食物中毒

此类中毒是毒素中毒,引起中毒的葡萄球菌能产生肠毒素。葡萄球菌在自然界中分布广泛,其传染源主要是人和动物。正常人的鼻咽也常带有此菌。引起中毒的食物主要有剩饭、凉糕、牛奶及其制品、鱼虾、肉类等。引起中毒的原因,主要是食品被葡萄球菌污染,在适宜条件下迅速繁殖,一般在37 ℃左右经18小时即可产生引起中毒的肠毒素。肠毒素耐热性强,在一般烹调加热中不能被完全破坏。

葡萄球菌食物中毒潜伏期很短,短则1小时,一般2~3小时。症状主要是恶心、呕吐、胃部不适或疼痛,继而腹泻。腹泻次数不多,体温一般不高,病程较短,经对症治疗,多在1~2天内恢复正常,很少死亡。

因葡萄球菌耐热、不耐寒的特点,可采取下述预防措施:

①各种易腐食品,应在较低温度(5 ℃以下)贮存或冷藏。

②剩饭要疏松后放阴凉通风干净处,保存时间尽量缩短在4小时以内,食前必须充分加热。

③对患有疮疖、化脓性创伤、皮肤病以及上呼吸道炎症并直接从事食品加工的人员,应及时调换工作。

3)副溶血性弧菌食物中毒

此类食物中毒是感染型食物中毒。引起中毒的食品主要是海产品,其中又以各种海鱼和贝蛤类(如黄花鱼、带鱼、墨鱼、海蜇等)为多见。其他各种食品(如熟肉类、禽蛋类及其制品因交叉污染)也可发生。副溶血性弧菌食物中毒在我国沿海地区发生较多,以6—8月发病最多。

本菌食物中毒潜伏期为11~18小时,短则4~6小时,一般症状为典型急性胃肠炎,腹痛较重。大多数患者经对症治疗,可在2~4天内恢复正常。

对副溶血性弧菌食物中毒可采取下述预防措施:

①对接触海产食品的手、容器和用品等,应及时消毒,防止交叉污染。海产品在加工前应用淡水冲洗干净。

②食用海产品应煮制熟透,同时蘸芥末、醋一起食用。因为这种菌在酸性条件下不能生长。

③严格执行生熟食品分开的卫生制度。

4)致病性大肠杆菌和变形杆菌食物中毒

致病性大肠杆菌和变形杆菌在自然界中分布广泛,人和动物的带菌率都比较高,主要是因为食品被高度污染。

引起中毒的食品,主要是动物性食品,如肉类,也见于蔬菜和豆制品等,以熟肉类和凉拌菜引起的中毒较为多见。致病性大肠杆菌和变形杆菌属食物中毒会引起急性胃肠炎和急性细菌性痢疾。前者表现为腹泻、大便米泔样、呕吐、腹绞痛;后者表现为腹泻、便血、发高烧。

对致病性大肠杆菌和变形杆菌属食物中毒的预防基本与沙门氏菌属相同,但还应特别注意:

①防止熟食品被带菌厨师和服务员、带菌的动物、厨房的污水和容器具污染。

②蔬菜和凉拌菜要有专门的凉菜间,凉菜间与外界厨房隔绝,外面有预进间,要配备专门的厨师。

③厨师进入工作间时应先在预进间更衣、洗手后才能到凉菜间操作。

④切配好的冷拼盘要直接上席,不能再经过有生肉、菜和脏碗碟的区域,以防交叉污染。

5)肉毒中毒

肉毒杆菌在食物中生长繁殖,产生毒性很强的外毒素。食用受此污染的食物是引起肉毒中毒的原因。其主要的中毒症状是神经麻痹,先是眼肌麻痹,而后出现咽肌、胃肠肌等麻痹。治疗如果不及时,易引起中毒者身亡。

引起肉毒中毒的食品,有家庭自制的豆酱、臭豆腐、面酱、豆豉等。肉类罐头、腊肉、香肠、熟肉也可引起中毒。

由于肉毒杆菌毒素不耐热,食品(如香肠、火腿)在食用前充分加热,可起到消毒作用。一般在80 ℃以上加热30~60分钟,毒素可被破坏。此外,对原料的贮存、运输,要严格执行卫生制度,以减少污染。

细菌性食物中毒的鉴别见表3.1。

表3.1 细菌性食物中毒的鉴别

食物中毒种类	潜伏期			主要中毒表现				
	短	一般	长	呕吐	腹泻	腹痛	发热	其他
沙门氏菌	2~6小时	12~36小时	72小时	中等	中等	中等	重	全身症状明显
葡萄球菌	1小时	2~3小时	10小时	重	轻	轻	轻	—
副溶血性弧菌	4~6小时	11~18小时	32小时	中等	中等	重	中等	脱水、血水样便
肉毒杆菌	5~6小时	12~48小时	8~10天	—	—	—	轻	特有的神经症状

3.2.2 真菌毒素和霉变食物中毒

霉菌在谷物或食品中生长繁殖并产生有毒的代谢物,人和动物摄入这种含有毒素的物质而发生的中毒症称为霉菌毒素中毒症。食用被真菌及其毒素污染的物质而引起的急性疾病发病率较高,病死率因菌种及其毒素种类而异,霉菌及霉菌毒素种类很多,其中最主要的是黄曲霉毒素。

1)黄曲霉毒素中毒

食物霉变产生的黄曲霉毒素是黄曲霉的一种代谢物,不溶于水,只溶于有机溶剂的有机化合物,一般的蒸煮加热都不能破坏其毒性,具有极强的毒性和致癌性。其毒性是氰化物的80倍,是敌敌畏的100倍,对人、畜均有强烈的毒害作用。少量的黄曲霉毒素就能杀死鸡、鸭等家禽。黄曲霉毒素是目前已知的最强烈的化学致癌物。常见因贮存不妥而产生霉变的食物,有花生、玉米、大米、小麦、甘蔗、棉籽及其油类制品等。此外,黄曲霉毒素还会使核桃、杏仁、牛乳及其制品、干鱼、咸鱼、干辣椒等引起霉变。黄曲霉毒素系肝脏毒,一旦通过消化系统进入体内,便会引起肝脏急性病变。中毒症状开始是胃部不适、食欲减退、腹胀、呕吐、发热、无力、黄疸、肝腹水等症状,最终导致死亡。

由于黄曲霉毒素很难被破坏,因此危害性极大。虽然通过水洗、加碱或加高压,去毒率可达80%以上,但依旧有部分残留。因此,预防黄曲霉毒素中毒的最好的措施就是防止食品受黄曲霉菌及其毒素的污染,不食用发生霉变的食品。

2)黑斑菌类食物中毒

这是由于表皮呈褐色或黑色斑点的番薯(白薯、红薯),受到黑斑病菌污染所致。黑斑病菌分泌出的毒素含有番薯酮和番薯酮醇,使番薯变硬、发苦,有剧毒。这种毒素经水煮、火烤,其生物活性菌不能被破坏。人食用后,可在24小时发病,出现恶心、呕吐、腹泻等症状,严重的伴有高热、头痛、气喘、神志不清、抽搐、呕血、昏迷,甚至死亡。因此,不可食用发生霉变或有黑斑的番薯。

霉变食物中毒预防措施:

①切实做好粮食在田间或贮藏期的防霉工作。食品仓库里的粮食要定期翻堆、通风,以保持粮食的含水量不超过10%~13%。

②粮食加工时要注意拣去霉粒,烹煮前应淘洗干净。

③熟米饭不宜隔夜存放,如该米饭已开始发霉,应废弃。

3.2.3 有毒动、植物的食物中毒

1)河豚鱼中毒

河豚鱼又名气泡鱼,肉味鲜美,营养丰富,但其体内含剧毒。据科学研究,河豚鱼中毒主要由河豚毒素和河豚酸引起,此外,还有卵巢毒素和肝脏毒素,以卵巢毒素的毒性最强。河豚鱼的肌肉一般无毒,其他组织则有毒,如卵、卵巢、皮、肝、肾、肠、脑、髓、鳃、眼睛、血液等都含有强弱不等的毒素。有的河豚鱼肉也有毒。河豚鱼所含的毒素比较稳定,不易被一般物理性处理方法所破坏,盐腌、日晒、加热、烧煮等方法都不能解毒。

河豚鱼中毒是有毒鱼类中毒最严重的一种类型,发病快且症状重,潜伏期多在半小时至3小时内。最初表现为口渴、唇舌和指头等神经末梢分布处发麻,之后发展到四肢麻痹和全身软瘫,心率由过速而变缓慢,血压下降,瞳孔先收缩而又放大,重症会因呼吸困难窒息致死。

河豚鱼中毒多因误食河豚鱼或烹调方法不当所致,因此应积极进行卫生宣传教育,沿海地区更应普及食河豚鱼中毒的防治知识,并禁止食用鲜河豚鱼。同时,应提高识别河豚鱼的能力。河豚鱼身体浑圆,头胸部大,腹尾部小;背上有鲜艳的斑纹或色彩,体表无鳞,光滑或有细刺;有明显的上下各两枚门牙;遇到不利环境,其腹部能鼓成白色气包,仰浮水面。加强市场管理,水产部门层层把关,杜绝河豚鱼混在杂鱼中售出的可能,这是严防河豚鱼中毒的重要手段。

2)鱼类组胺中毒

组胺是蛋白质的分解产物。鱼肉中的组氨酸在脱羧酶的作用下,脱去羧基即成组胺和秋刀鱼素。鱼在不新鲜或腐烂时所含组胺增高,食用后即可引起组胺中毒。

鱼类食品是引起组胺中毒的主要食品。经有关部门检验,青皮红肉的鱼含组胺多,如鲐鱼(又名鲐巴鱼、青花鱼等)、鲅鱼、金枪鱼等。淡水鱼中的鲤鱼含组胺也不少。

食入大量含组胺的鱼肉,会发生过敏性中毒。其中毒症状多在食后1~3小时出现,主要表现为头剧痛,面部潮红似醉酒,血压下降,心跳加速。重症为腹痛、喘息,个别病例还有呕吐、腹泻。有慢性病者常可引发旧疾。

预防鱼体组胺中毒应做好以下几点:

①凡采购青皮红肉鱼类应强调较高的鲜度。

②组胺是碱性物质,烹调时加醋可减少其含量。油炸也是行之有效的方法。

③切勿淡腌存放后再烧煮。对体型较厚的鱼品进行加工时,应劈开背部以利于盐分渗入,使蛋白质较快凝固,用盐量不要低于25%。

3)毒鱼类中毒

我国鱼类资源丰富,有的鱼肌肉或内脏含有毒素,误食便会中毒,严重者还会危及生命。根据毒素所在的部位不同,毒鱼可分为下述3类:

(1)肉毒鱼类

肉毒鱼类含毒原因十分复杂,有些鱼类在某一地区是无毒的食用鱼,而在另一地区则成为有毒的鱼;也有的平时无毒,在生殖期产生毒素;有的幼体无毒,而大型个体却有毒。一般认为,鱼类毒素的产生与其摄食习性有关。如藻食性肉毒鱼摄食有毒素的藻类,毒素便积附在体内。这类毒鱼被食肉性凶猛鱼类捕食,于是这两类鱼就都有毒了。肉毒鱼类是指生活于热带流域,肌肉或内脏含有“雪卡”毒素的鱼。“雪卡”毒素对热十分稳定,是不溶于水而溶于脂肪

中的外因性和积累性的新型神经毒素,具有胆碱酶的阻碍作用,其毒理与有机磷农药相似。

我国肉毒鱼类有20余种。分布于南海的有:花斑裸胸鳝,肉有毒;斑点九棘鲈,肉有轻毒;棕点石斑鱼,肉有微毒;侧牙鲈,肉有轻毒;白斑笛鲷,肉和内脏均有毒。分布于东海和南海的有:黄边裸胸鳝和斑点裸胸鳝,肉有剧毒;云斑节鰕虎鱼,皮肤、内脏、肌肉均有毒,以皮肤毒性为最大。

(2)血毒鱼类

血毒鱼类是指血液中含有鱼血毒素的鱼。鱼血毒素能被热和胃液所破坏,故煮熟后食用不会中毒,只有大量生饮鱼血才会有毒。我国血毒鱼类有广泛分布于江河中的鳗鲡和黄鳝。民间说黄鳝滋补强身,生喝黄鳝血能长劲。但实验证实,其血清有毒,如以其新鲜血对小白鼠进行腹部皮下注射,数小时后小白鼠即可死亡。

生饮鱼血的中毒症状为腹泻、恶心、呕吐、皮疹、发绀、感觉异常、麻痹和呼吸困难,严重者可危及生命。口腔黏膜触及毒鱼血时,局部黏膜潮红,唾液过多,并有烧灼感。眼部则结膜变红,有重度烧灼感,流泪和眼睑肿胀等。

(3)胆毒鱼类

胆毒鱼类是指鱼胆有毒的鱼类。我国部分地区有吞服鱼胆治病的习惯,认为胆有清热解毒、明目、止咳平喘的功效。据不完全统计,1970—1973年我国胆毒鱼类中毒病例仅次于河豚鱼中毒,中毒地区主要在长江下游的上海、江苏等地。具有胆毒的鱼类有青鱼、草鱼、鲤鱼和鳙鱼等。这种鱼类胆汁有毒,烹调时要除去胆。

4)毒蘑菇中毒

我国的蘑菇种类极多,形状各异,分布地域广阔。其中毒蘑菇有八九十种,能威胁人生命的有20余种。毒蘑菇一般分为胃肠毒素型、神经毒素型、血液毒素型和肝损害型等。由于毒蘑菇有毒成分较为复杂,一种毒蘑菇可能含有多种毒素,一种毒素又可能存在于多种毒蘑菇中,因此中毒症状较为复杂,人中毒后如不及时抢救,死亡率较高。

为了预防蘑菇中毒,要广泛宣传毒蘑菇中毒的危险性,普遍提高人们鉴别毒蘑菇的能力,防止误食。民间有些说法,如颜色鲜艳,菌盖上长疣子,不生蛆,不长虫,有腥、辣、苦、酸、臭味,碰坏后容易变色或流乳状汁液的有毒,以及煮时能使银器或大蒜变黑的有毒等,都是值得借鉴的。但也有特殊的如白毒伞就鲜味宜人,没有苦味,颜色并不鲜艳,样子也不怎么好看,碰坏后又不变色,也不能使银器或大蒜变黑,却含有致命的毒素;又如豹斑毒伞会生蛆,裂丝毒伞既没有乳汁又没有苦味,菌盖上也没有疣子,但同样有剧毒。因此,仅依靠民间习惯作为依据还不够,还不可能鉴别种类繁多、形状各异和含毒成分复杂的各种毒蘑菇。为此,还需熟悉和掌握各种毒蘑菇的形态特征和内部结构,再根据群众的经验去鉴别毒蘑菇。这需要食品部门来掌握。作为个人,则应不随意拣食,才能万无一失。

5)发芽马铃薯中毒

发芽马铃薯中含有龙葵碱毒素,一般含量可达0.3%~0.5%。龙葵碱毒素对兔子的致死量(经口)为0.45 g/kg体重,对人的胃肠道黏膜有较强的刺激作用,对呼吸中枢有麻痹作用,溶解红细胞并能引起脑水肿、充血,食后10分钟至数小时即发病,咽部、口腔黏膜刺痒有烧灼感,上腹部不适,恶心、呕吐、腹痛、腹泻,过多食用引起发热、昏迷、抽搐、呼吸困难,重者因心力衰竭、呼吸中枢神经麻痹而死亡。

为防止马铃薯发芽,马铃薯应贮藏在低温、无直射阳光的场所。对生芽较少的马铃薯,应挖去芽和芽眼，并将芽眼周围的皮削掉一部分，然后才能食用。但这种马铃薯不宜炒丝或炒片吃，应煮或烧着吃。烹调时加些醋，可以破坏龙葵碱毒素。

6）四季豆中毒

四季豆（又名豆角、梅豆、菜豆等，有的地方误认扁豆）是人们经常食用的蔬菜。凡炒得不够熟的四季豆，食后都有中毒的可能。四季豆中毒原因与其品种、产地、季节及烹调方法有关。发生食物中毒的品种多为架生白菜豆和矮生菜豆等。

引起四季豆中毒的物质有皂素（皂甙）和豆素。豆素为豆类的素蛋白，具有凝集红血球（红细胞）和溶解红血球的作用，该毒素经长时间煮沸可被破坏。生食四季豆可引起吐泻和出血性肠炎。烹调时，宜将四季豆放在开水中煮烫后再做菜。四季豆必须烹制成熟才能食用。

7）鲜黄花菜中毒

黄花菜又名金针菜。鲜黄花菜中毒与食用方法和食用量有关。中毒多是进食未经煮泡去水或急炒加热不彻底所致。黄花菜中含有秋水仙碱，其致死量是 3 ~ 20 mg。秋水仙碱本身无毒，胃肠吸收缓慢，但在体内被氧化成为二秋水仙碱，则有剧毒。食用鲜黄花菜必须用开水烫，沥干水分，再加以烹调，或先用水浸泡，然后再彻底加热。干黄花菜是将鲜黄花菜蒸后晾干而成，无毒。

8）毒芹中毒

毒芹又称野芹菜花，斑芹类，生于沼泽、沟边水草地、湖泊浅水及小溪两侧。毒芹的叶和花很像水芹，因此在采摘水芹时很容易将毒芹混入。食后中毒症状是口、咽喉、胃有烧灼感，头晕恶心，呕吐，全身乏力，手脚发冷。中毒严重者可在食后 0.5 ~ 1 小时因呼吸衰竭而死亡。毒芹根的纵剖面有较密的片状方隔，而水芹无此形状，可由此分辨两者。

9）含亚硝酸盐类植物中毒

在叶菜类蔬菜（如菠菜、小白菜等）中含有较多的硝酸盐和极少的亚硝酸盐。蔬菜中硝酸盐在硝酸盐还原菌（如大肠杆菌、枯草杆菌等）的作用下还原为亚硝酸盐，可引起食物中毒。

①新鲜蔬菜贮存初期，亚硝酸盐含量无明显增多。一旦开始腐烂，亚硝酸盐含量就有显著的增高。腐烂得越严重，其亚硝酸盐含量增加得越多。小白菜的贮存时间与亚硝酸盐含量的关系见表 3.2。

表 3.2　小白菜的贮存时间与亚硝酸盐含量的关系

小白菜贮存时间	新鲜	2 天	4 天	6 天*	8 天**
亚硝酸盐含量（mg/kg）	0.00	0.24	1.10	6.70	146

注：* 开始腐烂，* * 完全腐烂。

②新腌制的蔬菜，在腌制的 2 ~ 4 天中亚硝酸盐含量增加，7 ~ 8 天为最高。

③烹调后的熟菜存放过久，熟菜中的硝酸盐被还原成亚硝酸盐。

另外，在某些地区的水中含有较多的硝酸盐和亚硝酸盐。用这种水煮粥，并在不洁净的容器内存放过久，由于细菌的作用，可增加粥内亚硝酸盐的含量。同样，水在不干净的锅内过夜，也会引起亚硝酸盐含量的增加。

亚硝酸盐类中毒的表现是头晕、头痛、乏力、心跳加速、嗜睡或烦躁不安、呼吸困难，也可有恶心、呕吐、腹胀、腹疼、腹泻等症状。皮肤青紫是本病的特征，尤以口唇青紫最为普遍。

预防此类中毒的关键在于妥善贮存蔬菜，防止腐烂；不吃腐烂的蔬菜；不应在一个时期内集中吃大量叶菜类蔬菜；不用苦井水煮饭、做菜；腌菜要腌透（至少腌 20 天再吃）；不饮用过夜的温锅水，也不用过夜的温锅水做饭。

10）含氰甙果仁中毒

有些果仁（如苦杏仁、苦桃仁、苦扁桃仁、樱桃仁、枇杷仁、梅仁、李子仁、苹果仁等）中含有氰甙（有毒物质），如误食之，即可能发生中毒。含氰甙果仁中毒事件屡见于国内外，其中以苦杏仁中毒较为多见，且多发生于儿童生吃这些核仁，或不经医生处方自用苦杏仁煎药治小儿咳嗽。含氰甙果仁水解后，生成剧毒的氢氰酸遇热易挥发。我国有些地区爱喝杏仁茶而未见中毒，就是因为它是将杏仁磨浆再煮熟使氢氰酸挥发掉的原因。甜杏仁因含氰甙量很小，可以放心使用。苦杏仁炒熟后也可去毒。

3.2.4 有毒化学物质食物中毒

1）铅中毒

铅中毒主要是含铅的容器污染食物，如锡铅合金制作的锡酒壶、酒桶盛酒，以及其他铅锡合金器皿用于盛放酒、醋或其他有机酸，致使含铅量增加，从而污染食品。

另外，劣质陶釉因在制作过程中加入过量的氧化铅（降低其熔点，使制造简便），多余的氧化铅遇酸分解，也会污染食品。

2）锌中毒

由于镀锌容器或机械的锌溶入食品而造成锌中毒。锌易溶于酸性溶液。醋酸、柠檬酸等对锌的溶解度相当大。溶解后的锌以有机盐的形式存于食品中，吃了这种食品即可引起中毒。成年人一次摄入 80～110 mg 锌盐即可中毒，小儿对锌盐中毒更敏感。

锌中毒症状主要为恶心、呕吐、腹泻、腹痛，重者可致休克。为了预防锌中毒，要杜绝使用镀锌容器盛放、煮制和加工酸性食品。

3）砷中毒

砷的化合物一般都有毒，如三氧化二砷（俗名砒霜、白砒、信石等）有剧毒。三氧化二砷为白色粉末，无臭，无味，放置不当，容易与面粉、食碱、白糖等混淆而被误食。

引起砷中毒的原因，主要是食品原料中含砷量过高。如化学酱油，若在生产中使用不纯的盐酸和碱，将使酱油中含砷量过高。

预防砷中毒的措施有多种。对砒霜要严加保管，其包装外部做好有毒标记，以示区别。禁止用加工粮食的磨、碾子磨压砷制剂。

4）碳酸钡中毒

碳酸钡是制灭鼠药的主要原料，其颜色与食碱相同，易混淆。另外，食碱也称碳酸钠，仅一字之差，误将碳酸钡当成食碱使用，会引起中毒。

预防碳酸钡中毒的最好措施，是将食物、杂物、药物分开放置。

5）有机磷农药中毒

有机磷农药是当前使用最广、品种最多的农药之一。在生产和使用过程中如不注意防护，或者误食均可引起食物中毒。引起有机磷农药中毒的原因主要是水果、蔬菜等食品中的农药残留；误食装过农药的容器、包装袋盛放的食品；因农药保管不善、管理不严而误食污染食品。

有机磷农药中毒的潜伏期较短，多在 2 小时以内，发病越急病情越严重。症状主要表现为

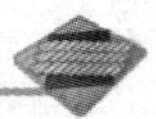

头晕、恶心、流涎(泡沫样分泌物)、出汗、无力、视力模糊、瞳孔缩小、肌束震颤,严重者会因呼吸中枢衰竭、呼吸肌麻痹或循环衰竭、肺水肿而死亡。

有机磷农药中毒的预防措施:

①有机磷农药应专人保管,单独储存,器具专用。

②喷洒农药须遵守安全间隔期,喷过农药和播过毒种的农田,要树立标志提示群众。

③配药拌种要远离家畜圈、饮水源和瓜果地,以防污染。

④禁止食用因剧毒农药致死的各种畜禽。

⑤喷洒农药必须注意个人防护,喷药后要用肥皂水洗手、洗脸。

⑥蔬菜、水果在食用前必须充分洗净。

知识拓展

食物中毒严重危害人们的身体健康和生命安全,所以不容忽视,要严防中毒事件的发生。

1. 要注意饮食、饮水卫生,饭前便后要洗手,不在不卫生的餐馆就餐,把住"病从口入"关。

2. 不在小摊上购买食物,不买"三无"(无商标、无厂家、无生产日期)食品。

3. 不吃腐烂变质和不干净的食物,不随便吃野果。

4. 饭、菜要烧熟后才能吃,生吃的瓜果和凉拌的菜一定要烫洗干净。

5. 要搞好食堂的卫生,彻底消灭苍蝇、蟑螂、老鼠等,以防止污染食物。

一旦发生食物中毒,可以根据具体情况,分别采取以下措施:

1. 立即停止食用可疑的中毒食品,并让病人喝一些清水紧急催吐(用筷子或手指刺激咽部帮助催吐),尽快排除毒物,同时联系就近医院治疗。

2. 轻度食物中毒与消化不良、肠炎的症状差不多,所以常发生因误诊使病情加重的事情。因此,若出现呕吐、拉肚子等症状,不要耽误时间,要立即送往附近医院进行检查救治。

3. 为查明发病原因,正确抢救病人,防止和控制中毒的扩散,尽快查明中毒病因是非常重要的。因此,应注意保留导致中毒的可疑食品以及病人吐泻物,保护好现场,并及时向当地卫生行政部门报告并协助卫生行政部门的调查处理。

4. 根据不同的中毒食品,在卫生部门的指导下对中毒场所采取相应的消毒处理。

任务3 食品、餐具、个人卫生与环境卫生知识

任务目标

了解烹饪原料、加工性食品及原料、烹饪工艺及成品的卫生知识、卫生质量标准和储藏卫生。掌握餐具消毒的各种方法及个人卫生、环境卫生的有关知识和要求。

任务分析

随着社会的进步和科学的发展,人类对食品卫生与自身健康的关系有了日益深刻的认识。良好的饮食卫生与人们的健康、后代的繁衍、民族的昌盛息息相关。在食品生产过程中,保证生产设备、环境和从业人员符合国家有关卫生的规定尤为重要。

3.3.1 烹饪工艺及成品的卫生

1)烹饪原料初加工卫生

原料初加工是烹饪工艺过程的开始,应符合以下卫生要求:

①原料应新鲜不变质,无霉变、腐烂、酸败等现象,腐败变质部分应抛弃。

②认真整理,弃除不能食用的油污、黄叶、根须、畜禽毛,削皮挖瓢。

③原料表面的泥污、血污及微生物和寄生虫卵应用长流水认真清洗。

④原料应先洗后切,刀工处理后应尽快烹调。切配中生熟要分开,避免交叉污染。

⑤用油发进行干货原料涨发时,应注意安全,烫伤后应及时治疗和休息,防止烫伤后因伤口感染而对原料造成污染。

2)冷菜制作卫生

冷菜根据制作工艺不同,分为冷制凉食和热制凉食两种。专供观赏的工艺冷盘和食品雕刻此处不作讨论。

(1)冷制凉食菜肴

冷制凉食的菜肴一般不经加热,通常用腌拌工艺或用味碟蘸食,如四川泡菜、凉拌菜芯、黄瓜蘸酱等。

冷制凉食菜肴通常以蔬菜等植物性原料居多,如黄瓜、莴苣、萝卜、胡萝卜、生菜、菜头、白菜等;动物性原料以三文鱼、鲑鱼、俄罗斯鲟鱼、虹鳟、牦牛肉、象拔蚌、海胆、蠔、海参、虾、蟹等应用较多。

冷制凉食菜肴应符合以下卫生要求:

①原料用清水彻底清洗,去除泥沙、虫卵和杂质。

②刀、案板、盛器和工作人员的手要保持干净。

③用盐、醋、糖、酒等腌制时应有一定时间,以充分杀灭微生物和寄生虫卵。

④原料切配和腌制后应尽快食用,未用完的原料应妥善保管。

(2)热制凉食菜肴

热制凉食菜肴常采用卤、酱、炸、熏、煮或焯水等工艺。一般动物性原料较多,植物性原料有粉条、芹菜、豆芽、豆制品、四季豆等。

热制凉食菜肴应符合以下卫生要求:

①动物性原料应烧熟煮透,但要防止烧焦原料。

②添加剂和调味品应符合卫生要求。

③盛器、包装材料、运输工具都应检查、认真清洗和消毒。

④切配时严格执行生熟分开,操作和销售人员保持手部干净。

⑤未售完的菜肴应妥善保管,第二天需重新加热后方可出售。

3)热菜制作卫生

热菜是经加热烹调的食物,常用炒、爆、煮、炸、烤、煎、烙、熏等烹调方法制作。其安全性一般都能得到保障,但应该特别注意急火快炒时不能彻底杀灭微生物性污染物问题。对需要加热熟制的食品(如大块肉卷)在蒸煮时应使其中心温度达到 70 ℃以上,以杀灭病原生物体。加工时需防止外熟里生或表面烧焦。控制油脂温度,避免长时间反复使用。对于烧烤类菜肴,要避免食品直接接触火焰和食品中油脂滴落到火焰上。

西餐中的牛排、煎鸡蛋等品种,因风味要求往往不能熟透,这些品种具有一定的危险性。必须尽量保证加热八成熟以上,原料肉必须新鲜,生鸡蛋用前必须经过清洗消毒。扁豆、豆浆等植物性食品常含有天然毒素,需要经高温加热才能破坏。

烹制烧熟的菜肴须立即趁热供应。加工后的热菜成品应与半成品、原料分开存放。熟食品应存放在 60 ℃以上或 10 ℃以下的条件下，常温下存放不超过 4 小时，超过 4 小时应在食用前彻底加热。注意冷冻熟食品应彻底解冻后经充分加热方可食用。要妥善保存和处理剩饭菜，再次食用前必须彻底加热，但任何时候不得将回收后的食品，包括辅料和调料，通过加热烹调后再次供应和食用。

热菜应符合以下卫生要求：

①所用原料应新鲜，烹调中烧熟煮透，彻底灭菌和灭虫卵，防止烧焦炒煳。

②用于炸制的食用油应经常更换。

③防止烫伤。一是防止油烫伤手；二是防止被锅、勺烫伤；三是防止尝味时烫伤嘴。

4）面点和饭食制作卫生

面点和饭食制作应符合以下卫生要求：

①面粉和大米应新鲜，不选择自然陈化的米面，否则面点和饭食品质较差。

②用于发酵的容器和案板应定期清洗。

③一般不用加碱，工艺需要加碱者应适量。

④所用食品添加剂，如色素、甜味剂、酸味剂等，应符合卫生要求。

⑤米饭，特别是糯米饭要防止老化。

⑥馅料应新鲜，剩余馅料应妥善保管或制熟。

⑦烤、炸时应防止焦煳和过度褐变。

⑧用冷水或温水淘米，淘 1 ~2 次洗去灰尘、泥沙即可，忌用热水淘米。

3.3.2 餐具卫生

饮食行业每天要接待大量进餐者，其中难免遇到传染病患者或健康的带菌者。如果餐饮具洗涤不彻底，消毒不严格，常可带有各种病菌。这些带菌器皿就成为人群传染病的媒介。因此，把好餐饮器皿的消毒关，是防止"病从口入"的一个重要措施。

1）餐具消毒的物理方法

（1）煮沸消毒法

煮沸消毒法是将器皿放入水中煮沸 15 分钟，甚至 1 ~2 小时。如果在水中添加5.5%的苯酚或1% ~2%的碳酸钠，可以加速杀死细菌的芽孢。碳酸钠还有防止金属器皿煮沸消毒后生锈的作用。此法适用于一般食品器具、容器、炊具等小型物品的消毒。

（2）流动蒸汽消毒法

用流动蒸汽通过消毒物品进行消毒，称为流动蒸汽消毒法。蒸汽温度一般为 90 ℃以上，加热时间为 10 分钟。目前很多饮食行业单位利用炉灶余热产生的蒸汽，通过管道进入餐具消毒柜进行消毒。此法温度高，效果好，杀菌力强，一次消毒容量大，又比较方便。

（3）高压蒸汽灭菌法

该方法是采用水在灭菌器中受热而变成蒸汽后灭菌。因密闭容器内的蒸汽不能外溢，引起压力逐渐升高。当蒸汽压为 1 kg/cm^2 时，相应的温度为121.6 ℃，各种微生物包括具有芽孢的细菌在这样的蒸汽温度中，经 15 ~20 分钟可被彻底杀灭。此方法适用于不怕高热的器皿，如金属器皿、耐热玻璃器皿和陶瓷器皿等。

（4）辐射灭菌法

电磁波中某些波长的射线，如 X 射线、紫外线、红外线、微波等均有灭菌作用，用它来消毒即是辐射灭菌法。目前常用15 W紫外线灭菌灯,距离50 cm,照射1分钟,或距离10 cm,照射6秒钟,几乎可以把大肠杆菌、痢疾杆菌、伤寒杆菌全部杀死。对于紫外线灭菌机理,虽然目前尚未完全明了,但一般认为紫外线的灭菌作用在于促使细胞质变性。由于紫外线的穿透力不强,灭菌作用仅限于物体表层,一般常用于空气消毒和餐具表面的消毒,以控制在一定空间内和一定的物体表面达到少菌或无菌状态。

另外,还有红外线消毒柜运用发射红外线产生的热效应,使细菌死亡的消毒方法。常用于对耐热玻璃器皿、陶瓷餐具的消毒。

2)餐具消毒的化学方法

化学消毒法使用的消毒剂种类繁多,方法各异,又各有其优缺点,故在使用上要注意掌握其特点及其配制和使用方法。

(1)高锰酸钾

高锰酸钾是一种强氧化剂,0.1%浓度的高锰酸钾溶液即具有一定的杀菌作用,4%浓度的溶液能杀死细菌的繁殖体(结核杆菌除外)。但对芽孢体来说,只有在长时间作用下才能显示出杀菌效果。在有机物存在时,高锰酸钾可被还原成二氧化锰而减低杀菌效果。因此,高锰酸钾只适用于对已经清洗的物体表面的消毒,如玻璃器皿和新鲜蔬菜的表面消毒。但研究认为,叶类蔬菜用0.1%高锰酸钾溶液浸泡15分钟后,已不适宜食用,因此,高锰酸钾作为蔬菜消毒剂还不够理想。

(2)漂白粉

漂白粉是一种常用的含氯消毒剂,主要成分为次氯酸钙,还含有少量氢氧化钙、碳酸钙与氯化钙等。漂白粉含有效氯为25%~35%(精片含有效氯约70%)。其杀菌机理是以次氯酸作用为主。因为次氯酸钙溶于水中可产生次氯酸,次氯酸与菌体蛋白或酶发生氧化作用而使微生物死亡。另外,新生氧的作用和氯化作用也能达到杀菌的目的。用漂白粉消毒的使用剂型与使用方法见表3.3。

表3.3 用漂白粉消毒的使用剂型与使用方法

剂型 消毒对象	漂白粉清液	漂白粉精片溶液 (每片含氯0.2 g)
餐具(无残余食物)	用1%~2%溶液浸泡30分钟	1 kg水加精片1片浸泡10分钟
墙壁、门窗、桌面、工具	用1%~2%溶液喷雾或洗擦	1 kg水加精片0.5片洗擦
污染范围	用1%~2%溶液喷雾或洗擦	1 kg水加精片0.5片洗擦
垃圾、厕所	用3%溶液喷雾或洗擦	1 kg水加精片2片喷雾或洗擦

漂白粉的缺点是:有氯味,性质不稳定,不易长期存放;若含有效氯低于15%或结块潮解,则不能再使用;漂白粉溶液应现配现用,且每隔4小时更换1次。

(3)过氧乙酸

过氧乙酸消毒剂主要是依靠其强大的氧化能力杀死微生物,它既具有酸的特性,又具有氧化剂的特点。其杀菌作用比一般的酸与过氧化物强,是无色或淡黄色透明液体。市场上销售的过氧乙酸的含量为20%。常用消毒浓度在0.2%以下对人体无害。过氧乙酸几乎无毒性,它的分解产物是醋酸、过氧化氢、水和氧。使用后,即使不去除,也无残毒遗留。它除适用于各类塑料、玻璃器皿、棉布、人造纤维等制品的消毒,也适用于一些食品表面(如水果、蔬菜、鸡蛋的

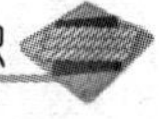

表面消毒),以及地面、墙壁等的消毒。

下面介绍使用过氧乙酸的注意事项:

①配制溶液应先加水,然后倒入药液,避免浓度过高的药液与容器接触发生腐蚀或分解。

②成品有腐蚀性,切勿触及皮肤、衣物、金属。若不慎触及皮肤,可立即用清水冲洗。用过氧乙酸对手进行浸洗消毒时,只能用0.5%以下的低浓度溶液,才不会刺激皮肤。

③成品勿与其他药品和有机物混合,最好盛装在加盖的塑料容器中冷藏,现用现配。

(4)“优安净”

“优安净”是使用不久的一种新型洗消液,它具有安全、可靠、操作简便、价格经济的优点。其成分有次氯酸钠和十二烷基磺酸钠。次氯酸钠是一种含氯化合物,十二烷基磺酸钠是一种去油垢能力很强的洗涤剂,属阴性离子表面活性剂。“优安净”洗消液含有效氯100 ppm,一分钟就能杀灭样芽孢杆菌和其他致病微生物(包括肝炎病毒),灭菌率在99.9%以上。用“优安净”对餐具消毒的方法很简单,只需先除去餐具上的残渣,将餐具放在洗消液中2~5分钟取出,再用清水漂洗,然后烘干即可。

(5)氯胺T

氯胺T又称氯胺,呈白色结晶粉末,易溶于水,其有效氯含量为23%~26%,常用的消毒浓度为0.3%。对餐具消毒仅需浸泡3~5分钟即可。由于氯胺T受空气和光的作用会逐渐分解,贮存时应加盖密封,避光避热,妥善保存。

(6)新洁尔灭

新洁尔灭也是一种毒性低、气味小、无刺激性的消毒剂,市售浓度为5%。将它配制成0.2%~0.5%,即1 kg水中加入浓度为5%的新洁尔灭40~60 mg。对手部、餐厨用具等浸泡10分钟,也能达到良好的消毒效果。

餐厨具消毒后,要放在清洁的餐具柜或厨具架上干燥备用,不应再用布揩擦,并做好防尘防蝇工作。拿取餐厨具时,要拿柄、把手或餐具边缘,避免餐具再受污染。任何有缺口的盘子、玻璃杯或损坏的器皿都必须扔掉。因为即使采用有效的洗涤方法,也不容易从器皿的破损处除掉细菌。

3.3.3 个人卫生

食品制作与销售者必须搞好个人卫生,以防将细菌带入食物,并及时清除工作间中一切可能出现的污染源。

1)对个人卫生的要求

①保持手的清洁,是防止食品受到污染的重要环节。如在上厕所、擤鼻涕、处理生肉和禽内脏、清理蔬菜、处理废弃物或腐败物以后,应立即洗净双手。

②勤剪指甲,勤理发,勤洗澡,勤换洗衣服(包括工作服)。

③定期检查身体,接受预防注射,特别要防止胃肠道病和皮肤传染病。

2)操作过程中的卫生要求

①严禁在操作岗位吸烟、吐痰。

②切配和烹调实行双盘制。配菜用的盘、碗在原料下锅烹调时撤掉,换上消毒后的盘、碗来盛装烹调成熟的菜肴。

③烹调操作时,尝试口味应使用专用的小碗或汤匙,尝后余汁不能倒入锅中。

④配料的水盆要定时换水，案板、菜橱每日刷洗1次，菜墩用后应立放。炉台上盛调味品的盆、盒在每日下班前要端离炉台并加盖放置。

⑤切配冷餐原料时应戴口罩。

⑥抹布要经常搓洗，不能一布多用。消毒后的餐具不要再用抹布揩抹。

3.3.4 环境卫生

环境卫生是指工作室内及其四周环境的卫生，它包括厨房卫生、餐厅卫生、贮藏室卫生以及室外卫生等。

1）厨房卫生

（1）厨房的合理布局

由于厨房需有淘米机、洗菜机、绞肉机、包饺机、洗碗机等多种机械设备，且卫生水平要求高，致使后场要有较宽大的面积。因此，厨房和餐厅面积的比例应不小于1∶1，或者厨房、餐厅总面积以最高峰时的进餐人数计算，每人折合1～1.2 m^2。

为了保持食品从原料到成品的卫生，要求做到不准垃圾、炉灰进入厨房特别是烹调间，无关人员不得在厨房中穿行或停留，房间的配置应是主食加工一条线，副食加工一条线，餐具洗涤、消毒一条线。保证食品原料入口、垃圾污物出口、工作人员出入口和进餐人员出入口畅通，并做到生熟食品分开，主副食分开，动物性食品与蔬菜分开。

（2）厨房的卫生设备

①下水道设备。初加工间和洗涤间都应有独立的下水道，并在下水道上方安装油脂分离装置，以回收废油。厨房地面要有坡度，便于冲刷和干燥。

②冷藏设备。冷库应自成系统，与其他房间隔绝。生熟食品要分开冷藏，设备要定期洗刷。因厨房冷库食品贮存期较短，冷库温度一般可设定在6 ℃以下。

③洗涤设备。除了设置足够数量的洗涤池、洗手池外，还必须设置脚踏式流水洗手池或感应式流水洗手池，供备餐间工作人员操作前的洗手。为防止擦手毛巾被细菌污染，提倡使用纸巾擦手，或使用经过消毒的环型毛巾，或使用热空气烘手机等。

④除油烟、通风设备。为了降低厨房的温度、湿度，排除烹饪时散发的气味、蒸汽和油烟等，应在厨房里或炉灶上方安装排气扇和抽油烟机等设备。这些设备必须保持清洁，以免影响设备的效能。为了通风而打开的窗户必须装有纱窗，以防昆虫飞入。

⑤照明设备。厨房内要有足够亮度的照明设备，以防止加工食品时发生意外。灯光应避免阴影，以利于发现和扫除污物。

⑥工作面。工作面必须用结实耐用、容易洗净的材料制成。这类材料要求不吸水，也不会为食品残余物腐蚀。不锈钢或硬质塑料是理想的材料。不要采用木制工作面，因为木质面很容易被污染，而且又不便于洗净。硬木一直用来做切菜板，但使用硬质塑料板或压缩橡胶则更为优越。制备生食物和熟食物须使用不同的切菜板，以免发生交叉感染。若工作面发生碎裂、产生裂缝、出现划痕，应及时更换。因为破损的工作面会藏匿食物残渣和细菌。

⑦废弃物处理装置。食品企业或酒店应装有由高速切削系统构成的废弃物处理装置，用以将废弃物切碎，再用水冲洗排入下水道。定期运走盛装垃圾的塑料袋或纸袋垃圾桶，也是处理废弃物最卫生的方法。

⑧卫生室。要在炊事人员入口的门到厨房之间设卫生室，包括冲洗式厕所、浴室、更衣室

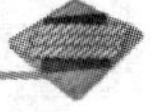

和休息室,该室的空气严禁流进厨房。

2)餐厅卫生

餐厅卫生包括两个方面:一是日常性清洁卫生;二是餐厅进食条件的卫生。

(1)日常性清洁卫生

日常性清洁卫生的工作范围,是地面、桌面、墙壁、门窗和玻璃窗等。重点是清除桌面、地面油污和保持座位排列整齐。严禁在顾客用膳时清扫地面。

(2)餐厅进食条件卫生

人的进食活动,受精神和身体等多种因素的影响。进食者精神愉快。情绪开朗,餐厅干净、卫生,饮品和食品的色、香、味、形情况良好,均可增进食欲。反之,精神郁闷、忧伤,餐厅污秽,进食者必定会降低食欲。因此,搞好餐厅的环境及卫生十分重要。

3)贮藏室卫生

饮食店里为了消灭病媒虫害,需要设置一些杀虫杀鼠药剂。但是,也曾发生过多起误用杀虫药而造成食物中毒的事故。因此,要求在贮藏室里最好不放药物。假如一定要放,也应与食品、杂物严格分开,而且药物放置的地点要有醒目的标记,并应远离食品,避免忙中拿错。瓶装药物要放在稍低一些的位置,固体药物要写清名称,用盒子、小箱包装,并画上毒物标记。

此外,贮藏室还应加强通风、防潮、防霉。

4)冷藏设备的卫生

一般饮食店里都有冷藏设备,供烹饪原料短期贮存用。常用的冷藏设备有冰箱等。但是冰箱并不能使食品长期保鲜,如对食物管理不善,同样会造成食物的腐败变质。因此,必须认真做好冰箱的卫生工作。

①熟悉烹饪原料的性质与贮存温度的要求,减少原料所含的营养素在冷冻贮藏时的损失,控制微生物的繁殖。

②生熟原料分开,先存放的与后存放的分开,特别是已经初加工的原料一定要与生料分开,熟料在晾凉后才可放入冰箱。

③冰箱内要有隔架,无血水的原料放在上面,有血水的原料放在下面。原料不要贴放在蒸发(冷冻)排管上。

④定期冲刷冰箱。夏季每天一次,冬季每三四天一次。夏季每半个月还要用热碱水冲刷一次,以去除油污和杀灭在低温下生长的霉菌。定期冲刷排管上的厚霜冻,以防冷冻效果降低。

⑤烹饪原料宜经初加工后放入冰箱。

知识拓展

蔬菜久存易生毒

将蔬菜存放数日后再食用是非常危险的。危险来自于蔬菜含有的硝酸盐。硝酸盐本身无毒,然而在储存一段时间之后,由于酶和细菌的作用,硝酸盐被还原成亚硝酸盐,与人体内蛋白质类物质结合,可生成亚硝胺类物质。实验证明,在 30 ℃的屋子里贮存 24 小时,绿叶蔬菜中的维生素 C 几乎全部损失,而亚硝酸盐的含量上升几十倍。因此,凡是已经发黄、萎蔫、水渍化、开始腐烂的蔬菜均不可食用。鲜菜在冰箱内贮存也不应超过 3 天。

食品容器和包装材料的卫生

食品容器和包装材料的种类很多,主要有竹木制品、玻璃、陶瓷、搪瓷、塑料、不锈钢制品、包装纸等，传统的竹木、玻璃等一般对人体无害。塑料容器和包装材料应是食品行业允许使用的，直接与食品接触的聚乙烯、聚丙烯、聚苯乙烯、聚氯乙烯等，应符合卫生要求。陶瓷、搪瓷、不锈钢、铝制品、铁、铜、金属箔中铅、锌含量要求应符合国家卫生标准，禁止用铅、锡作为容器，也不提倡用铜作为容器和炊具，因为铜可导致食物中维生素C被破坏，铜表面的绿锈（碱式碳酸铜）对人体有毒副作用，一般不用金属容器盛装醋和果汁，以免金属溶出。

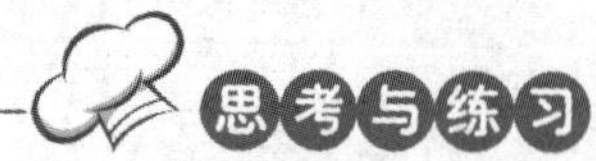

思考与练习

1. 简述我国食品安全的基本现状。
2. 黄曲霉菌素主要产生在哪些食品中？对人体有什么危害？应怎样预防？
3. 怎样预防毒蘑菇中毒？
4. 发芽马铃薯中毒有哪些症状？应怎样预防？
5. 蔬菜、水果的卫生问题有哪些？卫生质量标准是什么？
6. 热制凉食菜肴应符合哪些卫生要求？
7. 环境卫生包括哪几个方面？简述厨房卫生的内容。
8. 饮食业人员个人卫生有哪些要求？

项目 4

烹饪原料的营养价值与卫生

项目描述

本项目合理地划分了三大类烹饪原料，详细地分析了各种烹饪原料的营养成分、质量特点、卫生知识，介绍了烹饪原料营养成分的应用、卫生的要求，强调了烹饪原料营养及卫生的重要性。

导入案例

据有关资料表明，高血压和长期吃盐过多有关。此外，心脏病、肾脏病、肝脏病患者也应限制食盐的摄入。但炎热的夏天，人体出汗多，或腹泻、呕吐之后，需要增加食盐的摄入量，来补充身体的不足。所以要求正常人每日需要食盐6～10 g，已患高血压的病人每天应控制在2～6 g为宜。现实生活中，常常听说或目睹有人过量饮酒，当场神经麻痹或生命垂危。长期过量饮酒，又易导致肝癌、"啤酒心"和高血压等疾病。有人特别喜欢油炸或烟熏烧烤食品，但长时间高油温炸制食品，会产生致癌的丙烯醛等，烟熏烧烤食物则含有致癌的多环芳烃化合物。

任务1 畜肉及其制品的营养与卫生

任务说明

畜肉类食物包括猪、牛、羊的肌肉、内脏及其制品等，它们的化学组成与人体的肌肉很接近，能提供人体必需的氨基酸、脂肪、无机盐、维生素等营养素。

案例阅读

1985年4月，医学家们在英国发现了一种新病，专家们对这一世界始发病例进行组织病理学检查。10年来，这种病迅速蔓延，英国每年有成千上万头牛因患这种病导致神经错乱、痴呆，不久死亡。牛的感染过程通常是：被疯牛病病原体感染的肉和骨髓制成的饲料被牛食用后，经胃肠消化吸收，经血液到大脑，破坏大脑，使大脑失去功能呈海绵状，导致疯牛病。人类感染通常是因为下面几个因素：第一，食用感染了疯牛病的牛肉及其制品会导致感染，特别是从脊椎剔下的肉（一般德国牛肉香肠都是用这种肉制成）。第二，某些化妆品除了使用植物原料之外，也有使用动物原料的成分，所以，化妆品也有可能含有疯牛病病毒。化妆品使用的牛羊器官或组织成分有胎盘素、羊水、胶原蛋白、脑糖。

任务分析

4.1.1 畜肉营养价值

畜肉营养素含量随动物的种类、部位、年龄及肥瘦程度的不同而有显著差异。如牲畜瘦肉含蛋白质较高并有一定量的脂肪,但肥肉中大部分是脂肪。肥瘦程度不同的肉类中,蛋白质和脂肪的含量差异极大,一般内脏中含脂肪较少而含维生素和无机盐丰富。

1)畜肉营养素

(1)蛋白质

畜肉食品的蛋白质含量十分丰富,可达10%~20%。含量高者是牛肉,为12.6%~20.3%;其次是羊肉,为11.1%~17.3%;较低者是猪肉,为9.5%~17.4%,以瘦肉中含量最多。

畜肉中蛋白质所含的必需氨基酸较多,其种类和组成接近人体组织需要,并富含一般植物性食品所缺乏的精氨酸、组氨酸、赖氨酸、苏氨酸等,营养价值较高。

畜肉中还含有能溶于水的含氮浸出物,包括肌凝蛋白原、肌肽、肌酸、肌酐和嘌呤碱,这些物质是肉汤鲜美的主要来源。一般成年动物肉中含氮浸出物比幼小动物多,这也是烹调中常采用老畜肉煨汤而用嫩畜肉炒的原因。

(2)脂肪

畜肉脂肪的多少和牲畜的肥瘦程度有关,一般来讲,动物越肥,脂肪含量越多。猪肉脂肪含量为59.8%,比牛、羊高约2.5倍,而且以饱和脂肪酸居多。熔点高,故不易被人体消化吸收。羊肉次之,约含28.8%;牛肉较低,平均为10.2%。

畜脂包括固脂和类脂两类,固脂主要成分为饱和脂肪酸,营养价值不大;类脂包括卵磷脂、胆固醇和游离脂肪酸等,对人体具有一定的生理价值。

(3)碳水化合物

畜肉类碳水化合物的含量较低,为1%~5%,主要以糖原和葡萄糖形式存在于肝脏和肌肉组织中。健康动物如宰前未过度疲劳,糖原含量较高。动物屠宰后,畜肉在保存过程中由于酶的分解作用,糖原含量下降,乳酸含量相应增高,因此畜肉的pH值逐渐下降。

(4)无机盐

畜肉类无机盐的总量为0.8%~1.2%,是铁、锌、铜等元素的良好来源。其中,钙含量7~11 mg/100 g,且吸收率较高;磷含量为127~137 mg/100 g。肉类中铁的含量与屠宰过程中放血程度有关,为0.4~3.4 mg/100 g,猪肝和猪肾中铁含量为6.2~25 mg/100 g,吸收利用率达67%。在做菜时,如加适量醋,有利于钙的游离,增加畜肉钙的含量和吸收率。畜肉类食品在体内代谢后,会产生酸性产物,食用过多会影响体内酸碱平衡。

(5)维生素

畜肉类肌肉组织中维生素以硫胺素、核黄素和烟酸等含量较多,畜肉的脏器中,以肝脏维生素含量最为丰富。肝脏除含有较多的B族维生素外,还有丰富的维生素A和维生素D。

(6)水分

畜肉瘦肉中含水量为50%~75%。以牛肉含量最高,为68.1%;其次是羊肉,含水量为58.7%;猪肉含水量较低,为29.3%。一般动物内脏含水量都比肉品高,其中猪肝为71.4%,羊肝为69%,牛肝为69.1%。

2)畜肉制品的营养价值

畜肉制品以腌腊制品较多,因经过一定的腌制、加工等过程,故营养成分变化较大。一般

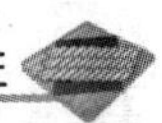

来讲,水分因肉品渗透压的改变大量溢失,蛋白质和碳水化合物有所增加,脂肪因外溢而减少,维生素因水分丢失严重而流失。

3)畜肉制品的营养价值

畜肉制品以腌腊制品较多,因经过一定的腌制、加工等过程,故营养成分变化较大。一般来讲,水分因肉品渗透压的改变大量溢失,蛋白质和碳水化合物有所增加,脂肪因外溢而减少,维生素因水分丢失严重而流失。

4.1.2 肉类及肉制品的卫生标准

肉类食品是引起细菌性食物中毒最多的食品,因其营养丰富,含水量高,在屠宰、运输、贮藏、制作和销售等过程中容易被微生物污染。而人体的某些传染病、寄生虫病也是通过肉食品传染而引起的。所以,要加强肉食品的卫生管理,提高卫生意识。

由于采用不同的原料、加工方法,因此肉类制品的种类很多,主要有香肠、腌肉、熏肉、火腿、烤肉、叉烧肉、香肚等,多用猪肉、牛肉等制成。腌腊制品是利用高渗透盐液原理,抑制肉中蛋白酶的活性和微生物的生长,从而达到防腐目的。应注意,食盐过多会影响口味,食盐少了不宜长久保存,也达不到无害化处理的目的。

1)鲜肉的卫生指标

宰杀前要做好牲畜的检验工作,以免畜肉的污染和传播疾病。宰杀后的畜肉要及时处理,取出内脏清洗干净并进行冷冻保藏。在运输、加工中也要讲究卫生,防止再污染。现将鲜肉的感官指标叙述如下:

①发黏。发黏是指肉体表面有黏状物质产生。当肉体表面有发黏现象时,其表面含有很多细菌。

②变色。正常的鲜肉颜色是玫瑰红色或淡红色。一经微生物的繁殖,肉色则改变而呈绿色。这是由于蛋白质分解所放出的硫化氢与肉中的血红蛋白结合而形成硫化氢血红蛋白积蓄在肌肉或脂肪内所致。

③霉斑。在肉体表面有霉菌生长时,首先有轻度的发黏现象,而后形成霉斑,如暗叶芽枝霉产生黑色斑点,草酸青霉产生绿色霉斑。

④气味改变。鲜肉变质时可出现脂肪的酸败气味。如乳酸菌和酵母的作用所产生的挥发性有机酸。蛋白质被分解而产生的恶臭味等。

以上主要是判别异常畜肉的方法。对鲜肉是否变质还有其他指标可以判别:

①新鲜肉。肌肉有光泽,红色均匀,脂肪洁白或淡黄色。外表微干,或微湿润,或有风干膜,不黏手。指压后的凹陷立即恢复,具有鲜肉正常气味。透明澄清,脂肪团聚于表面,具特有风味。

②次鲜肉。肌肉色稍暗,脂肪缺乏光泽。外表干燥或黏手,新切面湿润。指压后的凹陷恢复慢且不能完全恢复。有氨味或酸味。稍有浑浊,脂肪呈小滴浮于表面,香味差或无鲜味。

③变质肉。脂肪无光泽,脂肪呈黄绿色或灰绿色。外表极度干燥或黏手,新切面发黏。指压后的凹陷不能恢复,留有明显痕迹。有臭味,浑浊,有黄色或白色絮状物,脂肪极少浮于表面。

2)畜肉制品的卫生指标

畜肉制品的卫生质量判定,一般以感官检查为主。由于熏肉、火腿、烟熏香肠和叉烧肉等加工过程中直接与炭火接触或烟熏，会受3，4-苯并芘的污染，而这种多环芳烃会诱发胃癌等疾病。热源的选择和烤制方法很重要，据调查用电热烧烤可以减少3，4-苯并芘的污染。部分优质肉制品的卫生情况如下：

①腊肉。色泽鲜明，肌肉呈暗红色，脂肪透明呈乳白色，肉干燥结实，有腊肉固有的香味，亚硝酸钠(mg/kg)≤20。

②火腿。肌肉桃红色，脂肪白净有光泽，肉质致密结实有香味(用竹签插入肌肉中拔出无臭气味)，亚硝酸钠(mg/kg)≤20。

③咸肉。肌肉呈红色，脂肪呈白色，肉质紧密，具有咸肉的固有气味。

任务2 禽肉营养与卫生

任务说明

禽肉类原料包括家禽和野禽的肌肉、内脏及其制品，主要有鸡、鸭、鹅、鹌鹑等。肉类具有肉质细嫩，营养丰富，易于消化，肉味鲜美的特点。禽肉类所含的营养成分主要有蛋白质、维生素、无机盐等，与畜肉类相近，但仍有差别。

任务分析

4.2.1 禽肉的营养

1)蛋白质

禽肉类蛋白质属于完全蛋白质，含量比畜肉类略高，可达20%以上。禽肉类比畜肉类肉质更细嫩，味道更鲜美，更易于人体消化吸收，因其结缔组织的含量较畜肉类要少。各种禽肉类中蛋白质含量以鸡肉为最高，达23.3%，鸭、鹅肉次之。由此可见，禽肉类是人体必需的蛋白质的良好来源。

2)脂肪

禽肉类脂肪含量较低且差别较大。野生禽类如鹌鹑、野鸭等的脂肪含量低于鸡、鸭、鹅等家禽的脂肪含量。家禽中以鹅肉含量最高，鸭肉次之，鸡肉最少。禽肉类的内脏含胆固醇较高，如鸡肝、鸭肝含胆固醇达400~500 mg/100 g。

3)碳水化合物

各种禽肉类原料碳水化合物的含量都较低，不足1%。

4)维生素

禽肉类维生素含量较少，主要集中在肝脏中，其含量高于畜肉类。禽肉类肝脏中维生素A和维生素D的含量是畜肉类的1~6倍。禽肉类抗氧化作用较畜肉类好，因其含有相当的维生素E，冷冻时短期内不会出现酸败现象。

5)无机盐

禽肉中含铁量丰富，每100 g在3.7~4.7 mg，以鸡肉含量较高。同时，也含有一定量的钙和磷。禽肉类动物的肝脏和血液中含铁量略高于畜肉类，每100 g为1.5~2.0 mg，都是以血红素铁的形式存在，易被人体消化吸收。

6)含氮浸出物

禽肉类含氮浸出物高于畜肉类，其含量随龄期不同而不同。同一种禽肉，幼禽肉的汤汁不

 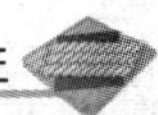

如老禽肉的汤汁鲜美,这也是一般人喜欢用老母鸡煨汤,用仔鸡小炒的原因。禽肉的脂肪中必需脂肪酸较多,超过20%,易于消化,营养价值比畜肉脂肪高。

4.2.2 禽肉的卫生指标

禽畜肉宰后都有一个尸僵、"成熟"、自溶和腐败等的变化过程,把握好禽肉的卫生特点,对合理应用禽肉很重要。

判断禽肉的新鲜度主要依禽肉外观、色泽和气味来定。下面详细说明:

①死禽外观。健康新鲜禽肉放血部位血管呈收缩状态,肉尸放血良好,禽皮肤和禽脂呈白色或淡黄色,肌肉切开稍湿润有弹性不发黏;质地欠佳禽肉肉尸放血不良,肉色发暗,肌肉切面上具有暗色血滴,湿润发黏。

②死禽皮肤。新鲜禽肉皮肤呈白色、淡黄色,有的地方带玫瑰色。质地差的禽肉肤色呈灰黄色或淡灰色,表皮干燥,有轻度腐败气味。不新鲜禽肉肤色呈灰黄色,有的地方带淡绿色,表层湿润而发黏,有的呈现霉斑,有明显腐败气味。

③禽肉脂肪。新鲜禽脂肪呈白色稍带淡黄色或黄色,有光泽,无异味。质地差的禽脂肪没有显著的感官变化,但有异臭味。不新鲜禽脂肪呈淡灰色,有的为淡绿色,有酸臭味。

④禽肉肉质。新鲜禽肉质结实有弹性,胸肌白色略带玫瑰色,其他肌肉组织呈玫瑰色或红色,幼禽肉颜色比老禽肉浅亮。质地差者肉质松软,切面较暗,湿润发黏,稍带酸味或腐败气味。不新鲜禽肉质地脆弱发黏,切面表层湿润有黏液,呈暗红色、淡绿或灰色,有严重腐败气味。

除以上几种判别方法外,对鲜禽肉是否变质还有其他指标可以判别:

①新鲜禽肉。眼球饱满。皮肤有光泽,因品种不同而呈淡黄、淡红、灰白或灰黑色,肌肉切面有光泽,皮下脂肪淡黄至黄色。外表微干或微湿润,不黏手。指压后的凹陷立即恢复。具有各种禽肉固有气味。透明澄清,脂肪团聚于表面,具有香味。

②次鲜禽肉。眼球皱缩凹陷,晶体稍浑浊。皮肤色泽较暗,肌肉切面有光泽。外表干燥或黏手,新切面湿润。指压后的凹陷恢复慢,且不能完全恢复。无其他异味,唯腹腔有轻度不快味。稍有浑浊,脂肪呈小滴浮于表面,香味差或无鲜味。

③变质禽肉。眼球干缩凹陷,晶体浑浊。表面无光泽,头颈部常带暗褐色,肉层松软呈暗红、淡绿或灰色,皮下脂肪呈淡灰色。外表干燥或黏手,新切面发黏。指压后的凹陷不能恢复,留有明显痕迹。外表和腹腔均有不快味或臭味,浑浊,有白色或黄色絮状物,脂肪极少浮于表面,有腥臭味。

任务3 蛋类营养与卫生

任务说明

蛋类富含人体所需的完全蛋白质、脂肪、卵磷脂、无机盐及多种维生素,吸收率高,是人类理想的滋补食品。日常食用的蛋品主要包括鸡蛋、鸭蛋和鹅蛋及其制品,常食用的为鸡蛋。

案例阅读

鸡蛋不宜生吃。有些人喜欢吃生鸡蛋,觉得鸡蛋煮熟后营养成分就被破坏了,以为生吃比熟吃补身体。其实,这种吃法非但无益反而有害。一是鸡蛋由鸡的卵巢和泄殖腔产出,而它的卵巢、泄殖腔带菌率很高，所以蛋壳表面甚至蛋黄可能已经被细菌污染，生吃很容易引起寄生虫病、肠道病或食物中毒。二是生鸡蛋还有一股腥味，能抑制中枢神经，使人食欲减退，有时还能使人呕吐。三是生鸡蛋清中含有一种叫抗生物素的物质，这种物质可妨碍人体对鸡蛋黄中所含的生物素的吸收。鸡蛋煮熟后既可将鸡蛋内外的细菌杀灭，又能破坏抗生物素，所以鸡蛋不宜生吃。

任务分析

4.3.1 蛋的结构及特点

各种禽类的形状、大小和色泽各不相同，但结构完全一样，都由外壳、蛋白和蛋黄 3 部分构成。

1）蛋壳

以鸡蛋为例，蛋壳呈椭圆形，占全蛋的 11% ~11.5%，含钙质。蛋壳上有无数毛细孔，壳上有一层半透明无结构的壳上膜，可防止蛋中水分蒸发和细菌侵入。在蛋壳内面有两层壳下膜，在壳的粗端两膜之间有一空隙，称为气室，气室的大小是观察蛋陈旧与否的重要标志。

2）蛋白

蛋白重量占蛋的 57% ~58.5%，是膜内半流动的胶状体。靠蛋黄部分质地较浓，称浓蛋白；靠蛋壳部分质地较稀，为稀蛋白。蛋白内含蛋白质 12%，主要是卵白蛋白。

3）蛋黄

蛋黄重量占蛋的 31% 左右，位于蛋的中央，由系带悬于两极。蛋黄表面有卵黄膜，蛋黄中央有一白点为胚珠，交配的蛋较大，未交配的蛋较小，是决定蛋发育与否及其变坏的重要因素之一。蛋黄内主要是卵黄磷蛋白及卵磷脂、胆固醇和中性脂肪，卵磷脂与人的脑神经发育有密切关系。

4.3.2 蛋类的营养价值

1）鲜蛋的营养价值

鲜蛋是营养极其丰富的食品之一，蛋白质含量丰富，为 13% ~15%。蛋品蛋白质含有丰富的必需氨基酸，且氨基酸组成与人体组成模式接近，生理学价值高。蛋白呈乳胶体，容易消化吸收和利用。

禽蛋脂肪为 11% ~15%，绝大多数存在于蛋黄中，以鹅蛋含量最高。蛋黄内中性脂肪占 39%，卵磷脂 15%，胆固醇 3% ~5%。蛋中脂肪以细小颗粒分散在蛋黄中，故易消化吸收。

禽蛋矿物质和维生素含量也比较丰富。矿物质主要含钙、磷、铁，以鹅蛋含量最高。鲜蛋以维生素 A、维生素 D 和核黄素较多，大都集中在蛋黄内。含量较高者为鸡蛋。

2）蛋制品的营养价值

蛋制品是指鲜蛋经加工后的产品。鲜蛋经加工后，其制品与鲜蛋比，不仅提高了蛋类食品的营养价值，风味特别，而且延长了储存期，便于运输，有利于调节市场供应。

(1)松花蛋

松花蛋是新鲜鸭蛋在制作过程中加入烧碱产生一系列化学变化，使蛋清呈褐色透明体，蛋黄呈褐绿色的一类蛋制品，又称皮蛋、彩蛋、碱蛋、变蛋和泥蛋等，是具有传统风味的蛋制品。松花蛋较新鲜鸭蛋的蛋白质有所增加，无机盐的含量也明显提高。B 族维生素由于烧碱的作

 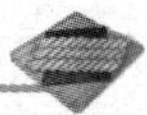

用几乎被全部破坏,但维生素 AD 保存尚好。松花蛋在制作过程中为提高产品质量,还加入了一定量的铅,而铅是对人体有害的元素。目前,食品行业已研制出新的加工方法,使松花蛋成为无铅或低铅蛋品。松花蛋在烹调中广泛应用于制作各种冷荤、拼盘及花鸟禽兽的造型等,深受人们喜爱。

(2)咸蛋

咸蛋是将带壳的鲜蛋用盐腌制而成的产品,又称腌蛋、盐蛋和味蛋等。制作过程中由于食盐的渗透作用,含水量下降,脂肪、碳水化合物、钙等无机盐的含量有所提高。咸蛋虽然成熟期短、造价低、制作方便,但由于腌制时间长,钠盐的含量比较高,故高血压和肾病患者不宜多食。

(3)糟蛋

糟蛋是用新鲜鸭蛋经糯米酒糟糟制而成的,其蛋清呈乳白色胶冻状,蛋黄呈橘红色的半凝固状态,滋味鲜美,风味独特。糟制过程中产生醇类和醋酸,使蛋具有轻微的甜味,蛋壳中的钙盐借渗透作用渗入蛋表面的薄膜内,故糟蛋的钙含量特别高,比普通鲜蛋高 40 倍左右,大大提高了其营养价值。

4.3.3 蛋类卫生

1)鲜蛋类的卫生

鲜蛋的主要卫生问题是沙门氏菌污染和微生物引起的腐败变质,其污染有两个途径:一是产前污染,二是产道污染。据调查,禽类往往带有沙门氏菌,禽类带沙门氏菌以卵巢最为严重。蛋的里外都受沙门氏菌污染,蛋壳表面受沙门氏菌污染更严重。生活中,尽可能不要用水禽蛋作为糕点原料,以免沙门氏菌引起食物中毒。

造成蛋腐败变质的主要原因是微生物(细菌[illegible]途径侵入蛋内,与蛋内的酶一起分解引起的。蛋壳表面细菌很多,据调查,[illegible]400 万~500 万个细菌,而脏蛋壳细菌高达 1.4 亿~9 亿个,这些细菌主要来[illegible]洁的产卵处所。不清洁草窝上的细菌可通过蛋壳毛细孔进入蛋内,特别是当外界温度[illegible]成气流出入时更容易发生。此外,蛋壳损伤时,也会受到污染。蛋的内部通常也有少量细菌,特别是受精卵,由精液可带入微生物。但是新鲜蛋的蛋清中有占蛋清总量 3.7% 的杀菌素,因此新鲜蛋清有杀菌作用。这种杀菌作用在 37 ℃时可保持 6 小时,温度低则保持时间长。如果保存在较高气温下,则新鲜蛋很快失去杀菌作用,以致微生物大量繁殖,使蛋腐败变质。

为了保证鲜蛋的品质,应做好以下几个方面的工作:

①运输中要防止污染和破损情况的发生,在装运前应对运输工具进行卫生检查,凡装载过化工原料、农药化肥等物品的,必须清扫运输工具。鲜蛋不得与有挥发性气味的物品混装,以防吸收异味。在蛋箱装入运输工具时,应用棚布遮盖,以防日光直射或雨水淋漓。到达后不得露天堆放,以防蒸晒造成质量变化。

②鲜蛋的保存方法很多,如冷藏法、石灰水和泡底碱(硅酸钠或硅酸钾)法,二氧化碳、氮气、臭氧等气体贮藏法,但较多是使用冷藏法。其优点是:经长期贮存,鲜蛋的外观和生理变化较少,适用批量大的贮存。一般冷藏温度 1~3 ℃,空气相对湿度 85%~88%,可保存 6 个月左右。

③加工中,要消毒打蛋用的工具。打蛋时,注意把握好每一个蛋的质量,避免变质蛋污染其他优质蛋。

④鲜蛋从冷库取出时,应尽快处理,以免细菌侵入。

2)蛋制品卫生

(1)冰蛋和蛋粉卫生

冰蛋系将蛋去壳和搅匀后,在低温下冻结而成。蛋液首先经急冻(温度-30 ~ -25 ℃,不超过72小时),冰蛋应存放于-20 ~ -18 ℃,容具中心温度-18 ~ -15 ℃。零售供应最好有冷藏设备,否则应及时售完,及时食用。要特别注意卫生,防污染。食用前,临时解冻,必须经彻底加热烹调处理。作为食品加工原料时,须经高温处理。

蛋粉制作过程是将蛋打开并混匀,然后将混合均匀的蛋液,喷雾到80 ~ 85 ℃干燥小室内,使其急速脱水,并可杀灭大部分细菌。

制造蛋粉时,维生素A也极少破坏。蛋粉中脂肪较易氧化,因此需要应用专门材料包装以隔绝空气。包装材料外涂以石蜡,以免蛋粉受潮变质。

沙门氏菌是污染冰蛋和蛋粉的主要原因,要注意蛋壳的预先洗涤和消毒。打蛋前,蛋壳必须彻底洗净,并在漂白粉溶液(有效氯浓度0.08% ~ 0.1%)中消毒5分钟。消毒后,蛋应在4小时内晾干,再打蛋。打蛋所用工具、容器都应冲洗干净,再用蒸汽消毒10分钟左右。操作人员也要注意讲究个人卫生。

(2)咸蛋与皮蛋

咸蛋的营养成分与鲜蛋一样,无大变化,且味道鲜美,容易消化。因含盐较多,故可保存较长时间,一般2 ~ 4个月。

皮蛋制作过程中因加入烧碱而使蛋白质凝固,并分解部分蛋白质生成二氧化碳和氢等。二氧化碳可与蛋清中的黏液蛋白作用形成暗黑色的透明体。蛋黄中生成硫化氢或硫化铁,使蛋黄呈褐绿色。在制作过程中,所用烧碱可使维生素B族破坏,但维生素A和维生素D含量与鲜蛋接近。皮蛋在20 ℃室温下,可以存放2个月。据报道,皮蛋中曾检出枯草杆菌及其他细菌和霉菌等,并有引起食物中毒的情况。使用时如果皮蛋已破损,最好不要食用。皮蛋如贮存过久,水分蒸发过多,可使皮蛋硬如橡皮而不易消化。皮蛋含铅过量是危险的,我国规定皮蛋中铅含量不得超过3 mg/kg。另外,不能用搭壳蛋、黑斑蛋、流清蛋或裂缝蛋来加工咸蛋或皮蛋。

关于糟蛋,是将蛋埋在酒精中,经2个月后制成。在糟渍过程中,所产生的醇类可使蛋黄和蛋清凝固变性,并使蛋具有微甜味。在产生醇的同时,还能产生醋酸使蛋壳软化。蛋壳中的钙盐借渗透作用渗入薄膜内。所以糟蛋含钙质特别高,比普通鲜蛋高40倍,但日常生活中使用不是很广泛。

任务4 奶类及其制品与卫生

任务说明

奶类是营养丰富、食用价值较高、容易消化吸收的食品,主要包括牛奶、羊奶、马奶等。其中,牛奶是人类食用最为普遍的乳类。奶类及其制品含有多种重要的营养成分,是婴幼儿及老、弱、病者的理想食品。

案例阅读

乳糖不耐受:当未分解吸收的乳糖进入结肠后,被肠道存在的细菌发酵成为小分子的有机

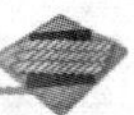

酸如醋酸、丙酸、丁酸等,并产生一些气体如甲烷、H_2、CO_2 等,这些产物大部分可被结肠重吸收,新生儿小肠黏膜乳糖酶缺乏是主要病因,部分人群因长期不摄入奶及奶制品也会造成乳糖不耐受。预防措施:第一,少量多次摄入乳制品。即使乳糖酶缺乏个体,也可耐受少量乳类(120~240 ml),不会出现不耐受症状。只要每次饮牛奶时能掌握合理的间隔时间和每日摄入总奶量,就可避免出现乳糖不耐受症状。第二,不宜空腹饮奶。有乳糖不耐受者,不宜清晨空腹饮奶。在进食其他食物的同时饮用牛奶,如乳制品与肉类和含脂肪的食物同时食用,可减轻或不出现乳糖不耐受症状。第三,先用发酵乳(特别是酸奶)代替鲜乳。发酵乳中的乳糖已有20%~30%被降解,易于消化吸收。食用酸奶还能改善乳糖消化不良和乳糖不耐受,食用也非常方便。第四,喝羊奶,羊奶乳糖含量较牛奶低,而且含有丰富的ATP(三磷腺苷)成分,它可促进乳糖分解并转化利用,因此饮用后不易产生"乳糖不耐症"现象。

任务分析

4.4.1 牛奶的营养价值

牛奶是乳牛乳腺中的正常分泌物,除鲜食外,还可加工制成酸奶、炼乳、奶粉、干酪等。

1)蛋白质

牛奶中蛋白质的含量为3.3%~3.5%,其中主要是酪蛋白,其次是白蛋白和球蛋白,它们都是含有各种必需氨基酸的完全性蛋白质,其蛋白质的含量高于人乳,营养价值高。同时,其蛋白质的消化吸收率也比较高,可达87%。

2)脂肪

牛奶脂肪含量与母乳接近,为3%~4%。奶中脂肪呈极细小的球体,均匀地分布在乳汁中,所以牛奶脂肪极易吸收。牛奶脂肪富含低级脂肪酸和不饱和脂肪酸,乳中还有少量的胆固醇和卵磷脂等。

3)乳糖

乳类所含碳水化合物全为乳糖,牛奶含糖5%左右,较人体低。乳糖是一种只有哺乳动物才能制造的糖,甜度不如蔗糖。乳糖能调节胃酸,促进胃肠蠕动。

4)无机盐

牛奶中无机盐主要为钙、磷、铁等元素,其中钙含量丰富,且吸收率高。铁含量少,故牛奶属于高钙低铁食品。

5)维生素

牛奶中维生素的种类较全面,以视黄醇和核黄素的含量较高,硫胺素和抗坏血酸含量较少。在夏季,当乳牛能吃到青草并得到较多日照时,牛奶中脂溶性维生素A、维生素D及胡萝卜素的含量较高。

4.4.2 奶类卫生

奶类的污染主要来自微生物。在奶和奶制品的生产加工过程中,一是被病原微生物污染,如结核、布氏杆菌和乳房炎菌、伤寒、痢疾菌等,传播人畜各种流行病或引起食物中毒;二是被有害微生物污染,如低温细菌、蛋白和脂肪分解菌、大肠杆菌等,致使奶或奶制品腐败变质。

为了保证牛奶的质量,运输和贮存都应在低温隔热中进行,并尽量缩短运输和贮存时间。冷藏牛奶的最佳温度约为4.4 ℃,10 ℃下保藏稍差,超过15 ℃时,奶的质量易受影响。

为了加强奶类食品管理,保证奶类卫生质量,我国卫生检疫部门制订了消毒牛奶的卫生标准。详情如下:

1)鲜奶

无杂质、无沉淀、无凝块的均匀胶态混悬液。具固有奶香,稍有甜味,无异味,呈乳白色或稍带微黄色。正常沸腾,无异常变化。

2)变质奶

呈絮状、凝块状与水分离。有酸败味、恶臭味、苦味。白色凝块或浮清呈淡黄绿色,部分或全部凝块。对各种奶制品贮藏的温度、湿度的一般要求保藏期(自生产日起算),详情如下:

①奶粉。库内温度应在 25 ℃以下,相对湿度 75% 以下,其保藏期限为:马口铁罐装 1 年;瓶装 9 个月;聚乙烯塑料袋装 3 个月。

②奶油。一般在-10 ℃以下保藏。如-15 ℃可保藏 6 个月,4 ~6 ℃保藏不得超过 7 天。

③干酪。温度在 3 ~ 5 ℃,相对湿度为 88% ~90%,保藏期限为 6 个月;如温度控制在-5 ℃,相对湿度 90% ~92% 的冷藏库内,硬质干酪可保藏 1 年。

任务 5 水产类食品的营养与卫生

任务说明

水产品品种多,产量高,食用性强,味美,质嫩,富含各种营养成分,易被人体消化吸收。水产品是鱼类、虾、蟹、贝类和藻类的统称,其中以鱼类为主。鱼的种类繁多,大体分为淡水鱼(养殖鱼)和咸水鱼(海产鱼)两类。

任务分析

4.5.1 水产品的营养

1)鱼类的营养

鱼类的化学成分与人体肌肉很接近,利用率高。鱼肉食品营养素含量视其种类、鱼龄、肥瘦程度和捕获季节等而定。

2)鱼肉中的蛋白质

(1)鱼肉中蛋白质的含量

鱼类蛋白质含量在 15% ~20%,是人类蛋白质的良好来源。淡水鱼中含蛋白质较高的是鲢鱼,平均为 18.6%;其次为草鱼、鲤鱼,其含量分别是 17.9%,17.3%;较低者为鲫鱼,平均为 13%。海产鱼中含量较高者为带鱼,平均为18.1%;其次为小黄鱼,平均为 16.7%;较低者是鲳鱼,平均为 11.6%。

(2)鱼肉中蛋白质的营养价值

鱼肉中蛋白质含有人体所需的 11 种必需氨基酸和半必需氨基酸,其蛋白质的氨基酸组成与人体组织蛋白质的组成相似,利用率高达 85% ~90%,属优质蛋白质。因此,蛋白质的生物价值较高。

鱼肉蛋白质结构松软,肌球蛋白和肌浆蛋白间联系疏松,水分含量高,较畜肉蛋白质易消化,其消化率可达 87% ~98%。

鱼类组织中含氮浸出物主要是胶原蛋白和黏蛋白。烹调后成为溶胶,冷却后成为凝胶(鱼

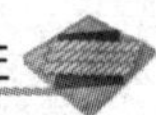

冻)。

3)鱼肉中的脂肪

(1)鱼肉中脂肪的含量

鱼类脂肪主要分布在皮下和肝脏周围,品种不同,含量也不一样。鱼肉的脂肪较少,一般在1%～3%,但也有较高的,如鲥鱼17%,鲇鱼20%,含量较低者为鲫鱼,平均为1.1%。

(2)鱼肉脂肪的营养价值

鱼肉脂肪常温下呈液态,不均匀地分布于鱼的全身,易消化,消化率很高,可达95%左右。鱼肉脂肪中营养价值之一是含有人体所需要的不饱和脂肪酸,海产鱼高达70%～80%。目前,人们用鱼脂中的不饱和脂肪酸防治动脉粥样硬化和冠心病,效果不错。

4)鱼肉中的矿物质

(1)鱼肉矿物质的含量

鱼类矿物质含量高于畜禽肉类,为1%～2%,主要是磷、钙、碘、铁。每100 g鱼肉中含磷130～200 mg,含钙24～50 mg,含铁1.0～2.5 mg。碘的含量以海产鱼较为丰富,每100 g含50～100 μg,淡水鱼仅有5～40 μg。

(2)鱼肉矿物质的营养价值

鱼肉矿物质易于吸收,若在制作鱼时加点醋(如西湖醋鱼、糖醋鱼等),可增加钙从鱼骨中的游离,不仅可增加钙的含量,而且还促进钙的吸收。

5)鱼肉中的维生素

鱼类是核黄素和烟酸的良好来源。因鱼肉的种类不同,维生素含量也不一样。一般来讲,鳝鱼、带鱼维生素 B_2 较多,海产鱼肝、肠维生素A丰富。鲜鱼中含维生素 B_1,但同时也含硫胺素酶,此酶有分解维生素 B_1 的作用,因此已死鲜鱼应尽早加工烹调,以免维生素 B_1 被破坏。

6)部分珍贵水产品的营养价值

(1)鱼翅

鱼翅由鲨鱼鳍制成,有黄、白、灰、青等色。鱼翅有一种形如粉丝状的翅筋,它含有80%左右的蛋白质,此外,每100 g鱼翅中还含有脂肪0.3 g、钙146 mg、磷194 mg、铁15.2 mg,因其蛋白质缺少色氨酸,是不完全蛋白质,只是因为稀少而名贵,营养价值并不高。

(2)虾米

虾米即干虾仁。每100 g虾米中含有蛋白质47.6 g、脂肪0.5 g、钙882 mg、磷64 mg、铁6.7 mg、维生素 B_1 0.03 mg、维生素 B_2 0.06 mg、维生素 B_5 4.1 mg。

(3)干贝

干贝是扇贝或日月贝的闭壳肌的干制品,肉质细嫩鲜美,为高级的滋补品。每100 g干贝中含有蛋白质63.7 g、脂肪3 g、糖类15 g、无机盐5 g。

(4)海参

海参是棘皮动物,可分为刺参、无参和秃参,是一种高蛋白、低脂肪、低胆固醇食品,对高血压、冠心病、肝炎病人及老年人都有一定益处。每100 g干海参中含蛋白质76.5 g、脂肪1.1 g、糖13.2 g、无机盐4.2 g,此外,还含有氨基酸、维生素等营养成分。

(5)鲍鱼

鲍鱼是海产软体贝类动物,也称大鲍。单壳,以腹足吸附在岩礁上。每100 g鲍鱼中含蛋白质19 g、脂肪3.4 g、糖1.5 g,还含有较多的钙、铁、碘和维生素A、维生素B、维生素C等。此外,鲍鱼还具有补肝肾、解酒毒、明目等功效。

(6)淡菜

淡菜是贻贝的干制品。贻贝是海产软体动物,肉味鲜美,品质以色鲜、肉肥者为佳,营养成分较丰富。

(7)牡蛎

牡蛎又叫海蛎子,是海产软体动物,其壳形不规则,厚重而大,肉味鲜美,生、熟均可食用。每 100 g 可食部分含蛋白质可达 11.3 g、脂肪 2.3 g、钙 118 mg、铁 3.5 mg,以及一定量的维生素 A、维生素 B_1、维生素 B_5 等。

(8)甲鱼

甲鱼又名元鱼、团鱼,俗称鳖。每 100 g 甲鱼肉中含蛋白质 17.3 g、脂肪 4 g、钙 15 mg、磷 94 mg、铁 2.5 mg、维生素 B_1 0.62 mg、维生素 B_2 0.37 mg、维生素 $B_5$3.7 mg。甲鱼还具有药用价值,如甲鱼肉具有滋肝、养筋、活血、降低胆固醇等功效。但甲鱼死后组氨酸会很快分解产生组胺,食用可引起食物中毒。

4.5.2 水产品的卫生

1)鱼和鱼制品的卫生

(1)鲜鱼肉的卫生指标

感官检验。鲜鱼的眼球饱满突出,角膜透明有光泽,眼球不应下塌,角膜不应混浊;鱼鳃盖紧闭、质坚,鳃板呈鲜红色,无特殊气味;鱼鳞应鲜明有光泽,附着牢固不易剥脱,不应混浊黏腻且有异臭味;鱼肉质地应坚实有弹性,不应有骨肉分离和腹部破口等情况。应注意:不要进食河豚鱼等毒鱼;感染了寄生虫病的鱼肉要彻底加热或不食用。

(2)干、咸鱼卫生指标

干、咸鱼是经曝晒或腌制后的鱼类制品。优质的干、咸鱼体表面应光亮,肌肉表面洁净,肌纤维清晰,肉质坚实,用手指揉搓时应不成面团样。对含油脂多的干、咸鱼应检验有无脂肪氧化酸败。体大肉厚的干、咸鱼深部肌肉是否有外干内潮的“龟裂”现象,以及鱼鳃、肌肉等处有无害虫活动的残迹。

2)虾、蟹、贝蛤类的卫生指标

(1)鲜虾的卫生指标

新鲜虾类体形应完整,外壳透明、光亮;体表呈青白色或青绿色,体表清洁无污秽黏性物质;须足无损,蟠足卷体,头胸节与腹节紧连不应脱节;肉体硬实、紧密而有韧性,断面半透明;内脏完整,无异常气味。

(2)蟹的卫生指标

活蟹动作灵活,能爬行,善行翻身,腹面甲壳较硬,腹盖与蟹盖之间突起明显。垂死蟹脚稍能活动,不愿爬行,仰放不能翻身,以手提起蟹体,可见步足下垂。

死蟹不得食用。因蟹内组氨酸分解产生组胺,组胺含量随蟹死亡时间的延长而积累、增多。组胺有毒,食用会引起中毒。

(3)贝蛤类的卫生指标

牡蛎、蚶、蟮等贝蛤类生物外壳应紧闭或微张,不易揭开,开口者触及立即闭合。剥开后体肉饱满,有各自固有的气味。贝蛤类和蟹一样,死后不要食用。

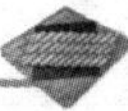

任务6 谷类食品的营养与卫生

任务说明

在我国的膳食中,谷类食品占有重要地位,它包括稻米、小麦、大麦、玉米、小米、高粱、荞麦、青稞等。谷类是供给热能最主要的来源,占总热量的60%~70%,同时也是蛋白质、部分无机盐和B族维生素的重要来源。故谷类被称为"主食"。

案例阅读

某年北京市卫生防疫站对市售大米霉菌污染情况调查发现,在51件样品中侵染率在11%~59%。占样品71.2%为37件,10%以下为7件,60%~79%为2件。其中,有11件样品青霉侵染率大于2%不能食用。此外,还检出几件侵染黄曲霉。由此可见,产毒霉菌对市售大米的污染已具有潜在危险。

任务分析

4.6.1 谷粒的构造与营养素的分布

谷粒由谷皮、糊粉层、胚乳和胚芽等组成(图4.1)。

1)谷皮

谷皮是包裹在谷外表的一层纤维组织,是谷的外皮。主要有粗纤维、B族维生素,以及钙、磷、铁等营养素,约占谷的5%。

2)糊粉层

糊粉层居于谷皮下的一层,主要由植物蛋白质、B族维生素和纤维素等营养物质组成,约占谷的8%。

3)胚乳

胚乳是谷的主要部分,位于糊粉层以下。胚乳含有丰富的糖类,即淀粉,是人体碳水化合物的重要来源,约占谷的82%。

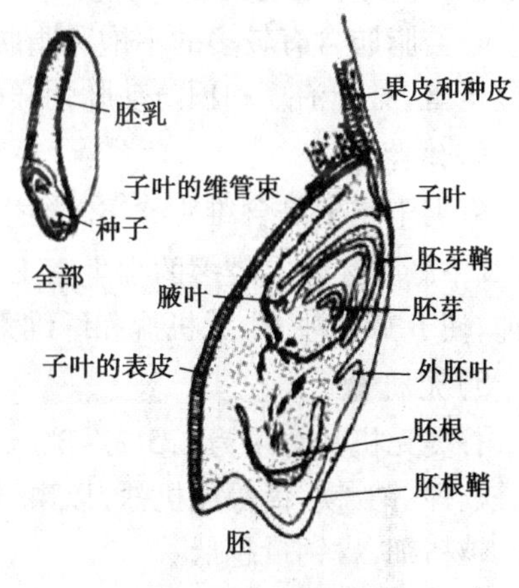

图4.1 谷粒的组成

4)胚芽

胚芽位于谷的一角,是谷的发芽部分。主要含有蛋白质、脂肪、B族维生素、维生素E和矿物质中的磷、铜和铁等,约占谷的5%。

4.6.2 谷物的营养价值

1)糖类

(1)谷类中糖的含量

谷类食物的主要营养成分为糖类,谷中的糖以淀粉的形式存在于胚乳中,占谷的70%~80%,是供给人体热能最理想和最经济的来源。

(2)谷类中糖的营养价值

谷类淀粉有直链淀粉和支链淀粉,直链淀粉被β-淀粉酶完全水解成麦芽糖,易消化;支链淀粉只有54%能被β-淀粉酶水解,难消化。但谷中的糖类极易消化,其消化率大米可达95%,

面粉达93%。谷类食品应适当食用,过多食用易引起肥胖。

2)蛋白质

(1)谷类中蛋白质的含量

谷类食物所含的蛋白质尽管较低,但却是人体蛋白质的重要来源,其含量约9%。含量最高者是燕麦,约为15.6%;标准面粉平均为9.9%;小米平均为9.7%;较低者是标一米,平均为7.8%,玉米面8.1%。

(2)谷类中蛋白质的营养价值

谷类蛋白质中所含必需氨基酸不够完全,多以赖氨酸为第一限制氨基酸,苯丙氨酸、蛋氨酸、苏氨酸、色氨酸等都偏低。蛋白质的营养价值低于一般动物性食品,但小米中的氨基酸却较丰富,荞麦面赖氨酸含量接近动物性食品为最多。所以,各种粮食与肉类、豆类混合食用可提高蛋白质的生物价值。

3)脂肪

(1)谷类中脂肪的含量

谷中脂肪含量较低,主要含在胚芽和糊粉层中,平均为1.5%。含量高者是玉米,约为4.5%;其次是小米,约为3.5%;较低者是面粉和大米,前者为1.8%,后者为1.3%。

(2)谷类中脂肪的营养价值

谷类脂肪含有较多的不饱和脂肪酸和少量的植物固醇和卵磷脂,特别是玉米油中亚油酸十分丰富,对于治疗和预防动脉粥样硬化、降低胆固醇具有一定的生理作用。

4)维生素

谷类中主要是含维生素 B_1、维生素 B_2、烟酸等 B 族维生素。维生素多存在于胚芽和谷皮内,其中胚芽还含有较多的维生素 E。精白米、精白面经多次碾磨加工,大部分谷皮的胚芽被弃掉,使 B 族维生素、无机盐和纤维素大量受损。

5)无机盐

谷类无机盐总量为1.5% ~3%,大部分集中在谷皮和胚芽中。米、麦、玉米中含有钙、磷、硫、铁、钾、钠、镁、锰等无机盐,以磷、钾、镁、钙含量较高。全麦、全米含钙量高,加工后则减少,加工越精细,含钙量越低。

6)水分

谷类中水分含量一般为11% ~14%。水分含量高时,能增加酶的活动,促进谷类的代谢。水分和温度高时,利于微生物或害虫繁殖,容易引起谷类的霉变。

谷类的营养价值因加工不同而不同。谷类加工过精,会降低营养价值;加工过粗,其感官性状和消化率受到影响。因此,要尽可能两者兼顾。我国提倡标准米和标准面,所谓"标准米",即100斤(1斤=0.5 kg,下同)糙米至少碾出95斤稻米。"标准面",即100斤小麦至少磨出85斤面粉。这种米、面既保全了营养素,又不影响其感官性质和消化吸收。

4.6.3 谷类的卫生

谷类受自然条件的影响较大,极易受潮、生虫、霉变等,导致品质下降,影响人们健康,因此要正确管理。

①谷类要具有良好的感官。米粒应干燥、大小均匀、坚实、色纯洁而透明、腹白少,有香气。面粉呈白色或微黄色,不可有结块、生虫,气味和滋味正常。

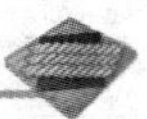

②避免谷粒霉变。霉变的食品,轻者要处理好,重者不要食用。联合国卫生、食品及农业组织规定:粮食中黄曲霉毒素不得超过30 ppb(ppb = μg/kg);美国规定20 ppb以下。我国卫生部规定:玉米、小麦不得超过20 ppb;大米不得超过10 ppb。

③控制好谷物含水量,一般不超过13%。谷物中不应有氯化苦(三氯硝基甲烷)、溴甲烷等杀虫剂。

④谷物中应尽可能避免大谷盗、米象、黑粉虫、甲虫等仓库害虫及其幼虫的侵害。

任务7 豆类及其制品的营养与卫生

任务说明

豆类的品种很多,按其营养特点,可分为两大类:一类是以含蛋白质和脂肪为主的大豆,主要包括黄豆、黑豆、青豆等;另一类是以含蛋白质和糖类为主的其他豆类,主要包括蚕豆、豌豆、芸豆、绿豆、豇豆等。

案例阅读

1930年、1938年以及1968年日本东京等地发生的430名肠伤寒、痢疾病人,多为进食生拌豆腐所致。我国新疆、青海等地也出现类似中毒现象,多为豆谷类的发酵制品,如臭豆腐、豆瓣酱、豆豉等。因此,防止食物中毒及肠道传染病的发生,加强豆制品的卫生管理是不容忽视的。

任务分析

4.7.1 豆粒结构及营养特点

豆粒由表皮、子叶和豆胚3部分构成(图4.2)。

1)表皮

表皮是指包裹在豆粒外层的组织,占豆粒的5%。由粗纤维、维生素 B_2 和少量矿物质组成。

2)子叶

子叶占豆粒的90%,由蛋白质、脂肪和淀粉组成。

3)豆胚

豆胚为豆粒发芽部分,约占豆粒的5%,由脂肪、蛋白质、维生素和钙、磷、铁等营养素组成。

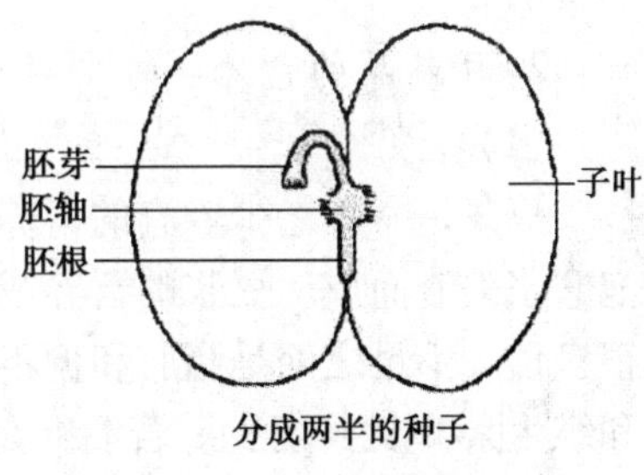

图4.2 豆粒的结构

4.7.2 豆及豆制品的营养

1)豆类中的营养

(1)豆类中的蛋白质

①豆类蛋白质含量。豆粒类中的蛋白质主要含在大豆中,大豆中含35%~40%的蛋白质,是天然食物中蛋白质含量最高的食品。其中,黄豆36.3%,黑豆49.8%。而杂豆中含量较低,如绿豆含21.8%,豌豆含24.6%,蚕豆含28.2%,赤小豆含19.4%。

②豆类营养价值。豆类蛋白质的氨基酸组成较好,接近人体的需要。豆类蛋白质中赖氨酸的含量较高,而蛋氨酸的含量较低。相反,谷类蛋白质赖氨酸含量低,而蛋氨酸含量较高,若两者混合食用,正好相互补充,可提高蛋白质的生物价值。大豆蛋白质除了富含8种必需氨基

酸外，其蛋白质和奶类蛋白质一样具有乳化、发泡和凝固等多种性能，利用这种性能，可以加工制成许多种豆制品。

(2)豆类中的脂肪

①豆类中的脂肪含量。大豆脂肪含量为15% ~20%，其他豆类低于2%。豆中脂肪的主要在大豆中，其中黄豆18.4%，黑豆12.1%，杂豆含量较低，仅有1%。

②豆类脂肪的营养价值。豆油中含有人体所需的不饱和脂肪酸，还含有少量豆固醇，可抑制机体吸收胆固醇的作用。此外，大豆被推荐为防治冠心病、高血压、动脉粥样硬化等疾病的理想产品。

(3)豆类中的糖

豆类中糖的含量。大豆含糖量为25% ~30%，其他豆类含糖量为50% ~60%。豆粒中的糖主要含在杂豆中，平均为50%。一般来讲，绿豆含糖较多，平均为59%。豌豆和小豆次之，前者为57%，后者为58%。蚕豆含量较低，约为48.6%。大豆含量最低，平均约25%。

豆粒中糖的营养价值。豆粒中的糖以淀粉的形式存在，是人体热能物质的一个来源，可用豆中的淀粉制成粉丝、粉条、粉面等副食品。

(4)豆类中的维生素

豆类含丰富的维生素B族和维生素E，以维生素B_1含量较多。100 g黄豆中含维生素B_1 0.79 mg，比谷类含量高。古代有用黄豆治疗脚气病的记载。同时还含有维生素B_2，每100 g含0.25 mg。另外还含有胡萝卜素，主要在黄豆和绿豆中。

(5)豆类中的无机盐

豆类中无机盐总量为2% ~3%，富含钙、磷、铁、钾、镁等无机盐，是一类高钾、高镁、低钠等的食品。

2)豆制品的营养

(1)豆浆

豆浆是一种老少皆宜的营养食品，享有“植物奶”的美誉。豆浆是用1份大豆和8份水浸泡磨浆去渣而成。豆浆的营养成分在供给蛋白质上并不亚于鲜奶，其铁的含量更是超过鲜奶很多倍。不足之处是脂肪和糖不多，所以供给的热量较鲜奶低。另外，钙、维生素B_2、维生素A和维生素D比鲜奶少。若能补充其营养成分，如加钙豆浆、加乳豆浆等，其营养价值可提高很多，并可以代替人乳和牛乳喂养婴儿。

(2)豆腐

豆腐是我国的一种传统食品，根据原料不同可分为南豆腐和北豆腐。豆腐营养价值较高，蛋白质含量为5% ~6%，超过牛奶和羊奶，在国外有“中国牛奶”之称。豆腐是将大豆浸泡磨浆，用高原子价的金屑盐，如硫酸镁、硫酸钙或酸汁点制将大豆蛋白质凝结沉淀，排去水分而成的。若将制豆腐的原料再给予不同的加工，就可制成千张、豆腐皮、豆腐干等多种豆制品。豆腐中的蛋白质由于进行了热处理，易于消化和吸收。由于制作过程中加入了钙和镁离子，从而增加了豆腐中的矿物质含量。

(3)豆芽

豆芽菜是一种营养丰富、经济便宜的食物，大豆、绿豆均可制作。豆芽有黄豆芽、绿豆芽等。豆类润水出芽后，在酶的作用下，部分营养成分降解或被利用，如蛋白质水解为氨基酸和多肽，某些淀粉转化成单糖等，尽管营养成分含量有所下降，但降解后的营养成分易于消化吸收。

黄豆在发芽过程中,由于胰蛋白酶抑制素等有害物质大部分被除去,使黄豆芽的蛋白质利用率较黄豆提高5% ~10%。黄豆发芽时,由于酶的作用,促使豆中的植酸降解,更多的磷、钙、铁、锌等无机盐被释放出来,增加了豆中无机盐的吸收利用率。在发芽过程中,维生素的变化也比较大,胡萝卜素、维生素 B_2、维生素 B_5、叶酸等都有成倍的增加,特别是维生素 C 的含量增加较明显,每100 g 可食部分一般在5 ~10 mg。

豆芽不仅富于营养,而且具有清热解毒,利水消肿,除胃淤气等功效。

(4)腐乳

腐乳是一种大豆蛋白经接种霉菌发酵后制成的传统食品。经霉菌作用后,产生多种具有特殊香味的有机酸,并且醇、脂、氨基酸等变得更易被消化和吸收,同时还增加了维生素 B_{12} 的含量。腐乳可分为两种:一种是红色的叫酱豆腐;另一种是青白色的叫臭豆腐。腐乳所用的原料是由大豆制成的豆腐坯子。酱豆腐的红色是红曲的天然色素,这种色素,食之有益无害,是一种理想的食品着色剂。臭豆腐所用的豆腐坯子含水少,加盐量少,发酵彻底,蛋白质分解后的含硫氨基酸又进一步产生了硫化氢,因此具有刺鼻的臭味。但它的蛋白质分解彻底,产生的氨基酸较多,又具有鲜香的味道,由此,形成了臭豆腐的特殊风味,即"闻着臭,吃着香"。

目前,也有用脱脂大豆粉为原料,制成类似瘦肉组织的大豆组织蛋白,俗称"植物肉"。用大豆蛋白质制作豆腐粉、速溶豆浆粉等,以代替奶与奶制品。

4.7.3 豆类和豆制品的卫生

1)豆类的卫生

豆类要干燥,大小均匀,质地坚实,具有各种豆粒固有色泽。豆粒不应发芽、霉变等,异常豆粒不能食用及制作豆制品。豆粒要限制水分,通常水分应在15%以下,久藏的豆粒要控制在10%左右。

2)豆制品的卫生

(1)豆制品的感官标准

豆腐不应有发酸及其他异味,刀口干净不碎,摆布后不塌,无石膏脚等。豆腐干质地坚紧,刀口挤压不出水,表面不黏手。素鸡无裂缝、破皮,无重碱味,无酸臭味,切口光亮,表面不发黏。黄豆芽色洁白,芽挺直,豆瓣无烂斑、腐烂气味。绿豆芽白净,有主根和须根,出水无异味等。

(2)豆制品的卫生要求

制作豆腐的水质要好,销售豆腐中要防尘、防蝇、防病菌污染等。腐竹、腐干要防霉变、虫蛀和变酸。

任务8 蔬菜水果类的营养与卫生

任务说明

蔬菜,是指以植物根、茎、叶、花、果等为食物的物质,是人类膳食中的重要食物。烹饪中既可做主料、配料,也可做菜肴点缀。它是人体维生素、碱性矿物质和纤维素的来源。水果,是指食用植物的果实,一般以生食为主,部分可作为菜肴的烹饪原料。

案例阅读

饭后吃水果才是良好的饮食习惯。但是近年来研究发现,其实这并不科学,饭后吃水果容易被先吃下的食物阻滞于胃中,出现胀气、便秘等症状,给消化功能带来不良影响。因此宜将吃水果的习惯安排在饭前。饭前水果吃可保护体内的免疫系统免受熟食的不良刺激,对免疫系统很有益。除此以外,有的水果不宜在空腹时吃或与油性食物同时吃,如柿子就含有红鞣质,这种物质碰到酸就凝固起来,形成“柿石”,容易导致“胃结石”发生。一般情况下,水果应生吃,而且越新鲜营养越丰富。

任务分析

4.8.1 蔬菜的营养及其卫生

1)蔬菜的主要营养成分

(1)维生素

蔬菜中含有丰富的维生素,特别是维生素 C 和胡萝卜素,还含有维生素 B_2 和少量其他 B 族维生素,以及维生素 A、维生素 D 等。

(2)无机盐

蔬菜是人体所需无机盐的重要来源,其含量为 0.3% ~2.8%。蔬菜中含多种无机盐,如钙、磷、铁、钾、钠、镁、硫及微量的碘、铜等。其中以钾的含量为最多,其次是钙、磷、铁。蔬菜中的钙、铁、钾在人体生理上是碱性物质,可以中和体内的酸性物质,以维持酸碱平衡。

(3)糖类

蔬菜中所含的糖类包括淀粉、糖、纤维素、半纤维素、果胶、木质素等。其糖类可分为带甜味的糖和不带甜味的淀粉及纤维素、半纤维素等。

①糖。蔬菜中以胡萝卜、洋葱、甫瓜等含糖较多,为 2.5% ~12%,而一般蔬菜含糖量并不高。

②淀粉。一般蔬菜淀粉含量只有 2% ~3%,根茎类的藕和甘薯、马铃薯和豆类蔬菜都含有大量淀粉。

③纤维素和半纤维素。纤维素和半纤维素常同时存在,是构成细胞壁的主要成分,蔬菜中的含量为 0.2% ~2.8%。纤维素和半纤维素尽管不能被人体消化酶水解,但能促进胃肠蠕动和消化腺的分泌,利于消化和排便,减少粪便在肠道内的滞留时间,同时降低细菌及其毒素对肠壁的刺激作用。

(4)水

一般蔬菜含水充足,占 65% ~96%。蔬菜含水量过大,易腐烂变质;含水少易萎蔫,会降低新鲜品质,不易贮藏。

2)蔬菜的卫生

蔬菜要鲜嫩,无黄叶,无伤痕,无病虫害,无烂斑,无腐烂变质或枯萎等。发芽变绿的马铃薯含有龙葵素和马铃薯素,有毒,不可食用,干菜不应有虫蛀、霉变。生菜制作凉菜时,要清洗干净,以防寄生虫卵或细菌侵入人体。腌菜的硝酸盐含量应在 20 mg/100 g 之内,过多时会使机体缺氧而中毒。

4.8.2 水果的营养及其卫生

水果在烹饪中应用广泛,从小吃到豪华宴会,都有果品的应用。水果为人体提供维生素、无机盐和果糖,某些硬果还可以作为植物油的原料。

1)水果中的营养

(1)维生素

水果是人类维生素的重要来源,以维生素 C 含量最多。胡萝卜素在一些水果中含量也比较多,如芒果、柑橘、枇杷、杏、柿子等。

(2)无机盐

水果是人类摄取无机盐的重要来源。水果中含丰富的钙、钾、钠、镁等元素,不同水果含量差异很大。

(3)糖

水果中的碳水化合物以糖、淀粉为主,膳食纤维和果胶也很丰富。糖是水果甜味的主要成分。不同种类的水果,含糖量和所含糖的种类也不同,各种水果的含糖量一般在 10% ~20%。果实成熟度高含糖也高。水果中普遍存在的糖有蔗糖、葡萄糖和果糖等,苹果、梨等含果糖较多,桃、李、杏等含蔗糖较多,葡萄含葡萄糖和果糖较多,柑橘类果实含蔗糖较多。

(4)有机酸

水果中的有机酸主要是苹果酸、柠檬酸和酒石酸 3 种,通常称为果酸,是果实酸味的来源。大多数果实含苹果酸,柑橘类果实主要含有柠檬酸,葡萄中含有较多的酒石酸。酸味有降低甜味的作用。

(5)纤维素

纤维素是构成果实细胞壁和输导组织的主要成分。纤维素常与木质、果胶结合成为复合纤维素,对果实起保护作用。

(6)果胶物质

果胶物质是植物组织中普遍存在的多糖化合物,也是构成细胞壁的主要成分。以原果胶、果胶、果胶酸 3 种不同的形式存在于水果组织。

2)水果的卫生

水果易感染肠道致病菌,果皮上也常残留农药,因此食用水果之前,必须彻底洗净,并注意以下 5 点:

①水果应有良好的感官,如新鲜、清洁、完整,无虫害,无机械损伤、冻伤等,无腐烂变质和枯缩。

②水果要保持外皮完整,有破损的应及时分离。

③苹果、梨、桃、橘、杏等较为坚实的水果,有腐烂部分的要先削去再食用。

④柿、葡萄、香蕉、枇杷、李、杨梅、樱桃、水蜜桃、甜瓜、西瓜等多浆汁水果应保持完整、新鲜、无霉烂斑点。

⑤干果要避免霉变、虫蛀等。

任务 9 油脂和调味品的营养与卫生

任务说明

油脂是烹饪中的主要辅料之一,在增进菜肴色、香、味、形及营养方面起着重要作用。调味品是用来调和风味,使之更能够迎合人们的嗜好。调味品在菜肴烹调和面点制作中是不可缺少的辅助原料。

任务分析

4.9.1 油脂

食用油脂依其来源可分为植物油脂和动物油脂两大类;按其熔点高低可分为液体油脂与固体油脂两大类。一般各种植物油属于食用液体油脂,如豆油、菜籽油、花生油等。各种家畜等动物油脂属于食用固体油脂,如猪油、牛油、羊油等。

1)食用油脂的营养价值

①植物油类含脂量100%,还含有许多维生素,如维生素E、维生素B_2和胡萝卜素等,且熔点较低,消化率较高,是人体必需脂肪酸的来源。所以,植物油的营养价值高。

食用植物油脂中,胆固醇对人体危害较大,而亚油酸等不饱和酸能使肝内胆固醇分解为胆酸,降低其血中含量。此外,植物油中的谷固醇在肠道的吸收,可降低血浆胆固醇含量,利于预防血管硬化和冠心病。

②动物脂含脂量99%,含有非必需脂肪酸,营养价值低。但动物脂中含有一定量脂溶性维生素,如维生素A、维生素D和维生素K。

动物油脂熔点高,吸收率低,但黄油、酥油的熔点较低,吸收率较高。动物油脂多含饱和脂肪酸和胆固醇,常吃易诱发动脉粥样硬化。鱼油含胆固醇较少,有助于心血管病的治疗,值得推广。

总之,植物油含人体必需脂肪酸和维生素E较多,可降低血液中的胆固醇含量,防止心血管疾病,营养价值一般高于动物油,应合理使用。

2)食用油脂卫生

食用油脂是膳食中重要组成部分,使用时要防止油脂酸败。所谓油脂酸败是指油脂长期贮存于不适宜的条件(微生物的作用、光、热、水分、金属等)使脂肪酸氧化变质形成过氧化物、醛、醛酸、酮、酮酸等过程。酸败的油脂营养下降,影响人体健康,不宜食用。

(1)食用油脂卫生

食用油脂的感官卫生。各种油脂应有它特有的气味和滋味,不应有焦味或酸败味。植物油色泽一般为棕色或橙黄色,但粗豆油呈琥珀色,色拉油无色,不混浊,无明显杂质。动物脂肪为白色或橙黄色,溶化呈液态时应透明清澈。

油脂的理化指标应符合国家标准:水分含量动物脂0.1%~0.3%;植物油0.15%~0.25%。酸价动物脂在0.5%~2.5%;植物油为1%~3%;杂质为0.05%~0.1%。油脂中不应有杂质、酸败等。

(2)油脂保藏

油脂要避光、密闭和低温。油脂应贮存于绿色和棕色玻璃瓶中,放于阴暗之处;密封,以避免与光和空气接触;油容器不宜用铁桶等金属制品盛装。另外,高温会破坏油脂中的营养素,产生对机体有毒害作用的各类聚合物(如丙烯醛等)。

4.9.2 调味品

调味品在菜肴烹调和面点制作中是不可缺少的辅助原料,常用的调味品有食盐、酱油、醋、糖、味精、面酱、豆酱、麻油、花椒、胡椒、葱、姜、蒜、茴香、丁香、桂皮和咖喱粉等。下面介绍一些

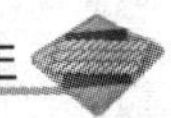

常用的。

1）固体调味品

（1）食盐

食盐的主要成分是氯化钠，是咸味的载体。咸味是最基本的味，是味中之王。有些粗盐除氯化钠外还有少量的碘、钙、镁、钾等，海盐含碘较多。正常人每日需要食盐6～10 g，已患高血压的病人每天应控制在2～6 g为宜。人体出汗过多时，应增加食盐的摄入量。患心脏病、肾脏病、肝脏病时应限制食盐的摄入，以防病情加重。

①食盐的感官标准。食盐应呈白色或青白色结晶，无夹杂物，无气味及异臭，无苦味及外来滋味。

②卫生指标。食盐色正味纯。盐中水分和水不溶物含量应低。食盐中金属含量应在国家规定的卫生标准之内。

（2）味精

味精又称味素，是以淀粉（小麦、玉米、甘薯等）为原料，用微生物发酵，经提取、浓缩、结晶等过程制成的。味精的主要成分是谷氨酸钠，谷氨酸钠正常含量为84.2%。味精易溶于水，有强烈的肉类鲜味，可起到安定情绪、保护肝脏、增强大脑记忆力、解除大脑疲劳等作用。

味精在弱酸性、中性溶液和水温70～90 ℃时使用效果为最好；温度超过100 ℃时，谷氨酸钠就会被分解为焦谷氨酸钠，不仅没有鲜味，还有一定的毒性，因此在菜肴起锅时趁热加入最好。味精在酸性溶液中，酸性越大，越不溶解，效果越差。在碱性溶液中谷氨酸钠会生成有不良气味的谷氨酸二钠，失去调味价值。用量过多时，会产生一种似咸非咸、似涩非涩的怪味，失去应有的作用，其最大使用量为1.5 g/kg食物。

①感官指标。味精应呈白色结晶或粉末，干燥无结块和发霉征象，无夹杂物，具有鲜美略带咸味滋味，无苦味及其他不良余味。

②卫生指标。味精呈洁白结晶或粉末状，质地均匀无杂质，没有掺杂物。重金属含量在国家标准之内：砷不得超过1 mg/kg，铅不得超过2.5 mg/kg。

2）液体调味品

（1）酱油

酱油和酱是以大豆、小麦及其制品为主要原料，利用微生物发酵酿制而成。一般酱油含水、蛋白质、脂肪、钙、磷、维生素 B_1 等，其盐的含量为15%～20%。酱油香味浓郁，除腥增香，易消化吸收。高血压、心脏病较严重的患者，不要多吃酱油，由肝病、肾病引起浮肿的患者，应限制或禁止食用普通酱油。

①感官指标。酱油应呈淡褐色至黑褐色澄清稠液，无霉花浮膜，无肉眼可见的悬浮物，放置24小时无显著沉淀，具有爽快芳香味，无焦、腐烂酸败或令人厌恶的气味，且具有甘、咸、鲜美味，无异味及其他不良余味。

②卫生指标。酱油要有正常的外观色泽、气味和滋味，有败坏征象的酱油不要食用。防腐剂的用量不得超过0.1%。重金属盐含量在标准规定之内：砷含量不得超过1 mg/kg，铅不得超过2 mg/kg。

（2）食醋

食醋是一种发酵的酸性液态调味品，以粮食（淀粉）、糖类或酒糟为原料，经醋酸菌、酵母菌发酵而成。主要成分是醋酸，含量为3%～5%。醋酸具有促进食欲、帮助消化、杀菌的作用，用它烹调蔬菜可软化植物纤维素,减少维生素 C 的损失。烧排骨、猪蹄、鱼等,加醋可使骨中的钙、磷溶解出来便于吸收利用。烧鱼、虾,醋可除腥味,因醋能中和有腥味的胺化物(具弱碱性)。烧牛肉加少量的醋使牛肉易于炖烂,节省炖肉时间,因醋酸能使肌肉纤维软化。此外,食醋还有软化血管、降低胆固醇的功效。但胃溃疡和胃酸过多者不宜食用。

①感官指标。食醋呈棕黄色或棕红色的澄清液,透明,无沉淀,不混浊,无霉花浮膜及夹杂物,具有食醋固有的气味,无异味,有芳香可口的醋酸味,无不良余味。

②卫生指标。醋中不应生霉。生霉的醋不得食用。有醋鳗孳生的醋要经过加热到 72 ℃并维持数分钟后,经过滤方可食用。食醋中不得含有游离矿酸。食醋除焦糖外不得加入其他色素。醋中重金属含量应在标准规定的范围之内,砷不得超过 0.5 mg/kg,铅不得超过 1 mg/kg。

(3)黄酒(料酒)

黄酒是用糯米或小米经曲发酵而酿造的一种低醇度酒。其主要成分有酒精、糖分、糊精、有机酸、氨基酸、酯类等。黄酒酒精度偏低,在 11 ~ 20 度,以绍兴酒、加饭酒较为出名。它可作为调味品的主要用酒,可消除动物性食物的腥臊味,增加菜肴的香味。

①感官指标。酒体黄亮有光,清澈中略有透明感,不浑浊,无沉淀,有浓郁的芳香味。

②卫生指标。黄酒乙醇含量在 12% ~15%,总酸度(以琥珀酸计)在0.3% ~0.6%,不挥发酸不得超过0.1%,杂醇不得超过 0.2%。黄酒中不得含有铅、砷、铜、锌等重金属,不得加入防腐剂。如有败坏征象则不能使用。

任务 10 饮料类的营养与卫生

任务说明

饮料是指经过一定的加工程序制成的液体食物(酒、汽水、果汁、雪糕、矿泉水等),一般分为含酒精饮料和不含酒精饮料两大类。含酒精饮料称为酒类,不含酒精饮料称为软饮料。作为饮料,应能解渴,具有卫生安全性,饮后令人精神振奋,可消除疲劳等。

任务分析

4.10.1 酒类

酒是人们日常生活中的饮料之一,我国酿酒已有几千年的历史。

1)酒的种类

我国的酒根据制造方法的不同可分为 3 类。

(1)发酵酒

发酵酒是利用各种含淀粉和糖类物质,经酿造发酵、过滤制成的酒。如葡萄酒、水果酒、黄酒、啤酒等。此类酒的酒精含量较低,在 20% 以下。

(2)蒸馏酒

淀粉或糖类经过发酵后制成酒醇,再经蒸馏而成。如白酒、大曲酒、烧酒、白兰地酒等,酒精含量高达 30% ~60%。

(3)配制酒

配制酒是以蒸馏酒或发酵酒为主要原料,加入水、糖或果汁、色素和香料等配制而成,如竹

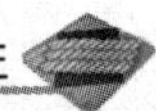

叶青酒、玫瑰酒、青梅酒等。一般酒精含量在35% ~40%。

2)酒的营养价值

酒类的成分除水外,主要含乙醇(酒精)、二氧化碳。此外,还含有甘油、醇类、醛类、有机酸和脂类等。酒精的滋味和香味令许多人喜爱。酒中的二氧化碳利于酒的保存,能使饮酒者得到新鲜味和爽快的感觉,如夏季饮啤酒(因含二氧化碳丰富),能起到消暑散热的作用。酒中有机酸(包括酒石酸、苹果酸、柠檬酸等)能缓和酒的刺激作用。酒中的酯包括原料本身固有的和酒中的乙醇与有机酸结合形成香酯,酯的香气越浓,酒的品质也就越高。

适量饮酒有利于健康。酒精含量低的啤酒、葡萄酒、果酒等,饮用适当可以增进食欲,促进消化,防病治病,但过量饮酒,有损人体健康,甚至危及生命。长期过度饮酒,会损害消化道黏膜,使消化功能降低,形成脂肪肝、"啤酒心"、高血压,出现神经衰弱或脑神经麻痹,影响胎儿生长发育,或造成新生儿智力低下等。

3)酒类饮料的品质标准和含量指标

(1)酒的感官标准

①色泽。白酒类纯洁、无色、透明;黄酒类浅黄澄清,不浑浊,无沉淀物;葡萄酒类清亮,红葡萄酒应呈红紫色,白葡萄酒应为浅黄色,不得有浑浊现象;啤酒透明澄清,无任何浑浊和沉淀,呈浅黄绿色。

②气味。白酒,具有本身所特有的清香酒味;黄酒,具有爽快的甜香味;葡萄酒,具有天然的水果香气,并具有浓烈的酯香;啤酒,具有正常的清香酒气,倒入杯内有密集的泡沫,并能保持一定的时间。所有的酒都不能有其他异味。

③滋味。白酒,醇厚利口,无强烈刺激感,酒味醇正,不可有外来异味;黄酒醇厚稍甜,不能有酸涩味;葡萄酒,醇厚软润,稍甜,不能有过强的酸涩味;啤酒,爽口,稍带苦味,不可无味或呈酸味。

(2)各种含量指标

①酒精含量。白酒酒精含量较高,一般应在40%以上,如果低于该酒所规定的浓度,即有掺水的嫌疑;黄酒酒精含量一般在12% ~15%,如果高于15%,即有人工加入酒精之嫌;葡萄酒酒精含量应在11%左右;啤酒酒精含量应在3%,过高或过低酒质均可疑。

②总酸度的要求。酒的总酸度,包括挥发酸的醋酸及不挥发酸的乳酸、酒石酸和琥珀酸等。通常白酒以醋酸计,葡萄酒以酒石酸计,黄酒以琥珀酸计,啤酒以乳酸计。总酸度是:白酒不超过0.073%;发酵酒中黄酒为0.3% ~0.6%;葡萄酒为0.4% ~1.0%,平均为0.6%;啤酒为0.15%。

③不挥发酸要求。黄酒中含量为0.06% ~0.1%,超过0.1%时,即有变质的嫌疑,不能再饮用;葡萄酒不得超过0.07%;啤酒不得超过0.045%。

④杂醇含量。杂醇是指高分子醇类的戊醇、异戊醇、丁醇、丙醇等。按规定,蒸馏酒不得超过0.2%;黄酒不得超过0.2%。酒饮料中如果含量过高,饮后常引起头痛等不适。

⑤甲醇含量的规定。一般粮食酒的甲醇含量应在0.06%以上,番薯干所制的酒含甲醇较高。按规定白酒的甲醇含量不得超过0.12%。甲醇含量过高时,饮后可引起甲醇中毒,出现沉睡、昏晕、全身无力、头痛、视觉模糊、恶心、呕吐、腹痛、呼吸困难和发绀等症。重者,可致谵妄、知觉丧失及视觉损害等。

(3)其他含量指标

啤酒中的一氧化碳含量一般应低于0.3%;饮料酒中不得含有铅、砷、铜、锌等重金属。但蒸馏酒中,暂允许含有不超过1 mg/L的铅量。配制酒中加入合成色素时最大使用量不得超过1/10 000。饮料酒中不得加入防腐剂。有败坏征象的酒不能饮用。

4.10.2 清凉饮料类

清凉饮料也称解渴性饮料,可分为含碳酸饮料和不含碳酸饮料,以普及碳酸饮料为主。目前,我国积极发展果蔬类饮料、蛋白类饮料、特种营养饮料、饮用矿泉水和固体饮料等。清凉饮料饮后具有清凉感,可起到防暑降温、解渴除烦的作用。

1)部分饮料简介

(1)碳酸饮料

碳酸饮料是含有二氧化碳的一类饮料,生产工艺简单、风味多样、价格低廉,产量约占总产量的50%,品种有:可乐饮料、运动员饮料、各类果味饮料等,如健力宝、雪菲力、崂山等。

(2)果汁饮料

果汁饮料是指含果汁在10%以上的果味型饮料,分浓缩果汁和果汁饮料两类,约占总量的2%。该饮料可保持水果的原汁原味,使其营养素不受损失和破坏。

(3)蔬菜汁饮料

蔬菜汁饮料在我国正处于试产试销的阶段,主要有番茄汁、芦笋汁、马蹄汁、莲藕汁等。蔬菜汁饮料能很好地补充人体所需的维生素。

(4)植物蛋白饮料

植物蛋白饮料属于营养型饮料,占总产量的2%。含蛋白质和少量的维生素、矿物质及微量元素。品种主要有豆奶与豆奶粉、椰子汁、杏仁露、花生露、核桃露等。

(5)冷饮类饮料

冷饮类饮料的成分有砂糖、淀粉、赤豆、牛奶、鸡蛋、柠檬酸、水果香精和食用色素等。含有蛋白质、脂肪、糖和淀粉等。主要品种有冰棒、雪糕、冰块、冰淇淋等。

(6)固体饮料

固体饮料主要有橘子晶、果珍、猕猴桃晶、山楂晶、酸梅晶、巧克力豆奶、麦乳晶等。

2)清凉饮料的营养价值

清凉饮料类有水、糖类、果子汁、酸味剂、脂肪、香料、二氧化碳等。许多清凉饮料除具有清凉解渴的作用外,因含有蛋白质、脂肪、碳水化合物、矿物质和维生素等营养素,对人体具有保健作用。

3)清凉饮料卫生标准

(1)感官指标

汽水、果汁水、果子露应澄清,不浑浊,不漏气,不含沉淀及其他夹杂物,饮料具有特有的香味,不可有其他异味,口感清凉爽口。冰棍、雪糕应硬实,不含杂质。冰淇淋全质均等,有天然色调,为淡黄色,组织致密,滑润光泽而黏稠,具有奶香甜味。

(2)卫生标准

制作清凉饮料的原料要符合卫生要求,不得用腐败变质的原料;牛奶使用前要消毒;不得用水禽蛋制作冰淇淋;制造饮料用水要经过软化和消毒;有败坏征象的饮料不得饮用。添加色

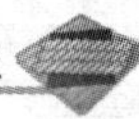

素和防腐剂要在国家规定范围内，人工合成色素只允许加入苋菜红、胭脂红、柠檬黄、靛蓝4种，其用量不得超过1/10 000。防腐剂一般使用苯甲酸钠，用量为0.1%。饮料中重金属规定砷含量为1.0 mg/kg、铅2.5 mg/kg、铜6.0 mg/kg。蛋白质饮料0.3 ml内不得检出大肠杆菌，碳酸及果汁饮料100 ml内不得检出大肠杆菌。

4.10.3　生物碱饮料

生物碱饮料主要有茶和咖啡饮料。

1）茶

茶是由茶树的叶及嫩芽经过一系列加工制成，按其加工方法的不同，将茶分为绿茶、红茶、花茶、乌龙茶和紧压茶等。我国是茶的故乡，也是世界上最先饮茶的国家。饮茶可以清新爽口，还能够抗氧化，抗疲劳。

茶叶的主要成分有：

①茶多酚。是多酚化合物的总称，主要包括儿茶酚、黄酮、花青素、酚酸等化合物，它占茶叶干燥时总量的20%～30%。茶多酚能促进人体对维生素C的积累，并对尼古丁、吗啡等有害生物碱进行解毒。同时还起到杀菌消炎、强心降压、增强血管壁弹性的作用。

②咖啡碱。茶叶中含有5%左右的生物碱，其中主要是咖啡碱（茶精），它是白色结晶体，具有兴奋神经中枢，加强肌内收缩，促进新陈代谢，增强心脏和肾脏功能的功效，还有助于消除疲劳。

③芳香油。芳香油能溶解脂肪，帮助消化。芳香油是赋予茶叶香气最主要的成分，茶叶中含量的多少是决定成品茶质量优劣的主要因素。

④无机盐和维生素。茶叶中含有钾、钙、磷、铁、锰等无机盐，维生素有维生素A、维生素C、维生素K、维生素B_1、维生素B_2等，其中维生素C含量最为丰富。

2）咖啡

咖啡属三大饮料（咖啡、可可、茶叶）之首，是咖啡树种子一咖啡豆经碾磨制成。咖啡含咖啡碱（咖啡因）、鞣酸及多量钾盐，还含蛋白质、粗脂肪、粗纤维、糖类等，能提神醒脑，利尿强心，帮助消化，促进新陈代谢。

4.10.4　矿泉水饮料

矿泉水是具有医疗作用的地下水。矿泉水饮料，是以矿泉水为基础，添加各种果汁、果料、糖、香精、菊花、蜂蜜、咖啡、可可等制成的饮料。

饮料矿泉水应具备的条件：有良好的口味；成分有益；不利成分不得超过卫生标准；保存期内外观、口味都要正常；微生物学指标要符合饮水卫生要求。

矿泉水主要有碳酸氢钠、二氧化碳、硫酸钠、氯化钠、钙、镁、钾等成分，还含有铁、铜、锌、碘、锰、铬、钴、钼、硒、氟、锂等微量元素。饮用矿泉水，能健胃消食，增进食欲，调节体液的酸碱平衡，治疗某些疾病（如搐搦、贫血、甲状腺肿、器官发育不良、糖尿病、视力减退等）。但患肾炎、肝硬化腹水、肥胖病人不宜饮用含钠高的矿泉水。

4.10.5　强化饮料

强化饮料是指在饮料中添加一些富含某种营养素（如维生素、无机盐、蛋白质和氨基酸等）

的天然食物所配制的饮料。强化的目的是为了保证人们在不同成长阶段和劳动条件下获得全面合理的营养,满足人体某些生理及病理的营养需要,以利于健康发展。常见的强化饮料有以下几种:

1)运动饮料

运动饮料是针对体育运动而研制的一种饮料,根据人体体液所需的组成成分配制而成。主要是补充人体因激烈运动所消耗的热能、水分、无机盐等,预防低血糖,维持机体水和电解质的平衡,以便消除疲劳,防止心律失常或肌肉抽搐等。

2)维他奶

维他奶是以大豆为原料,采用先进技术制成豆浆,然后强化多种维生素,用无菌装罐方式制成。这是一种营养性饮料,内含植物性脂肪,利于防治心血管疾病。

3)可可饮料

可可饮料是强化维生素 A、维生素 B_1 及维生素 D 的含量,也有加入铁质、尼克酸(烟酸)等成分。可可饮料的原料有炼乳、牛乳、砂糖、麦精、葡萄糖、奶油、蛋、可可粉等。制造时,先将各种原料混合加热溶化,再加入各种维生素,然后乳化而成。

4)功能饮料

功能饮料,又称保健饮料,是继碳酸饮料、果蔬汁饮料后的第三代饮品,被誉为 21 世纪的饮料。如泰国的"红牛"复合维生素功能饮料,含有牛磺酸、肌醇、赖氨酸、多种维生素,该饮料可改善脑功能,降低胆固醇,促进代谢,预防心血管疾病等。

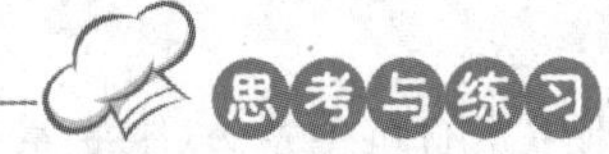

1. 畜肉的营养价值有哪些?如何鉴别新鲜肉与变质肉?
2. 禽肉的营养价值和卫生标准有哪些?
3. 蛋是由哪几部分组成的?含有哪些营养素?蛋制品的营养特点是什么?
4. 简述牛奶蛋白质的特点。
5. 鱼类的营养价值和卫生标准有哪些?
6. 如何保持和利用谷类的营养价值?其卫生标准是什么?
7. 蔬菜中含有哪些矿物质和维生素?
8. 大豆有哪些营养特点?豆制品的感官标准有哪些?
9. 食用油脂的营养价值如何?应具备哪些感观指标?
10. 叙述食盐、味精、酱油、食醋的感官标准和卫生指标。
11. 调味的目的是什么?吃过量的盐有哪些危害?

项目 5

平衡膳食

项目描述

本项目科学地解释了平衡膳食的概念，具体剖析了实现合理营养的基本条件，详细说明了中国膳食指南和平衡膳食宝塔及其应用，介绍了世界各地居民的膳食结构，分析了其不足与长处，还介绍了各种膳食调查方法，强调并分析了如何科学地调配膳食及合理设计宴席。

导入案例

据新华网报道，2013 年黑龙江首次全省居民膳食营养与健康状况综合调查结果显示，受调查居民饮食结构存在"六低两高"问题。即蔬菜水果摄入量低，其中蔬菜比《中国居民膳食营养指南》（以下简称《指南》）推荐标准下限低10.1%，水果则低于下限 87.6%；乳及乳制品摄入量仅达推荐标准的 5%；豆类及豆制品、坚果摄入量仅达推荐标准下限的 39%；全谷物食品极少，粗粮摄入比重不到推荐标准下限的 50%；鱼虾摄入量比推荐标准下限 50 g 低 37%；大部分维生素、矿物质摄入量只达推荐标准的 50% 左右。食物结构不合理、膳食不平衡成普遍问题，亟待引起重视。全省居民食盐消费量为人均每天 13.3 g，为《指南》推荐限量 6 g 的 2.2 倍。此外，油脂摄入量每人每天 34.2 g，超过《指南》推荐限量 30 g 的 14%。

中国卫生部、科技部和国家统计局在 2004 年公布的中国居民营养与健康现状调查结果显示：由于我们平时偏爱畜肉类食物及油脂消费过多，谷类食物消费偏低，城市居民谷类食物供能比仅为 47%，明显低于 55% ~65% 的合理范围，且奶类、豆类食物摄入量不足，使我们同时面临着营养过剩和营养不足两方面问题的尴尬局面。一方面，我国糖尿病患者人数已达 2 000 多万，平均每天就会增加 3 000 个糖尿病患者，高血压患病率也有较大幅度升高，成人高血压患者人数也达到 1.6 亿。另一方面，铁、维生素 A 等微量营养素缺乏是我国城乡居民普遍存在的问题，全国城乡钙摄入量仅为 391 mg，相当于推荐摄入量的 41%。这些为我们的生活敲响了警钟！膳食高能量、高脂肪和少体力活动与超重、肥胖、糖尿病和血脂异常的发生密切相关；高盐饮食与高血压的患病风险密切相关；饮酒与高血压和血脂异常的患病危险密切相关。特别是脂肪摄入最多体力活动最少的人，患上述各种慢性病的机会最多。可见，膳食营养结构与人的身体健康关系密切。

任务1 平衡膳食概述

任务说明

了解平衡膳食的概念与意义，分析实现合理营养目的的基本条件，能对中国居民膳食指南和中国居民平衡膳食宝塔的核心内容进行解释，重点掌握中国居民膳食指南的实际指导价值和中国居民平衡膳食宝塔的具体应用。

任务分析

随着社会经济的发展，人们生活水平不断提高，尤其在我国进入小康社会以后，人们的饮食观念已从"吃饱"转向"吃好"，开始考虑"吃什么""怎么吃""吃多少"等问题。怎样才能吃得科学，如何以膳食营养促进健康已成为人们追求的目标。但由于对营养学知识的缺乏，人们往往不能真正了解自己是否"吃好"，许多人误认为"好吃"就是"吃好"，只要多吃肉、鱼、禽、蛋、奶等富含蛋白质、脂肪的食物就算吃好。基于这种想法，富含脂肪的动物性食物被过分地食入，导致肥胖症、高血脂、糖尿病等与膳食营养摄入不当有关的疾病的发病率显著提高。因此，要讲究"吃好"也就是要讲究合理营养，我们就必须掌握平衡膳食的知识。

5.1.1 平衡膳食的概念与意义

为了维持人体的正常新陈代谢，保持身体健康，就必须通过合理的膳食为其提供各种符合要求的营养素。当营养素摄入过多或过少时，都会影响人体正常的生理活动。同时，各类营养素只有在相互配合、相互影响下，才能发挥其对人体的生理作用。所以，人体所需的各类营养素，必须有一个最佳的配合量。由于自然界中，没有任何一种单一的食物能满足人体所需的全部营养素，只有通过食用多种多样的食物才能满足人体的正常生理活动，任何偏食、挑食等情况，都会影响人体健康。因此，必须做到平衡膳食，合理营养。

根据人体的营养需要，为人体提供足够数量的热能和恰当比例的各类营养素，保持人体新陈代谢的供需平衡的需要。而通过合理的膳食制度，合理的食谱编制，合理的选料、加工、烹调等过程组成的符合卫生要求的、达到合理营养目的的、品种多样化的膳食叫作平衡膳食。

饮食的最终目的是达到合理营养，满足机体的正常代谢的需要。想要得到合理的膳食营养，就必须对膳食进行合理的调配，制订合理的膳食制度，采取科学的烹调方法，避免由于膳食构成的比例失调而导致某些营养素摄入过多或不足，避免在烹调中产生有害物质给人体造成不良影响。

5.1.2 实现合理营养目的的基本条件

1）膳食中各营养素的供给应适应个体的需要

人体摄入营养物质的种类、数量、质量，以及相互的比例，都要适应个体不同生理状态的实际需要，充分供给人们劳动、生活过程中所消耗的能量和营养素，满足人体新陈代谢、生长发育和调节各种生理功能的需要。例如，膳食中合理的能量来源是：碳水化合物占55% ~60%、脂肪占20% ~30%、蛋白质占10% ~15%；人体每天摄入的酸性食物和碱性食物的平衡；纤维素虽不能被人体消化和吸收，却能帮助消化和排便等。

2）食物必须对人体无毒、无害

各种食物必须新鲜、干净、符合食品卫生标准，不能被有毒物质污染。比如，不能带有各种

 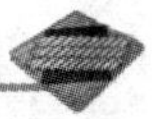

微生物病原体、寄生虫卵和化学毒素等。如果膳食中含有各种有毒物质,并超过每日允许的摄入量,即使是人体所需的能量和各类营养物质都符合要求,也不能达到合理营养的目的,反而会影响人体的健康,染上各种疾病。目前,人们越来越关注食物中的食品添加剂、农药残留以及霉菌毒素的污染等与食品卫生质量有关的问题。所以,保证食物的卫生质量是实现平衡膳食合理营养的关键。

3)食物应多样并且感官良好

各种各样的食物所含的营养成分不尽相同,没有任何一种单一的食物能供给人体所需要的全部营养素。每日膳食要选择搭配多样的食物,满足人体对各种营养素的需要量。食物在色、香、味、形等感官性状良好的基础上,就能给用膳者带来一种赏心悦目的感觉,从心理上刺激用膳者消化液的分泌,增进食欲,提高食物的消化吸收率。

4)为用餐者提供良好的用餐环境

中国宴席很早就讲究"四美",即良辰、美景、赏心、悦事。用餐环境的良好与否,可直接影响到用餐者的心情。在清洁、舒适的用餐环境中愉快地进餐,自然会让用餐者食欲大增,保证有足够的进食量并充分消化吸收营养素。

5)制订合理的膳食制度

在一天的不同时间段里,人体对能量及各种营养素的需要量不尽一致,又由于大脑兴奋抑制过程和肠胃对食物的排空时间与人体生理需要相一致,且存在规律性,因此,把全天的食物定质、定量、定时地分配食用的膳食制度就显得非常重要。当合理的膳食制度确定之后,只要到了用膳时间,人体就会表现出食欲,并分泌出足够的消化液,保证营养物质的合理摄入。安排的进餐时间和两餐间隔时间应恰当,一般混合性膳食的胃排空时间为4~5小时,故两餐间隔一般为5~6小时。全天各餐食物能量分配比例为:早餐30%,午餐40%,晚餐30%,做到"早吃好,午吃饱,晚吃少"。当然,特殊情况需灵活处理,例如,晚上加班者可增加夜餐。

6)用餐者应当具有良好的用餐习惯

不偏食,不挑食。由于单一的食物不能为人体提供全面的营养素,长期性的偏食或挑食就会导致人体营养不良等不健康情况出现。例如,拒食肉、蛋、奶、豆类等,就会使能量与蛋白质,尤其是优质蛋白质摄入量长期不足,可导致营养不良,甚至会出现消瘦、体力下降、免疫力降低等情况。

不暴饮暴食。由于人体一次消化吸收营养素的能力有限,倘若一次进食量过大,就会增加肠胃的工作负荷,不但不利于人体的消化吸收,而且会伤及脾胃。因此,只有通过平衡膳食,做到合理营养,才能改正不良的饮食习惯。

5.1.3 《中国居民膳食指南》

《中国居民膳食指南》是根据营养学原则,结合国情制订的,是教育国民采用平衡膳食,合理摄取营养素,提高健康水平的一种指导性建议。《中国居民膳食指南》是中国营养学会以科学研究的成果为依据,针对我国居民的营养需要及膳食中存在的主要缺陷制订的,对改善和优化食物结构,倡导平衡膳食和合理营养具有指导意义,从而达到促进生长发育,提高学习和工作效率,减少与膳食有关的疾病,增强国民体质以及延年益寿等目的。

为了给居民提供最基本、科学的健康膳食信息,卫生部委托中国营养学会组织专家制订了《中国居民膳食指南(2011)》。该指南以先进的科学证据为基础,密切结合我国居民膳食营养的实际,对各年龄段的居民摄取合理营养,避免由不合理的膳食带来疾病具有普遍的指导意义,最终形成《中国居民膳食指南(2011)》。

1)一般人群膳食指南

一般人群膳食指南一共有10条,适合6岁以上的正常人群。这10条是:

(1)食物多样,谷类为主,粗细搭配

人类的食物是多种多样的。各种食物所含的营养成分不完全相同,每种食物都至少可提供一种营养物质。平衡膳食必须由多种食物组成,才能满足人体各种营养需求,达到合理营养、促进健康的目的。

谷类食物是中国传统膳食的主体,是人体能量的主要来源。谷类包括米、面、杂粮,主要提供碳水化合物、蛋白质、膳食纤维及B族维生素。坚持谷类为主是为了保持我国膳食的良好传统,避免高能量、高脂肪和低碳水化合物膳食的弊端。人们应保持每天适量的谷类食物摄入,一般成年人每天摄入250~400 g为宜。另外要注意粗细搭配,经常吃一些粗粮、杂粮和全谷类食物。稻米、小麦不要研磨得太精,以免所含维生素、矿物质和膳食纤维流失。

(2)多吃蔬菜、水果和薯类

蔬菜和水果含有丰富的维生素、矿物质及膳食纤维。色泽深的蔬菜、水果比色泽浅的含维生素更多,如各种辣椒及绿叶菜都含有丰富的维生素C。相对来说,水果中的维生素和矿物质含量比蔬菜少,但水果中所含葡萄糖、果糖、果胶物质、有机酸比蔬菜多。因此,长期食用水果,可增进食欲,帮助消化。

薯类是我国传统膳食的组成部分,随着人们生活水平的提高,薯类的消费量在不断减少,但薯类兼有谷类和蔬菜的双重好处,应当提倡多吃薯类。多吃含有丰富水果、蔬菜和薯类的膳食,对保持身体健康,保持肠道正常功能,提高免疫力,降低患肥胖、糖尿病、高血压等慢性疾病风险具有重要作用。

新鲜蔬菜水果是人类平衡膳食的重要组成部分,也是我国传统膳食重要特点之一。蔬菜水果能量低,是维生素、矿物质、膳食纤维和植物化学物质的重要来源。薯类含有丰富的淀粉、膳食纤维以及多种维生素和矿物质。富含蔬菜、水果和薯类的膳食对保持身体健康,保持肠道正常功能,提高免疫力,降低患肥胖、糖尿病、高血压等慢性疾病风险具有重要作用。推荐我国成年人每天吃蔬菜300~500 g,水果200~400 g,并注意增加薯类的摄入。

(3)每天吃奶类、豆类或其制品

奶类营养成分齐全,组成比例适宜,容易消化吸收。奶类除含丰富的优质蛋白质和维生素外,含钙量较高,且利用率也很高,是膳食钙质的极好来源。各年龄人群适当多饮奶有利于骨骼健康,建议每人每天平均饮奶300 ml。饮奶量多或有高血脂和超重肥胖倾向者应选择低脂、脱脂奶。

大豆含丰富的优质蛋白质、必需脂肪酸、多种维生素和膳食纤维,且含有磷脂、低聚糖,以及异黄酮、植物固醇等多种植物化学物质。特别是大豆中含有丰富的赖氨酸,可弥补谷类食物中赖氨酸的不足,提高膳食蛋白质的营养价值。大豆的其他成分,如异黄酮及大豆低聚糖可防止因肉类食用过多而产生的不利影响。应适当多吃大豆及其制品,建议每人每天摄入30~50 g大豆或相当量的豆制品。

(4)常吃适量的鱼、禽、蛋和瘦肉

鱼、禽、蛋和瘦肉均属于动物性食物,是人类优质蛋白、脂类、脂溶性维生素、B族维生素和

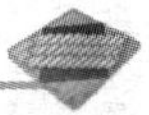

矿物质的良好来源,是平衡膳食的重要组成部分。瘦畜肉铁含量高且利用率好。鱼类脂肪含量一般较低,且含有较多的多不饱和脂肪酸;禽类脂肪含量较低,且不饱和脂肪酸含量较高;蛋类富含优质蛋白质,各种营养成分比较齐全,是很经济的优质蛋白质来源。

目前,我国部分城市居民食用动物性食物较多,尤其是食入的猪肉过多。应适当多吃鱼、禽肉,减少猪肉摄入。相当一部分城市和多数农村居民平均吃动物性食物的量还不够,还应适当增加。动物性食物一般都含有一定量的饱和脂肪和胆固醇,摄入过多可能增加患心血管病的危险性。

(5)减少烹调油用量,吃清淡少盐膳食

脂肪是人体能量的重要来源之一,脂肪可提供人体必需的脂肪酸,有利于脂溶性维生素的消化吸收,但是脂肪摄入过多是引起肥胖、高血脂、动脉粥样硬化等多种慢性疾病的危险因素之一。世界卫生组织建议,每人每天食盐的使用量以不超过 6 g 为宜,膳食盐的摄入量过高与高血压的患病率密切相关。食用油和食盐摄入过多是我国城乡居民共同存在的营养问题。为此,建议我国居民应养成吃清淡少盐的习惯,即膳食不要太油腻,不要太咸,不要摄食过多的动物性食物和油炸、烟熏、腌制食物。

(6)食不过量,天天运动,保持健康体重

进食量和运动是保持健康体重的两个主要因素,食物提供人体能量,运动消耗能量。如果进食量过大而运动量不足,多余的能量就会在体内以脂肪的形式积存下来,增加体重,造成超重或肥胖。相反,若食量不足,可由于能量不足引起体重过低或消瘦。正常生理状态下,食欲可以有效控制进食量,不过有些人食欲调节不敏感,满足食欲的进食量常常超过实际需要。食不过量对他们意味着少吃几口,不要每顿饭都吃到十成饱。由于生活方式的改变,人们的身体活动减少。目前,我国大多数成年人体力活动不足或缺乏体育锻炼,应改变久坐少动的不良生活方式,养成天天运动的习惯,坚持每天多做一些消耗能量的活动。

(7)三餐分配要合理,零食要适当

合理安排一日三餐的时间及食量,进餐定时定量。早餐提供的能量应占全天总能量的25%~30%,午餐应占30%~40%,晚餐应占30%~40%,可根据职业、劳动强度和生活习惯进行适当调整。一般情况下,早餐安排在6:30—8:30,午餐安排在11:30—13:30,晚餐安排在18:00—20:00进行为宜。要天天吃早餐并保证其营养充足,午餐要吃好,晚餐要适量。不要暴饮暴食,不要经常在外就餐,尽可能与家人共同进餐,并营造轻松愉快的就餐氛围。零食作为一日三餐之外的营养补充,可以合理选用,但来自零食的能量应计入全天能量摄入之中。

(8)每天足量饮水,合理选择饮料

水是膳食的重要组成部分,是一切生命必需的物质,在生命活动中发挥着重要功能。体内水的来源有饮水、食物中含的水和体内代谢产生的水。水的排出主要通过肾脏,以尿液的形式排出,其次是经肺呼出、经皮肤和随粪便排出。进入体内的水和排出来的水基本相等,处于动态平衡。饮水不足或过多都会对人体健康带来危害。饮水应少量多次,要主动,不要感到口渴时再喝水。饮水最好选择白开水。

饮料多种多样,需要合理选择,如乳饮料和纯果汁饮料含有一定量的营养素和有益膳食成分,适量饮用可以作为膳食的补充。有些饮料添加了一定的矿物质和维生素,适合热天户外活动和运动后饮用。有些饮料只含糖和香精香料,营养价值不高。有些人尤其是儿童青少年,每天喝大量含糖的饮料代替喝水,是一种不健康的习惯,应当改正。

(9)如饮酒应限量

在节假日、喜庆和交际的场合,人们饮酒是一种习俗。高度酒含能量高,白酒基本上是纯能量食物,不含其他营养素。无节制地饮酒,会使食欲下降,食物摄入量减少,以致发生多种营养素缺乏、急慢性酒精中毒、酒精性脂肪肝,严重时还会造成酒精性肝硬化。过量饮酒还会增加患高血压、中风等疾病的危险,并可导致事故及暴力的增加,对个人健康和社会安定都是有害的,应严禁酗酒。另外,饮酒还会增加患某些癌症的危险。若饮酒尽可能饮用低度酒,并控制在适当的限量以下,建议成年男性一天饮用酒的酒精量不超过 25 g,成年女性一天饮用酒的酒精量不超过 15 g。孕妇、儿童和青少年应忌酒。

(10)吃新鲜卫生的食物

食物放置时间过长就会引起变质,可能产生对人体有毒有害的物质。另外,食物中还可能含有或混入各种有害因素,如致病微生物、寄生虫和有毒化学物等。吃新鲜卫生的食物是防止食源性疾病、实现食品安全的根本措施。正确采购食物是保证食物新鲜卫生的第一关。烟熏食品及有些加色食品可能含有苯并芘或亚硝酸盐等有害成分,不宜多吃。食物合理储藏可以保持新鲜,避免受到污染。高温加热能杀灭食物中的大部分微生物,延长保存时间;冷藏温度常为 4 ~8 ℃,只适于短期贮藏;而冻藏温度低达-23 ~ -12 ℃,可保持食物新鲜,适于长期贮藏。烹调加工过程是保证食物卫生安全的一个重要环节。需要注意保持良好的个人卫生以及食物加工环境和用具的洁净,避免食物烹调时的交叉污染。食物腌制要注意加足食盐,避免高温环境。有一些动物或植物性食物含有天然毒素,为了避免误食中毒,一方面要学会鉴别这些食物,另一方面应了解对不同食物去除毒素的具体方法。

2)中国儿童、青少年膳食指南

(1)三餐定时定量,保证吃好早餐,避免盲目节食

一日三餐不规律、不吃早餐的现象在儿童、青少年中较为突出,这会影响到他们的营养摄入和健康。三餐定时定量,保证吃好早餐对于儿童、青少年的生长发育、学习都非常重要。

(2)吃富含铁和维生素 C 的食物

儿童、青少年由于生长迅速,铁需要量增加,女孩加之月经来潮后的生理性铁丢失,更易发生贫血。

即使轻度的缺铁性贫血,也会对儿童、青少年的生长发育和健康产生不良影响。为了预防贫血的发生,儿童、青少年应注意经常吃含铁丰富的食物和新鲜的蔬菜水果等。

(3)每天进行充足的户外运动

儿童、青少年每天进行充足的户外运动,能够增强体质和耐力,提高机体各部位的柔韧性和协调性,保持健康体重,预防和控制肥胖,对某些慢性病也有一定的预防作用。户外运动还能接受一定量的紫外线照射,有利于体内维生素 D 的合成,保证骨骼的健康发育。

(4)不抽烟,不饮酒

儿童、青少年正处于迅速生长发育阶段,身体各系统、器官还未成熟,神经系统、内分泌功能、免疫机能等尚不十分稳定,对外界不利因素和刺激的抵抗能力都比较差,因此,抽烟和饮酒对儿童、青少年的不利影响远远超过成年人。

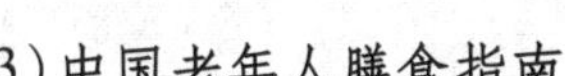

3)中国老年人膳食指南

(1)食物要粗细搭配、松软、易于消化吸收

粗粮含丰富的B族维生素、膳食纤维、钾、钙、植物化学物质等。老年人消化器官生理功能有不同程度的减退,咀嚼功能和胃肠蠕动减弱,消化液分泌减少。因此,老年人选择食物要粗细搭配,食物的烹制宜松软,易于消化吸收。

(2)合理安排饮食,提高生活质量

家庭和社会应从各方面保证其饮食质量、进餐环境和进食情绪,使其得到丰富的食物,保证其需要的各种营养素摄入充足,以促进老年人身心健康,减少疾病,延缓衰老,提高生活质量。

(3)重视预防营养不良和贫血

60岁以上的老年人由于生理、心理和社会经济情况的改变,可能使老年人摄取的食物量减少而导致营养不良。另外,随着年龄增长而体力活动减少,并因牙齿、口腔问题和情绪不佳,可能导致食欲减退,能量摄入降低,必需营养素摄入减少,造成营养不良。60岁以上老年人低体重、贫血患病率远高于中年人群。

(4)多做户外活动,维持健康体重

老年人适当多做户外活动,在增加身体活动量、维持健康体重的同时,还可接受充足的紫外线照射,有利于体内维生素D的合成,预防或推迟骨质疏松症的发生。

5.1.4 中国居民平衡膳食宝塔

1)中国居民平衡膳食宝塔说明

中国居民平衡膳食宝塔是中国营养学会根据中国居民膳食结构的现状而设计的。宝塔把平衡膳食的原则转化为各类食物的重量,向居民推荐了平均每天各类食物的摄入量。宝塔建议的各类食物的摄入量一般是指食物的生量。还应注意的是,塔中每一类食物的重量不是指某一种食物的重量。

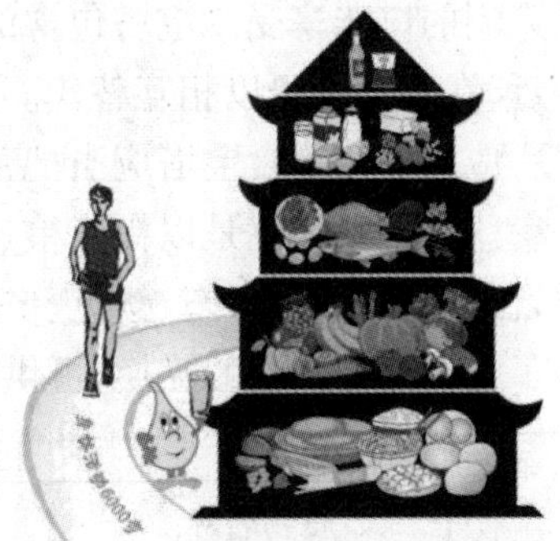

图5.1 中国居民平衡膳食宝塔

宝塔将我们主要食用的5类食物相应地分成5层,各类食物在膳食中的地位及应占比重由宝塔位置和面积的不同来表示。第一层(最低层)代表谷类、薯类及杂豆,是膳食中能量的主要来源。推荐每日摄入250~400 g,每周5~7次粗粮,每次50~100 g。第二层代表蔬菜、水果,是膳食中维生素和矿物质的主要来源。每日推荐蔬菜300~500 g(深色蔬菜最好占一半以上),水果吃200~400 g。第三层代表鱼、禽、肉、蛋等动物性食物,主要提供优质蛋白质、脂类、维生素与微量元素。推荐每日摄入畜禽肉50~75 g、水产品50~100 g以上、蛋类25~50 g。第四层代表奶类、大豆和坚果类,主要提供优质蛋白质、脂类、矿物质和维生素。每天应吃鲜奶300 g以上,相当于酸奶360 g,奶粉45 g。推荐每日摄入大豆30~50 g,而40 g大豆相当于80 g豆腐干、120 g北豆腐、240 g南豆腐或650 g豆浆。第五层代表烹调油和盐,每日推荐量烹调油25 g、盐6 g。由于我国居民现在平均吃食糖的量还不多,因此,宝塔未建议食糖的摄入量。

2)平衡膳食宝塔的应用

(1)以宝塔为依据,合理确定食物组成

宝塔建议的每人每日各类食物适宜摄入量范围适用于一般健康成年人,但要根据年龄、性别、身高、体重、劳动强度、季节等情况适当调整。年轻人、劳动强度大的人需要量高,应适当多吃些主食;年老、活动少的人需要能量少,可少吃些主食。因此,根据个体的劳动强度合理确定食物组成,可参阅表5.1。

表5.1 不同能量膳食的各类食物参考摄入量

单位:g/d

食　物	低能量 (约1 800 kcal)	中等能量 (约2 400 kcal)	高能量 (约2 800 kcal)
谷　类	300	400	500
蔬　菜	400	450	500
水　果	100	150	200
肉、禽	50	75	100
蛋　类	25	40	50
鱼　虾	50	50	50
豆类及豆制品	50	50	50
奶类及奶制品	100	100	100
油　脂	25	25	25
面　包	100	150	200

注:红薯、马铃薯等薯类可替代部分粮食,约500 g相当于100 g谷类。

(2)同类互换,调配丰富多彩的膳食

人们吃多种多样的食物不仅是为了获得均衡的营养,也是为了使饮食更加丰富多彩,以满足人们的口味享受。宝塔包含的每类食物中都有许多品种,各品种所含营养成分往往大体上相近,在膳食中可以相互替代。

应用平衡膳食宝塔应当把营养与美味结合起来,按照同类互换、多种多样的原则调配一日三餐。同类互换就是以粮换粮、以豆换豆、以肉换肉,可以全量互换,也可以分量互换。多种多样就是选用品种、形态、颜色、口感多样的食物,应不断变换烹调方法。表5.2~表5.5分别列举了几类常见食物的互换,可供参考。

表5.2 谷类食物互换表(相当于100 g米、面)

食物名称	质量/g	食物名称	质量/g
大米、小米、糯米	100	烧饼	140
富强粉、标准粉	100	烙饼	150
玉米面、玉米糁	100	馒头、花卷	160
挂　面	100	窝头	140
面条(切面)	120	鲜玉米	750~800

 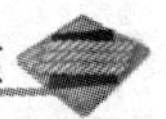

表 5.3 豆类食物互换表(相当于 40 g 大豆)

食物名称	质量/g	食物名称	质量/g
大豆(黄豆)	40	豆腐干、薰干、豆腐泡	80
腐 竹	35	素肝尖、素鸡、素火腿	80
豆 粉	40	素什锦	100
青豆、黑豆	40	北豆腐	120 ~ 160
膨化豆粕(大豆蛋白)	40	南豆腐	200 ~ 240
蚕豆(炸、烤)	50	内酯豆腐(盒装)	280
五香豆豉、千张 豆腐丝(油)	60	豆奶、酸豆奶	600 ~ 640
豌豆、绿豆、芸豆	65	豆浆	640 ~ 800
豇豆、红小豆	70		

表 5.4 乳类食物互换表(相当于 100 g 鲜奶)

食物名称	质量/g	食物名称	质量/g
鲜牛奶	100	酸奶	100
速溶全脂奶粉	13 ~ 15	奶酪	12
速溶脱脂奶粉	13 ~ 15	奶片	25
蒸发淡奶	50	乳饮料	300
炼乳(甜)	40		

表 5.5 肉类互换表(相当于 100 g 生肉)

食物名称	质量/g	食物名称	质量/g
瘦猪肉	100	瘦牛肉	100
猪肉松	50	酱牛肉	65
叉烧肉	80	牛肉干	45
香肠	85	瘦羊肉	100
大腊肠	160	酱羊肉	80
蛋青肠	160	鸡肉	100
大肉肠	170	鸡翅	160
小红肠	170	白条鸡	150
蒜泥肠	180	鸭肉	100
猪排骨	160 ~ 170	酱鸭	100
兔肉	100	盐水鸡	110

(3)要合理分配三餐食量

我国多数地区居民习惯于一日三餐,三餐食物量的分配及间隔时间应与作息时间和劳动状况相匹配,具体要求在前面的内容已经讨论过。

(4)要因地制宜充分利用当地资源

我国幅员辽阔,各地的饮食习惯及物产不尽相同,只有因地制宜充分利用当地资源才能有效地应用平衡膳食宝塔。例如,牧区奶类资源丰富,可适当提高奶类摄入量,渔区可适当提高鱼类及其他水产品摄取量,农村山区则可利用山羊奶以及花生、瓜子、核桃、榛子等资源。同时,可以用豆类替代乳类、肉类,或用蛋类替代鱼、肉等,也可以用花生、瓜子、榛子、核桃等干果类替代肉、鱼、奶等动物性食物。

(5)要养成习惯,长期坚持

膳食对健康的影响是长期的结果,应用平衡膳食宝塔需要养成习惯,并坚持不懈,才能充分体现其对健康的重大促进作用。只有这样,才能保持健康体质,健康长寿。

知识拓展

早餐要以质量为主,而不是以数量为标准。早餐摄入的营养素含量应占全天的1/3以上,否则就会对身体产生不良影响。

早餐必须保证热能的供给,应有足够的主食,如馒头、面包、豆包、烧饼、面条等。主食应米面结合、粗细搭配、干稀结合,适当选择玉米粥、小米粥、燕麦粥、红薯、南瓜、土豆等。

早餐必须保证供给充足的优质蛋白质,如鸡蛋、牛奶、鱼类、瘦肉以及植物蛋白,如大豆、红豆、黑豆、花生、核桃等。

副食还应注意选择含钙、磷、铁、胡萝卜素、B族维生素、维生素C、纤维素的食物及绿色蔬菜和水果等,但摄入量不宜过多。

任务2 各类型居民膳食结构

任务说明

了解目前世界饮食结构的3大模式:欧美模式、发展中国家模式、日本模式,能指出它们的长处与不足。重点掌握我国传统的膳食结构以及对改进我国传统膳食结构的建议。

任务分析

目前,一般根据人均国民生产总值、人年均占有粮食量、粮食保障指数(国家粮库存有粮维持天数)、人均摄入热能供需比,以及恩格尔指数(食物消费支出占生活支出的百分比)几项经济指标将膳食结构划分为4种类型:

第一种类型为贫困温饱型膳食结构。恩格尔系数超过50%,其他指标都较低,居民的营养状况不良,可描述为"吃饱求生存"的膳食结构。

第二种类型为嗜好型膳食结构。恩格尔系数在50%左右,其他指标较高,肉、蛋、鱼等消耗剧增。在这个阶段,人们追求美味佳肴,可描述为"好吃求口味"的膳食结构。

第三种类型为营养过剩型膳食结构。恩格尔系数在50%,其他指标较高,动物性食品供应丰富,以高热能、高脂肪、高蛋白饮食为特点。

第四种类型为合理营养型膳食结构。植物性与动物性食物并重,蛋白质、热能基本符合人体的需要。

由于世界上各个地区或国家在自然环境、社会历史、文化背景、民风民俗、经济发展水平等方面存在差异,使不同国家或地区的膳食营养结构及饮食习惯也各不相同。目前,世界饮食结构模式大致可以分为欧美模式、发展中国家模式和日本模式3种。

5.2.1 欧美模式

欧美各国由于社会经济发达，农、畜、牧、食品工作的发展为居民提供了大量丰富多样的食物。食物消费具体表现为以畜禽肉、蛋、乳及乳制品，以及鱼类等动物性食物为主，蔗糖和酒类消费量大，淀粉及纤维类食物相对较少。据有关资料统计，美国人均日摄入热能约 3 200 kcal，蛋白质 100 g 左右，脂肪 130 ~ 150 g是典型的"高热量，高脂肪，高蛋白"的膳食结构，属于营养过剩型膳食模式，由于摄入的多数食物是经过精细加工过的，加之谷物、蔬菜食用量少，粗纤维摄入量不足，膳食脂肪及含糖量较高，因此很容易引起肥胖症、高血压、心脑血管疾病等，同时使肿瘤发病率上升。由于各种慢性病发病率的增多，已引起人们的重视，近年来欧美各国已经开始改革自己的饮食习惯，一些营养学家也提出了本国营养结构改进的方向。例如，1995 年版《美国人的膳食指南》，其重点内容共有 7 条：

①食物多样化。

②进食量要与体力活动相平衡，维持或改善体重。

③选用含丰富粮谷类、蔬菜和水果的膳食。

④选用低脂肪、低饱和脂肪酸和低胆固醇的膳食。

⑤采用含糖量有限的膳食。

⑥选用含盐量有限的膳食。

⑦如果饮酒应予以节制。

5.2.2 发展中国家模式

发展中国家模式属热能与蛋白质不足型。多数发展中国家，如泰国、印度尼西亚等国都属于这一类型。该类型膳食结构植物性食品消费量大，动物性食品消费量低，虽然能量能够满足人体需要，但蛋白质、脂肪摄入量均不足，尤其是动物性食品更加缺乏，还有相当一部分人连温饱问题都未能解决。据有关资料统计，发展中国家三大生热营养素供给量占总热量的比例分别是：蛋白质 10%，脂肪 11.7%，碳水化合物 78.3%。因此，发展中国家属于贫困温饱型膳食模式。这些国家要想做到平衡膳食，还需要付出很大的努力。

5.2.3 日本模式

日本的膳食营养结构是在以本国传统的素食基础上，融合了西方膳食中合理的部分后形成的较合理的营养结构。传统的日本饮食以米饭为主，伴以酱菜、咸菜、日本制的海鱼。日本政府为了提高国民素质，提出了科学的膳食计划，培养了大批营养专业人员，指导国民平衡膳食，使动物蛋白和豆制品大量摄入，提高了国民的身体健康水平，人均身高增加，人均寿命延长。日本人均每日摄入热能为 2 300 ~ 2 500 kcal，蛋白质约 80 g（其中动物性蛋白质 50%），脂肪约70 g。膳食组成中食品品种多样，美味食品、方便食品营养丰富。整体上蛋白质、脂肪、碳水化合物以及热量的比例均较为理想。目前，他们平均消费的谷物在110 kg左右，动物食物 137 kg 左右，动植物食物各接近一半，属于合理营养型膳食模式。

5.2.4 目前我国居民的模式

我国目前的膳食结构属于以植物性食品为主、动物性食品为辅的膳食类型。我国烹饪文化源远流长,饮食营养古已有之,“五谷为养,五果为助,五畜为益,五菜为充”的传统饮食思想一直影响着我国居民的膳食。

1)我国传统的膳食结构

由于我国人口众多,经济、文化发展不平衡,食物消费现状也存在相当大的差异,即“营养不良与营养过剩同在,贫困病与富裕病并存”。虽然这样,我国居民长期以来形成的以粮为主适量搭配肉类和一些蔬菜、水果的膳食结构,还将在今后较长时期存在下去。

(1)优点

我国传统的膳食结构除了以色、香、美、形俱佳的优点早在世界享有盛名外,中国的膳食结构在避免西方膳食模式所带来的“文明病”方面很有效果。我国膳食结构与西方膳食结构相比,其优点为:

①植物性食物为主,动物性食物为辅,荤素搭配,各种营养素的比例对成年人较为适宜。

②膳食纤维含量丰富,故降低了肠道疾病的发生等。

(2)缺点

我国膳食结构虽有很多优点,但也有一些明显的不足,归纳起来有以下几点:

①动物性食物和豆类食物含量较低,使少数矿物质和维生素的供应量不足,如钙、铁、核黄素、维生素A等。虽然热能和蛋白质的供应量基本满足需要,但蛋白质的利用率不够理想。

②一些不科学、不文明的饮食习惯依然存在,如酒消费过多等。

③食物消费的不平衡问题突出,营养过剩与营养不良并存的状况有加剧趋势等。

2)改进我国传统的膳食结构的几点建议

我们应按照国务院颁布实施的《90年代中国食物结构改革与发展纲要》所指出的“营养、卫生、科学、合理”的原则,继承中华人民族饮食习惯中的优良传统,吸收国外的先进、适用的经验,改革、调整我国的食物结构和人们的消费习惯。具体应注意以下几方面:

①适当增加动物性食品,尤其是奶类制品及水产品。在不改变我国居民膳食基本模式的前提下,适当增加而不是过多增加动物性食物,切忌模仿西方的膳食模式。

②增加豆制品,如豆腐、豆浆及豆奶制品等。我国是大豆的故乡,有数千年栽培和食用大豆的历史,大豆不仅营养价值高,而且用大豆制成的各种制品味道鲜美、风格独特。大豆的这些优点被人们发现后,世界上很多国家都采取了有力的措施发展大豆的生产和消费。18世纪才从中国引进大豆的美国当发现大豆的蛋白质含量比牛肉还高时,大豆的生产迅猛发展,使美国成为“大豆王国”。其豆制品的消费日益增长,花色品种也不断增多,现已扩展到日常饮料和点心的行列。这股“豆腐热”还波及欧美其他经济发达的国家及亚洲的日本。所以,我们更有理由充分利用我国居民喜食豆制品的饮食传统,发挥大豆的营养作用。

③改正不合理的饮食习惯。尤其在宴席中应提倡文明餐饮,无论是酒类,还是高脂、高蛋白的动物性食品的摄入都应有所节制。

当然,自20世纪90年代以来,我国大多数居民的膳食结构已经向理想的膳食模式转变,其中谷类、薯类和蔬菜所占比例明显下降,动物性食品所占比例大大提高。与1982年的调查结果相比,1992年平均每标准人日摄入谷类和薯类分别减少了58.1 g和76.4 g,畜禽增加了16.1 g,植物油增加了10.4 g,全国平均膳食脂肪提供22%的膳食总能量,但发达省市的脂肪能量均超过膳食总量的30%,动物性食物和油脂摄入过高,体重超常者日渐增多,与之相关的一些慢性病,如心脑血管疾病、恶性肿瘤等的患病率也逐渐升高,因此,应引起重视。但在一些农

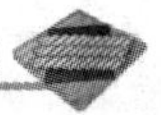

村，尤其是贫困农村，因食物简单或不足，而造成营养缺乏病仍然存在，这更是应该引起我们重视的一个方面。

任务3 平衡膳食的工作方法

任务说明

了解目前常用的膳食调查方法，重点掌握科学调配膳食的原则及科学调配膳食的方法，会编制食谱，能合理设计宴席。

任务分析

5.3.1 膳食调查

为了了解人群的全面营养状况，必须对该人群进行全面的膳食调查。膳食调查是通过调查了解群众中有代表性的一些人，平均一天所吃食物的种类和数量，然后根据所吃的短程食物中的营养素含量，计算出每人每天的各种营养素的平均摄入量，并将其与推荐的营养素供给量标准进行比较，从而评估该群体的膳食质量是否能够满足人体需要。

常用的调查方法有记账法、询问法、称重法、化学分析法等。调查时，可以选取一种或两种方法合并应用。一般来说，调查的日数不应该少于5日，也可根据情况延长或缩短。

1）记账法（查账法）

此法简单易行，其方法是：调查饮食单位在某一时间段（如1个月）内的各种食物的发票及账本，查出该段时间内单位消费的食物种类及数量，再将就餐人数准确统计，然后根据这些数据统计出每人每天各种食物的平均摄入量，再按食物成分表计算出每人每天各种营养素及能量的摄入量。这种方法适合饮食账目清晰的集体饮食单位，有利于进行较长时间段的膳食调查。这种方法是从购货的角度进行调查的，不能忽视食物在加工过程中的损耗，因此，进行数据统计时，必须将饮食单位的损耗，以及可能存在的食物浪费现象，在计算消耗时加以扣除。

2）询问法

这种方法是通过问筹委会的方式，由被调查者回顾其最近24小时内所吃食物的种类及数量，再由此估算出其摄入的能量有各种营养素。该方法简单易行，由于是通过调查对象进行回顾的，再加之只统计了调查对象一日的进餐情况，因此，结果不是十分准确，但这种方法还可以了解群体在膳食中的明显缺陷及膳食质量的概况。

3）称重法

这种方法是将饮食单位或个人每日食用的各种食物，都分别称出生重。烹调之后，再称出熟重，并计算出生熟的比例，由实际食入的熟食换算出生食重量，然后根据食物成分表计算出每人每日的能量和各种营养素的摄入量。该方法较能准确地反映出被调查对象的营养摄入情况，但花费力气大，为了调查更加准确，一般应最少调查一个星期。

4）化学分析法

该方法是将被调查者一日中各餐食物备足等质、等量的另一份送实验室进行营养分析，通过化学的方法得出被调查者一日中各种营养素及能量的摄入量。该方法一般连续分析3～5日，结果准确，但需专业人员及专业仪器才能完成。

5.3.2 科学调配膳食

1)科学调配膳食的原则

(1)了解用餐者的具体情况

科学调配膳食的最终目的是满足用餐者的合理营养。由于用餐者在性别、年龄、劳动强度、生理状况不同时所需要的各种营养素的比例及数量均不一致,因此只有弄清用餐者的身体情况,才能做到合理配膳。就像医生开药方时,要对症下药。例如,儿童膳食与成人膳食就存在很大差别。

(2)注重选料的多样性,合理摄入营养素

人的任何活动都离不开能量及全面的营养素支持,每天必须有足够的热能及营养素维持人体的正常生理活动及工作、学习等。自然界中的食物多种多样,丰富多彩,不同的食物所含营养素的成分各不相同。只有注意选择原料的多样性,才能保证足够的能量及营养素的摄入,维持人体的一切生理活动。但各种营养素又不是孤立地发挥其生理作用,它们之间存在着互相依赖、互相制约的关系,当某种营养素过多或过少时,都会对人体产生危害,因此,各种营养素的适量配合尤其重要。例如,糖类和脂肪对蛋白质有节约作用;当维生素 B_1 缺乏时,维生素 B_2 在人体的正常利用就会受到影响;高蛋白膳食有利于维生素 B_2 的利用和保存;过量的脂肪摄入会干扰钙的吸收。因此,应当使营养素的供应量及比例合理。

(3)科学的配菜方法及烹调技法

配菜直接决定了菜肴中各种营养素的含量,因此,配菜时不仅要做到色、香、味、形整体的合理搭配,更要注意根据所选原料的营养价值、理化性质进行科学配菜。例如,动物肝脏中含有丰富的铁,蔬菜中含有丰富的维生素 C,两者烹调在一起,维生素 C 可以使不易吸收的有机铁还原为二价铁,便于人体吸收利用。研究表明,肉和蔬菜合吃,蛋白质的消化吸收率可提高 10% ~20% 。

采用科学的烹调技术不仅可以使菜肴色、香、味、形俱佳,提高用餐者的食欲,更能使食物中营养素尽可能保留,提高消化吸收率。

(4)适应季节特点

不同的季节气温不同。气温既可以影响人们对营养素的需要,也可以影响人们的食欲。因此,不同的季节对膳食的质量和感官也有不同要求。春季,易出现"春困"现象,应注意维生素的摄入,尤其应注意配给足量的 B 族维生素和维生素 C。选料时注意豆制品、新鲜蔬菜和山间野菜的选择。夏季,出汗多,易流失较多的维生素、无机盐等,同时人们的食欲普遍下降,饭菜就以清淡、爽口为原则,多配给蔬菜、水果,当然,也应注意蛋白质的供应。烹调方法以伴、炝为主,也可适当选用辛辣、酸味食品,以刺激食欲。秋季,人们的食欲往往大大增强,可适当增加些厚味食物,如肉类、鱼类等,但应特别注意食物体积和内在的营养素的关系,避免过食使身体发胖或导致某些疾病。冬季,天气寒冷,热能消耗多,易于饥饿,此时的饭菜应以浓厚、味重、热食为原则,应多供给些含热量较高的动物性食品,同时注意维生素 C 的配给。

(5)符合卫生要求

所有菜肴、主食要符合卫生要求,以避免由于卫生不合格而降低营养价值和食用价值。

2)科学调配膳食的方法

科学调配膳食的方法包括合理编制食谱、合理设计宴席等。编制食谱和设计宴席时,除了解用餐者的年龄、性别、劳动强度、生理状况等以确定能量及各种营养素的供给标准外,还应尽可能地照顾到用餐者的经济状况、饮食习惯、民族或地方风俗等情况,根据平衡膳食的要求,以《中国居民膳食指南》为参考,精心设计并编制出切实可行而又完善的食谱和宴席菜单。这是合理利用食物、提高用餐者健康水平的重要措施之一。

(1)食谱编制

①食谱编制是指为了满足合理营养的需要,对膳食进行计划调配的方法。食谱是将一日或一周膳食中的各餐主、副食品的名称、数量、烹调方法等内容列成一种表格。通过编制食谱可明显地反映出膳食质量的好坏及食物的配制是否符合平衡膳食的原则;指导采购人员合理采购烹饪原料并为成本核算提供依据;指导烹饪工作者充分利用烹饪原料,有计划地配膳并采取合理烹调方法;引导用餐者合理进餐,使其获得的热能和各类营养素都能适应生理需要。食谱可按日或周进行编制。

②食谱编制的方法。

A. 由所需热能算出产热营养素的推荐摄入量。根据用餐者的生理状态和劳动强度者表确定所需热能,再由适当的百分比算出糖类、脂肪和蛋白质的供给量。如某进餐者每日需 2 700 kcal 的热能,若按糖类占 65%,脂肪占 23%,蛋白质占 12% 计算,则:

糖类=2 700×65% ÷4=439(g)

脂肪=2 700×23% ÷9=69(g)

蛋白质=2 700×12% ÷4=81(g)

B. 由糖类算出所需主食量。每日糖类来源按95%由粮食提供,5%可由单糖、双糖或点心、水果等提供。若按粮食含糖量为70%计算,则主食量约为596 g(439×95% ÷70%)。

C. 由主食中蛋白质含量与推荐摄入量的差额算出优质蛋白食物供给量。粮食中的蛋白质含量约为10%,则由主食提供的蛋白质约为59.6%,差额为21.4 g(81−59.6),应由蛋类、奶类、肉类、鱼虾类、豆制品等来提供,通过查"营养成分表"算出具体数量。大约可由一个鸡蛋(50 g左右)、一包鲜奶(250 g左右)、100 g豆腐(含蛋白质分别约为7.5 g,8.5 g,7.5 g)来提供;也可由50 g瘦肉、100 g鱼虾(含蛋白质分别约为8.5 g,15 g)来提供等。一般应由几种食物混合配膳以补充差额,而不提倡多量食用同一种食物。

D. 由食物中脂肪含量标准量的差额算烹调用油等纯油脂的数量。一般主食中脂肪含量少,按1%计算约提供6 g;动物性食品中含量较多,但不同品种的具体含量差别较大,可提供20~50 g。其来源可由植物和动物脂(猪大油、奶油等)两部分提供。但食物中既有鸡蛋又有肉类、奶类等动物性原料,则烹调用油应适当降低,一般为20~30 g。

由维生素C及其他维生素的含量计算蔬菜、水果的供给量。各种蔬菜、水果中所含的维生素C及其他维生素的数量有一定的差别,一般情况下每日蔬菜、水果的总供给量为500~700 g,即可满足维生素的推荐摄入量。

E. 估计无机盐的供给量。在每日膳食中蛋白质、脂肪、糖类、维生素供给量得到满足的情况下,无机盐也是不会缺少的,因此不需要再进行计算。若因特殊需要,则可重点选用含某种无机盐多的食物。如为改善缺钙的营养状况,可尽量选择奶类、鱼虾类和豆制品等;为改善贫血的营养状况,可尽量选瘦肉、肝脏、蛋类、海产品、豆制品、大枣、桂圆等。

F. 选料。根据食谱编制的原则,使三餐膳食中的各种营养素都保持较为合理的比例,以提高各种营养素的利用率。一般认为,给成每日膳食的基本食物有如下几类:

a. 米、面和薯类。

b. 绿色或黄色蔬菜。

c. 水果和瓜茄。

d. 蛋白食品类(肉、蛋、奶、鱼、虾、豆制品等)。

e. 烹调用油。

f. 食盐及其他调味品。

g. 少量个人特殊爱好的食品等。

至于具体品种的选择,可根据生活习惯、经济水平和季节特点等灵活掌握。

【例 5.1】一位男中学生的一日食谱。

根据《中国居民膳食营养素参考摄入量》中的推荐摄入量,男生 14~18 周岁每日所需热能约 2 900 kcal(12.13 MJ),根据食谱编制的原则和方法,列于表5.6。表中膳食可获糖类约 450 g、脂肪约 80 g、蛋白质约 90 g,占热能总数分别为:63%,24.7%,12.3%,基本符合要求。除能量外,还可获得钙约 1 100 mg、铁约20 mg、维生素 C 约 100 mg,其他营养也基本能满足其生长发育、学习及体育运动等方面的需要。

表 5.6 一位男中学生的一日食谱

餐别	饭菜名称	原料名称	质量/g	说 明
早餐	热牛奶	鲜牛奶	250	葱、姜、蒜、味精等调味品适量,水果少许可增进食欲
		白糖	5	
	豆沙包	面粉、豆沙	150	
	煎鸡蛋	鸡蛋	100	
		花生油	8	
	咸菜	辣榨菜丝	10	
课间	巧克力或小吃		5~10	若早餐没喝牛奶,可加酸奶或其他奶制品
午餐	米饭	大米	200	葱、姜、蒜、味精等调味品适量,水果适量
		大白菜	150	
	炒大白菜	豆腐、瘦肉	50,20	
	炸鸡腿	鲜鸡蛋	100	
		番茄	50	
	番茄鸡蛋汤	鸡蛋	30	
		花生油、猪大油	15	
晚餐	馒头	面粉	150	葱、姜、蒜、味精等调味品适量,水果适量
		鲜芹菜	150	
	海米炝芹菜	虾米	10	
		鲜鲅鱼	50	
	红烧鲅鱼	花生油	13	
	稀饭	玉米面	50	
	咸菜	酱萝卜丝	5	

【例 5.2】假设用膳者为成年办公室女性职员，属从事轻微体力劳动者，其一日食谱见表 5.7，该食谱营养分析见表 5.8。

表 5.7　一位办公室女职员的一日食谱

餐　别	饭菜名称	原料名称	质量/g
早　餐	牛奶	牛奶	150
	面包	面粉	50
	酱黄瓜	黄瓜	50
午　餐	蒸米饭	大米	200
	西红柿炒蛋	西红柿	100
		鸡蛋	50
	金针菇肉丝	金针菇	100
		肉丝	40
晚　餐	肉丝烩面	肉丝	10
		面粉	200
	菠菜、带鱼	菠菜	300
		带鱼	50
	水果	芒果	100

表 5.8　一位办公室女职员的食谱营养分析表

指标 食物	质量 /g	能量 /kcal	蛋白质 /g	脂肪 /g	碳水化合物 /g	膳食纤维 /g	维生素当量/μg	硫胺素 /mg	核黄素 /mg	抗坏血酸 /mg	钙 /mg	铁 /mg	锌 /mg
大米	200	696	15.4	1.2	153.6	1.2	—	0.32	0.16	—	22	2.2	2.9
面粉	250	860	28	3.75	178.5	5.25	—	0.7	0.2	—	77.5	8.75	4.1
鸡蛋	50	78	6.9	5.6	0.65	—	97	0.065	0.16	—	22	1.7	0.5
带鱼	50	64	8.8	2.4	2	—	14	0.01	0.03	—	14	0.6	0.35
瘦猪肉	50	72	10.2	3.1	1	—	22	0.27	0.05	—	3	1.5	1.5
牛奶	150	81	4.5	4.8	4.5	—	36	0.45	0.21	1.5	156	0.45	0.63
西红柿	100	19	0.9	0.2	3.5	0.5	92	0.03	0.03	19	10	0.4	0.13
金针菇	100	26	2.4	0.4	3.3	2.7	5	0.15	0.19	2	—	1.4	0.39
菠菜	300	72	7.8	0.9	8.4	5.1	1 461	0.60	0.54	246	1 233	77.7	11.7
酱黄瓜	50	12	1.5	0.15	1.1	0.6	15	0.30	—	—	26	1.9	0.45
芒果	100	32	0.6	0.2	7.0	1.3	1 342	0.01	0.04	23	—	0.2	0.09
花生油	25	225	—	25	—	—	—	—	—	—	3	0.7	0.12
合计	1 425	2 237	87	47.12	363.55	16.65	3 084	2.6	1.52	291.5	1 566.5	97.5	22.86

(2)合理设计宴席

宴席，是人们为了一定的社交目的，根据接待规格和礼仪程序编制的一整套菜点，带有规格化和聚餐化，也被称为“菜品的组合艺术”，是中国饮食文化最为精彩的内容之一。我国传统的宴席属高脂肪（占40% ~60%）、高蛋白（占40% ~50%）、低糖类（不足20%）的不合理膳食。精细食品过多，重荤轻素，追求山珍海味，注重菜品味与形等感观要求，往往忽视了菜肴的营养平衡，造成了宴席上各营养素的调配不够平衡，某些营养过剩，而另一些营养素又不足，违反了平衡膳食的原则。因此，宴席在设计时应遵循以下原则：

①注重选料的多样性。原料的多样性不仅可以丰富宴席的菜品，更重要的是能保证饮食者摄取人体所需的各种营养素。

②重视蔬菜、水果在宴席中的作用。受我国传统宴席及烹调技术的影响，宴席中某些维生素和矿物质往往数量不足，达不到平衡膳食的要求，而蔬菜、水果中钾、钙、铁等矿物质和胡萝卜素、维生素 C_1、维生素 B_2 等维生素含量较丰富。同时，良好的色、香、味、形等感官特点以及丰富的纤维素、果胶、有机酸等成分都对人体具有重要意义。

③注重荤素搭配。除了一些具有特色的菜肴使用单一原料外，宴席中尽量少用单料菜，提倡多用荤素结合的菜肴，这对于提高和改善菜肴的营养价值意义重大。宴席中的荤素搭配合理可使人体内酸碱平衡，有利于各种营养素的吸收及人体健康。

④满足宴席对菜肴色、香、味、形、卫生等要求，并注重宴席菜肴季节性。

宴席中各种菜肴的比例关系大致为：

一般宴席冷盘约占10%，热炒菜约占40%，大菜与点心约占50%；中档宴席冷盘约占15%，热炒菜约占30%，大菜与点心约占55%；高档宴席冷盘约占20%，热炒菜约占30%，大菜与点心约占50%。

【例5.3】10位男性中等体力劳动者参加的宴席。

在宴席时其热能含量和分配不能等同于日常饮食，既要满足入席者的实际需要，又要体现出宴席的喜庆氛围，还要考虑到应有适当的剩余，所以，热能总量应比就餐者实际需要高出一个劳动强度。3种产热营养素的分配一般认为蛋白质占15% ~20%，脂肪占40% ~45%，糖类占35% ~40%比较适宜。宴席一般是安排在午餐或晚餐时间，所以热能数量应点总热能的40% ~50%，而一般不以30%来计算。由于参加宴席的是10位男性中等体力劳动者，则总热能应为13 500 kcal（2 700×10×50%），上下浮动10%都是合理范围。

宴席设计如下：

(1)宴席名称

一般宴席。

(2)进餐者

10位男性中等体力劳动者。

(3)进餐方式

自选式。

(4)席单编制

以荤素搭配为原则。

①凉菜：海蜇皮拌黄瓜、陈皮牛肉、菠菜拌粉丝、姜汁松花蛋、酸辣白菜、酱猪肝、海米拌芹菜、火腿肠等。

②热菜、大菜：青椒炒肉干、宫爆鸡丁、蒜茸茼蒿、扣大虾、四季豆炒肉丝、清炖加吉鱼、家常豆腐、鱼香肉丝、糖醋里脊、什锦菜心及几款汤菜等。

③面点、水果：八宝饭、菊花酥、锅贴、花卷、豆沙包及适量的应时水果等。

(5)编制生热营养含量及热比值分析表

依以上菜肴、面点、水果查食物成分表,列出表5.9。表中数字基本符合营养宴席的热比值分配原则,同时,维生素和无机盐的数量能满足人体需要。

表5.9 一般宴席生热营养素含量及热比值分析表

营养素 项目	蛋白质/g	脂肪/g	糖类/g	热能/kcal
凉　菜	150	80	100	1 720
热　菜	400	450	350	7 050
面点、水果	100	200	1 000	6 200
总　计	650	730	1 450	14 970
热比值/%	17.4	44	38.6	

【例5.4】一般营养宴席的组成,现列表5.10。

表5.10 一般营养宴食谱营养分析表

菜　品	能量/kcal	蛋白质/g	脂肪/g	碳水化合物/g	膳食纤维/g	维生素当量/μg	硫胺素/mg	核黄素/mg	抗坏血酸/mg	钙/mg	铁/mg	锌/mg
什锦冷拼	404	21	11	46	2.1	68	0.57	0.41	36	132	14	6.2
栗子黄焖兔	1 390	195.4	23.4	100	3.4	2 184	1.38	1.34	48	154	22.2	14.14
脆皮乳鸽	1 507	113	106.5	11.3	—	353.3	0.4	1.33	—	200	25.3	5.47
松子玉米	1 758	12.4	82.6	201.2	39	2	1.79	1.35	160	78	15.3	13.61
鱼香茄子煲	476	11	32	36	13	80	0.2	0.4	50	240	5	2.3
木耳炒白菜	242	16	12.25	40.95	32.15	49.5	0.245	0.54	70	334.5	98.9	4.7
干煸苦瓜	275	5	21	14	7	85	0.15	0.15	280	60	3.5	1.8
蜜枣扒子汤	1 543	10.65	2.45	254.4	17.3	73	0.56	0.44	71	296	7.65	3.795
银耳莲子汤	544	17.2	3.4	101.1	33.4	8	0.21	0.33	5	133	7.7	5.81
南瓜饼	1 095	21.2	2.1	246	4.5	444	0.69	0.27	24	111	6.9	5.73
蒸米饭	1 755	36	4.5	390	3	—	—	0.45	—	105	33	20.4
果盘(葡萄、中华猕猴桃)	495	6.5	4	109	15	150	0.45	0.2	435	160	8	3.75
合　计	12 484	465.55	305.7	1 550.35	169.85	3 496.8	6.645	7.21	1 179	2 004	247.5	87.71
人　均	1 248.4	46.6	30.6	155	17	349.7	0.66	0.72	117.9	200.4	24.7	8.8

知识拓展

酸性体质以及酸性体质对人体的危害

当人体体液的pH值小于7.35时,就是酸性体质。人体体液正常的pH值在7.35~7.45,呈弱碱性。因为体液呈弱碱性时,血液不易粘连更容易流动,而血液呈酸性时会产生许多黏性成分使血液黏聚且流动缓慢。因此,为保证细胞的通透性,防止血小板等成分发生聚集和粘连，确保代谢功能正常进行，人体血液应保持弱碱性。

酸性体质的形成主要是由于长期食用过多的酸性食物引起的。食物分为酸性、碱性和中性3大类，我们食用的食物主要是成酸性和成碱性两大类。常见的成酸性的食物有粮食类、肉类、禽类、蛋类、鱼虾类等，成碱性食物主要是蔬菜类、水果类、奶类和豆制品为弱碱性食品。在正常情况下，这两大类食物的摄取基本上能保持平衡状态，如出现暂时的不平衡，体内有酸碱平衡自稳系统会自动调整，但长期的不平衡，尤其易出现酸性食物长期的过多摄入，体液就会呈酸性。

酸性体质的人易感冒、手脚发凉、皮肤脆弱、痛风、早衰、脱发、肥胖、肝肾功能下降等。日本科学家指出：体液的pH值每下降0.1个单位，糖尿病就加重30%。英国科学家指出：脑液的pH值大于7的比小于7的智商高1倍。美国科学家指出：酸性体质是癌症体质。因此，我们应当摄入平衡膳食维持酸碱平衡，维护身体健康。

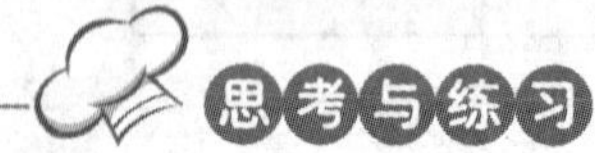

1. 每日三餐食物能量分配比以多少为佳？

2. 平衡膳食宝塔将我们的主要食物分为哪5类？

3.《中国居民膳食指南(2011)》与2007年发布的《中国居民膳食指南》相比有何变化？为什么？

4. 科学调配膳食的原则有哪些？

5. 用询问法对本校学生进行膳食调查，并对调查结果进行讨论，对存在问题提出改进意见。

6. 结合地区实际设计一套具有本菜系特点的中等宴席。

项目 6

科学烹饪

项目描述

了解合理烹饪的含义及学习合理烹饪的意义；认识烹饪原料中营养素在烹饪过程中理化性质的改变；掌握科学合理的烹饪加工方法和相关措施，减少原料中的营养素损失。

导入案例

原汤化原食

在中国的饮食传统中，就一直有"原汤化原食"的说法。老人们在吃完捞面、水饺后，都要喝点原汤。"原汤化原食"这种说法，从营养学角度来说是有一定道理的。

首先，"化"有"消化"的意思。煮淀粉类食物时，其表面的淀粉会散落到汤中，当加热到100 ℃时，淀粉颗粒会分解成糊精，能帮助消化食物。而且，面汤中还含有消化酶，在煮的过程中不会被破坏掉，也可以帮助消化食物。

其次，喝原汤还有一定的补充作用。面粉中水溶性的B族维生素很丰富，但在煮食的过程中，B族维生素会流失到汤里。有报道称，溶解在汤里的水溶性维生素可占原食物的50%，因此喝汤能够在一定程度上弥补面食在烹调过程中流失的维生素。

"原食"指的是淀粉类食物，而"原汤"就是指煮这些食物的水。例如煮饺子、面条、馄饨、汤圆的汤，还有米汤等。而火锅的汤则不能同日而语，因为涮肉时会有很多油脂溶解出来，造成火锅汤中油脂的含量太高，长期饮用会对健康不利。

煲汤时间越长，汤就越有营养？

长期以来，人们认为"煲汤时间越长，汤就越有营养"。那么，这种说法有科学依据吗？

针对这个说法，同济大学医学院营养与保健食品研究所进行了实验研究。他们选择了3种比较有代表性的煲菜，即蹄膀煲、草鸡煲、老鸭煲，通过检测发现：蹄膀的蛋白质和脂肪含量在加热1小时后明显增高，之后逐渐降低；草鸡肉的蛋白质和脂肪含量在加热0.5小时后逐渐升高，蛋白质加热1.5小时、脂肪加热0.75小时可达到最大值；鸭肉的蛋白质在加热1小时后含量基本不变，脂肪含量在加热45分钟时升至最高值。这3种煲汤中的营养并没有像人们所期望的那样有所增高。尤其是草鸡煲和老鸭煲，煲汤时间越长，蛋白质含量越低，所以无须长时间煲汤。

长时间加热能破坏煲类菜肴中的维生素，加热1～1.5小时，即可获得比较理想的3种煲汤的营养峰值，此时的营养价值比例较佳。

任务1 营养素在烹饪过程中理化性质的改变

任务说明

通过对各大营养素在烹饪过程中的变化的初步探讨，基本掌握在理化因素变化下的营养素的保护与利用。

任务分析

6.1.1 蛋白质在烹饪过程中的变化

1)蛋白质的变性

蛋白质变性是指在某些理化因素的作用下，蛋白质分子内部原有的高度规则的排列发生变化，原来在分子内部的一些极性基团暴露到分子的表面，从而导致蛋白质的若干理化性质改变并使蛋白质丧失原有的生物功能的现象，蛋白质的这种变化叫作蛋白质的变性现象。蛋白质变性现象是蛋白质在烹饪加工中最重要和最常见的一种变化。

引起蛋白质变性的原因可分为物理和化学因素两种。在烹饪过程中引起蛋白质变性的主要为物理因素，即加热、加压、脱水、搅拌、振荡等；化学因素的影响较小，即酸、碱的作用等。温度是影响蛋白质变性最重要的因素，加热、冷冻都可以使蛋白质变性，我们主要研究前者（即热变性）。蛋白质受热变性在烹饪工艺中是最常见的变性现象，蛋白质受热后其分子的空间结构改变，导致变性现象发生，如蛋清在加热时凝固，瘦肉在烹调加工时收缩变硬，都是由蛋白质遇热后变性引起的。不同的蛋白质变性温度不同，一般在45 ℃时开始变性，55 ℃变性加快，温度再升高便会发生变性凝固。然而加热过度会降低蛋白质的营养价值，蛋白质在强高温或持续高温作用下会发生焦化，生成难以被人吸收的含酰胺键的化合物，同时产生致癌物质杂环胺类。可见降低蛋白质变性的温度和有效减少加热的时间，对保持蛋白质的营养成分有显著的作用。

2)蛋白质的水解

在各种烹调加工过程中，蛋白质可能发生不同程度的水解。蛋白质可水解为脲、胨、肽、氨基酸及相应的非蛋白物质，如糖类、色素、脂肪等。胨是轻微水解的产物，它仍具有高分子的特性，如黏度大，溶解度小，甚至加热可凝固。肽是较小分子的产物，易溶于水，胶体性弱。

在烹饪中，长时间熬（如煮、炖）骨头汤时，肌肉中的蛋白质主要就是发生水解反应，让不溶性蛋白质变成低分子可溶成分（如肌肽），肉汤由此产生鲜美的滋味，而且这些低分子水解产物还能进一步发生反应，使菜肴风味更加多样。例如，肉皮冻的制作，就是利用了胶原蛋白能水解生成明胶的性质。再如，肉类结缔组织（筋、肉膜、韧带）中的胶原蛋白，蒸煮熟软后，变为溶于热水的胶质使汤汁变黏，且胶质中含有数种人体所需的氨基酸，尤以赖氨酸为数更多，提高了蛋白质的消化率。

3)美拉德反应

美拉德反应又称被称为非酶棕色化反应、羰氨反应，是广泛存在于烹饪过程中的一种非酶褐变化学反应，是羰基化合物（还原糖类）和氨基化合物（氨基酸和蛋白质）之间的反应，反应最终生成棕色物质或拟黑素。

美拉德反应对食品的影响主要有：

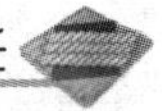

①香气和色泽的产生。美拉德反应能产生人们所需要漂亮的棕黄色或红褐色,同时挥发出令人愉悦的香味,这些都是亮氨酸与葡萄糖在高温下发生羰氨反应的产物。

②营养价值的降低。美拉德反应发生后,氨基酸与糖结合造成了营养成分的损失,蛋白质与糖在高温作用下结合,引起食物的褐变,其产物不易被酶利用,营养成分不被消化。

③抗氧化性的产生。美拉德反应中产生的褐变色素生成醛、酮等还原性中间产物,对油脂类自动氧化表现出抗氧化性。

④有毒物质的产生。羰氨反应对菜点的色、香、味质都有重要影响,控制得当可使食物成为漂亮的棕黄色或红褐色,但易造成蛋白质遇高温发生焦化,生成难以被人体吸收的含酰胺键的化合物及致癌物质杂环胺类等有毒物质。例如,面包在烧烤即将成熟时挥发出一种特有的香味,制作红烧肉和烤鸭时,诱人的色泽和香味一并呈现,这些现象都是美拉德反应引起的。

4)影响蛋白质变性的主要因素

(1)水的作用

蛋白质对热变性的敏感性取决于多种因素,如温度、蛋白质自身的性质、蛋白质浓度、水分、pH 值等。水能促进蛋白质的热变性,在烹饪中增加食物水分可降低蛋白质变性温度,不容易发生化学反应,从而有利于保留食物的营养成分。

(2)酸和碱的作用

酸和碱对蛋白质变性的影响主要是因为蛋白质溶液 pH 值的改变导致多肽链中某些基团的解离程度发生变化,大多数蛋白质在 pH 值为 4 ~6 的范围内时是相对稳定的(当其他条件相同时),当酸碱度超过一定范围时蛋白质就会发生变性作用。

酸和碱对蛋白质变性的影响在烹饪加工过程中利用较为普遍,利用蛋白质的酸变性凝固作用可生产酸牛奶、凝乳,在烹饪上常用的酸为醋酸、白醋和鲜柠檬,它们作为酸味调味品在解腻、增香、增色、去腥的同时,还有抑制、杀灭微生物和寄生虫的作用。利用碱的作用加工中国传统食品皮蛋(松花蛋)是体现碱加速蛋白质变性的典型例子。但应当引起注意的是,在碱性条件下,蛋白质中的半胱氨酸(胱氨酸)或羟基氨酸可发生相应的理化变化,产生脱氢丙氨酸残基。该残基还可与赖氨酸反应,生成对人体不利的赖丙氨酸,使可利用的赖氨酸含量降低,严重降低蛋白质的营养价值。

(3)盐的作用

盐对蛋白质的作用表现为盐析,即在蛋白质中加入大量中性盐以破坏蛋白质的胶体性,使蛋白质从水溶性中沉淀析出,其实质是破坏蛋白质胶体的水化膜。腌咸鸭蛋,盐对蛋白和蛋黄所表现的作用并不相同,食盐可使蛋白的黏度逐渐降低而变稀,却使蛋黄的黏度逐渐增加而变稠凝固,即使蛋黄中的脂肪逐渐集聚在蛋的中心,从而使蛋黄出油。

盐的存在还可以使蛋白质的热变性速度加快。蒸蛋羹,如果不加盐,蛋不易蒸好。因为未加盐,蛋白质变性的速度较慢,同时不容易凝固。煮肉汤、炖肉,通常要后加盐,原因就是一开始加盐会使肉表面蛋白质迅速变性凝固,蛋白质凝固时在肉表面形成一层保护膜,既不利于热的渗透,也不利于含氮物的浸出。烹鱼时,先用盐码味,使鱼体表面的水分渗出,加热时蛋白质变性的速度就会加快,鱼不易碎,也有利于咸味的渗透。而面团中加入少量盐,则可使面团筋力增强,在煮制时更易促进蛋白质凝固变性,面质更筋,不易烂糊。

(4)机械力的作用

强烈的机械作用可使蛋白质变性,如碾磨、搅拌或剧烈振荡。用筷子或者打蛋器搅打鸡蛋清，蛋液起泡成白色泡沫膏状。这是由于在强烈的搅拌过程中，蛋清液中充入气体，蛋清蛋白质变性伸展成薄膜状，将混入的空气包裹起来形成泡沫，并有一定的强度，从而保持泡沫一定的稳定性。蛋糕即是利用这一制作原理达到体积蓬松的典型例子。在制作清打法（即戚风蛋糕）类的蛋糕时，影响蛋白质变性的原因主要是物理振荡作用，其次是化学作用。因为清打法的物理搅拌作用主要针对的是蛋清，蛋清偏碱性，pH 值达到 7.6，而蛋清在偏酸的环境下，pH 值在 4.6～4.8 时才能形成膨松安定的泡沫，故在制作中必须掺入塔塔粉——化学名为酒石酸钾，利用这类酸性物质的特性来促其完成并达到最佳搅拌效果，如果不添加塔塔粉，蛋清虽然也能打发，但是要加入蛋黄面糊下去则容易下陷，加了塔塔粉不但可中和碱味，蛋泡的稳定性也更好。例如，戚风蛋糕是当前面点工艺制作中的常见制品，在制作中掺入塔塔粉——化学名为酒石酸钾，也可以用一些酸性原料如柠檬汁或橘子汁或者白醋来代替，基本原理是对鸡蛋采用持续物理振荡作用，促使其完成制作，制作出的蛋糕体组织更均匀、细密，质地更膨松，色泽更白。

6.1.2 食用油脂在烹饪过程中的变化

油脂作为食物中重要的营养成分，在烹饪中可作为传热介质并能提高菜肴的风味品质，在烹饪过程中因受温度的影响也会发生各种变化，并随时影响着食物的营养价值。

1）脂肪热水解

在烹饪中，脂肪和水在热力作用下可发生脂肪逐渐被水解的现象，最终产物是甘油和游离脂肪酸，部分动物性油脂悬浮于肉汤表面，汤汁具有肉香味，并有利于人体的消化。例如，清煮动物性原料，汤汁表面多见油花，而此时肉汤滋味鲜美。

2）酯化反应

动物性原料在烹饪过程中，常加入料酒、醋等调味品，脂肪分解后产生的脂肪酸与酒中的乙醇、醋酸发生酯化反应，生成的酯类物质具有芳香气味，极易挥发，酯化反应对于烹饪加工工艺具有重要意义。例如，在烹制红烧肉、鱼时，烹调师会适时喷料酒、香醋，随即便挥发出诱人食欲的芳香气味。

3）油脂的热分解

油脂在高温条件下，脂溶性维生素和必需脂肪酸遇热损失，使油脂的营养价值降低。当温度上升到一定程度时就会发生热分解，产生一系列低分子物质。热分解产物中的丙烯醛具有刺激性，能刺激鼻腔并有催泪作用。

油脂的热分解程度与加热的温度有关。不同种类的油脂，其热分解的温度（即发烟点）不同，人造黄油、黄油的发烟点为 140～180 ℃，牛脂、猪脂和多种植物油的发烟点为 180～250 ℃。发生热解的油脂，不仅味感变劣，而且营养价值丧失，甚至有毒性。所以在烹饪过程中油炸的温度不易过高，应保持在 180 ℃以下。

4）油脂的热氧化聚合

油脂热分解后继续加热，其分解产物还会进一步发生氧化聚合，生成具有不良气味的醛类、酮类和低分子有机酸类，如已二烯环状单聚体、二聚体、三聚体和多聚体等聚合物，这些物质不仅是油脂产生哈喇味的主要来源，而且在体内被吸收后与酶结合，会使酶失去活性而引起生理异常现象，对人体健康有害。油脂热氧化聚合的速度和程度与油脂的种类有关，亚麻油最易聚合，大豆油和芝麻油次之，橄榄油和花生油则不易聚合。

5)油脂的老化

在高温下炸制过食品的油脂,色泽变深,黏度变稠,泡沫增加,发烟点下降,这种现象称为油脂的老化现象。

油脂的纯净度和油脂的酸败程度都会影响油脂的烟点。老化的油脂中含的杂质越多,酸败程度越严重,发烟温度下降的幅度越大。发烟点降低明显的油脂,在烹饪过程中更容易冒烟,影响菜肴的色泽和风味。脂肪热氧化的产物为脂质过氧化物自由基,而自由基被认为是使人衰老、使人得肿瘤和心脑血管疾病的元凶。因此,在烹饪中最好选用发烟温度高、煎炸过程中烟点变化缓慢的油脂较好,加速蛋白质的变性,保证产品的营养价值和风味质量。

在油炸过程中应尽量避免高温长时间加热,油炸用油不易反复使用,最好不要超过 3 次。例如,油脂在反复用过后继续油炸制品,制品不易上色,且油烟很大,刺激人的眼、鼻、咽喉。

6.1.3 糖类在烹饪过程中的变化

1)淀粉在烹饪过程中的变化

淀粉广泛存在于植物的根、茎、果实和种子中。淀粉作为人类膳食中最丰富的碳水化合物。不仅是提供人类热能的主要食物,也是烹饪中不可缺少的原料,在烹饪中有着多方面的用途。

淀粉一般是由直链淀粉和支链淀粉两部分组成的,尽管这两种淀粉在冷水中都不溶解,但由于直链淀粉和支链淀粉结构的不同影响到它们在热水中呈现出的性质也有着显著的区别。直链淀粉能在热水中分散成胶体溶液,而支链淀粉在热水中仅膨胀但不溶解。淀粉的来源不同,两者的含量也不同,淀粉的性质变化也就不同。因此,在烹调过程中应根据不同的需要来选择适当的淀粉,使之达到所需要的效果。

淀粉在烹调过程中,在热的作用下,发生了许多物理变化和化学变化,其中影响最大的变化是淀粉糊化现象以及淀粉的老化现象。

(1)淀粉糊化

淀粉糊化是指淀粉在水中加热,淀粉粒逐渐吸水膨胀,然后分散、破裂、互相黏结,加热至 60 ~ 80 ℃时,淀粉粒破坏而形成半透明的具黏性的糊状胶体溶液的现象,这就是淀粉的糊化。开始形成糊状的最低温度称为糊化温度,淀粉在达到糊化温度时黏稠度也不断增加。

①淀粉糊化的性质。

淀粉经过糊化后,形成的胶体溶液具有如下性质:

A. 热黏度。淀粉达到完全糊化后的黏度称为热黏度。热黏度高,有利于菜肴的成型。

B. 黏度的热稳定性。淀粉糊化达到最高黏度,继续加热后,黏度下降。黏度下降越多,其稳定性越差。黏度的热稳定性好的淀粉糊能将芡汁较好地粘连在主料上,有利于菜肴的成型。

C. 透明度。它是指淀粉糊化形成后的芡汁的透明度,透明度越高,使菜更加明亮光泽,不同种类的淀粉其透明程度也不同。

D. 糊丝。淀粉糊化形成后的糊状体,拉出的长短不同的糊丝淀粉的黏性和韧性较大的,能拉出长糊丝,并容易和菜肴相互黏附。

②淀粉糊化对膳食质量的影响。

A. 提高食物的消化吸收率。糊化后的淀粉,由于多糖分子吸水膨胀以及氢键断裂,使之容易被淀粉酶水解,继续加热会使淀粉水解为糊精,部分淀粉进一步分解成葡萄糖,更易被人体所吸收。糊化的淀粉因破坏了天然淀粉的束状结构而变得松弛、有利于淀粉酶的作用,因此可提高它在人体中的消化吸收率。一般含有淀粉的食物原料,在烹饪中都要使淀粉糊化后才能食用。许多方便食品,如方便米饭、方便粥,制作西点中常用的速溶吉士粉就是利用淀粉糊化,使生淀粉通过物理变性的方法获得 α-淀粉(即预糊化淀粉),在烹饪过程中具有许多优良的特性,如冷水迅速糊化、黏结力强、黏韧性高、使用方便,口感和消化率均有提高。

B. 用于菜肴中的挂糊。淀粉在烹调过程中经常用来对某些原料进行挂糊,经挂糊的原料表面是一层淀粉糊,较上浆要厚得多。经挂糊的原料一般要进行炸制,其温度很高(一般是 200 ~ 220 ℃),淀粉在这种高温作用下,发生了剧烈的变化,首先是淀粉由于高温的作用,其中的水分迅速蒸发,淀粉分子间氢键断裂并急速糊化生成糊精,其中的大部糊精又因受高温的作用又发生了氢键断裂,失去水分子发生了糖分的焦化作用,形成了焦淀粉。焦淀粉具有脆、酥、香的特点,所以经炸制的原料表面具有一层韧脆的外壳,且口感香酥。

C. 用于菜肴的上浆。在烹制菜肴时,往往要对某些原料进行上浆处理后才能烹制,上浆的原料表面均匀地裹着一层薄淀粉糊,再进行划油处理。当其受热时,由于划油时受高温的影响破坏淀粉分子间的结合力,使原来紧密的结构逐渐变得疏松,分子间氢键断裂,淀粉急速糊化,从而形成糊状胶体并达到较高的黏度,在原料的表面就形成了一层具有黏结性的薄层,使原料不直接与高温油接触,油不易浸入原料内部,水也不易蒸发,不仅能保持原料良好质感,而且使其表面色泽光润,形态饱满,有效保存了原料中更多的水分和营养。

D. 用于菜肴的勾芡。烹饪中芡汁,其基本原料是淀粉,淀粉在一定温度下(汤汁沸腾时)发生糊化,淀粉颗粒吸水膨胀,形成黏性很高的芡汁。菜肴混为一体,相互黏附,色泽透亮,口感滑润。

(2)淀粉老化

淀粉老化是淀粉糊化的逆过程,它是指糊化后的淀粉(即 α-淀粉)处在较低温度下,或淀粉凝胶经长时间放置,会凝结不透明状或产生沉淀现象,这称为淀粉老化。淀粉老化的最适温度为 2 ~ 4 ℃。

①原理。老化的淀粉黏度降低,使食品的口感由松软变为发硬,这样使得其口感变差。而且由于老化的淀粉其酶的水解作用受到阻碍,从而影响了它的消化率,因此其消化率随之降低。淀粉类食物如面包、糕点及各种面食,在存放过程中会随着时间延长而发生一系列内在品质上的变化,除了微生物的作用发生腐败外,老化是另一个导致淀粉类食物品质变劣的原因。因此食品在加工和烹饪中都应防止或延缓食品中已糊化的淀粉发生老化。

为避免淀粉发生老化现象,主要在于设法阻止或避免已经糊化的 α-淀粉分子再重新形成分子间的氢键。一般可采取低水分含量,进行瞬时脱水干燥,以及添加抗老剂或添加油脂、蔗糖、乳化剂等方法来控制淀粉的老化速度。分子蒸馏单甘酯可与蛋白质和淀粉形成综合物,与直链淀粉形成不溶性综合物可防止淀粉冷却后重结晶,防止淀粉老化回生,从而使面包、蛋糕、薯条等食品长时间保持新鲜、松软。如西点中制作的泡夫与中点中制作的软皮烧饼均是利用小麦淀粉糊化的原理制作的,由于两者在糊化过程中掺入的材料不同,从而影响到两者在口味、质感及淀粉老化的速度等各方面均有明显的不同。

②淀粉老化在烹饪中的应用。烹饪中常见的很多食材,如粉丝、粉皮、龙虾片等,就是利用淀粉经高温糊化后又在一定的温度下发生的老化现象这一原理加工制成的。加工这类制品应选择直链淀粉含量高,老化程度较好的豆类淀粉为原料,以绿豆淀粉为最佳,使淀粉在适当温

度下糊化,再降至适宜低温加工得来,经过老化才能具有较强的韧性,表面产生光泽,加热后不易断碎,并且口感有劲。而在制作年糕、元宵、汤圆、麻圆等花色糕点时,就要选用支链淀粉含量高,不易老化、易吸水膨胀、易糊化、有较高黏性的淀粉,如糯米粉。

2)蔗糖在烹饪过程中的变化

蔗糖加热到 150 ℃即开始熔化,继续加热就形成一种黏稠微黄色的熔化物,挂霜拔丝菜肴的制作就是利用这一特性。糖类在加强热(熔点以上)时,在有氨基化合物存在下,加热时,糖类的羰基与氨基可结合形成褐色物质,即羰氨反应(美拉德反应)。在没有氨基化合物存在下,会变为深色物质,即发生焦糖化,使糖具诱人的焦香味。当加热到 160 ℃时,糖分迅速脱水缩合,形成一种可溶于水的黑色分解产物和一类裂解产物,同时引起酸度增高和色度加深。在碱性条件下会加速这种变化。因此要避免在高温下长时间熬糖,使糖的颜色变暗,质量随之下降。

3)饴糖在烹饪中的变化

饴糖的主要成分是麦芽糖和糊精,麦芽糖占到 1/3。麦芽糖的熔点在102 ~ 108 ℃。在温度升高时,容易发生缩合形成焦糖色素,在相应的温度下易与氨基酸发生聚合、缩合反应,形成类黑色素,其色泽也会随着加热温度的不断升高而发生浅黄—红黄—酱红—焦黑的变化特征。同时,麦芽糖与氨基酸在高温下也可发生降解反应,生成呈香味物质,清除了鹅、鸭的腥味,成品形成独特的风味。因此,麦芽糖用于烘烤食品时,能起呈色、提香和保湿的作用。烹调中利用麦芽糖的这一特性给烤鹅、烤鸭的表皮上糖色,表皮涂抹一层饴糖后,由于麦芽糖分子不含果糖,烤制后食物的相对吸湿性较差,因此耐脆度更好。同时,由于饴糖中糊精黏度较大,可以紧紧裹在原料的表面,经过烧、烤后,发生糊化脱水形成硬壳,防止脂肪及内部水分外溢,使菜肴的滋味更加浓郁,风味突出。

4)膳食纤维在烹调中的变化

纤维素包围在谷类和豆类外层,它能妨碍体内消化酶与食物内营养素的接触,影响了营养的吸收。但是如果经烹调加工后,食物的细胞结构发生变化,部分纤维素变成可溶性状态,原果胶变成可溶性果胶,增加了体内消化酶与植物性食物中营养素接触的机会,从而提高了营养物质的消化率。此外,蔬菜中的果胶质在加热时也可吸收部分水分而变软,有利于蔬菜的消化吸收。

6.1.4 维生素在烹饪过程中的变化

1)维生素损失的原因

在烹饪过程中,维生素虽然没有像蛋白质变性、脂肪水解、碳水化合物糊化等那样复杂的理化改变,但会随着这些高分子营养素的复杂变化而被游离出来,受到高温、氧化、光照等不同因素的作用,而造成相应的破坏损失。引起维生素损失的因素主要有以下几个方面。

(1)氧化反应

对氧敏感的维生素有维生素 A、维生素 E、维生素 K、维生素 B_1、维生素 B_{12}、维生素 C 等,它们在食品的烹饪过程中,很容易被氧化破坏。尤其是维生素 C 对氧很不稳定,特别是在水溶液中更易被氧化,氧化的速度与温度关系密切。脂溶性维生素只能溶解于脂肪中,因此原料用水冲洗的过程和以水做传热介质烹制时,不会流失,但用油做传热介质时,部分脂溶性维生素会溶于油脂中。

(2)热分解作用

水溶性维生素对热的稳定性都较差,而脂溶性维生素对热较稳定,但易氧化的例外,如维生素 A 在隔绝空气时,对热较稳定,但在空气中加热的破坏程度会随时间延长而增加,尤其是油炸食品,因油温较高,会加速维生素 A 的氧化分解。

(3)酶的作用

在动植物性原料中,都存在多种酶,有些酶对维生素也具有分解作用,如蛋清中的抗生物素酶能分解生物素,果蔬中的抗坏血酸氧化酶能加速维生素 C 的氧化作用。这些酶在 90 ~ 100 ℃下经 10 ~ 15 分钟的热处理,即可失去活性。如未加热的菜汁中维生素 C 因氧化酶的作用,氧化速度较快,而加热后,菜汁因氧化酶失活,维生素 C 氧化速度则相应地减慢。

2)维生素在烹饪过程中的损失

(1)洗涤和焯水引起的损失

绝大多数烹饪原料在烹制之前要经过洗涤,有些原料还要进行焯水。在洗涤和焯水过程中,原料中的水溶性维生素,如维生素 B_1、维生素 B_2、维生素 B_3、维生素 PP、维生素 C 和叶酸等,有一部分会溶于水中造成维生素损失。

(2)烫漂和沥滤引起的损失

果蔬在食品加工中常需要烫漂以满足其卫生要求。烫漂时的维生素和无机盐损失较大,主要是由食物的切面或其他易受影响的表面被萃取出来,以及水溶性维生素的氧化和加热破坏所引起。

(3)烹调加热过程中引起的损失

食物在烹调时要经受高温,并在加热条件下与氧气、酸、碱和金属炊具接触,引起许多维生素被氧化与破坏,造成不同程度的损失。

①水溶性维生素的损失。水溶性维生素易溶于水,在烹饪过程中因加水量越多或汤汁溢出越多,而溶于菜肴的汤汁中的维生素也就越多,汤汁溢出的程度与烹调方法有关,一般采用蒸、煮、炖、烧等烹制方法,因此水溶性维生素在汤汁中含量较大。采用炒、滑、熘等烹调法,成菜时间短,尤其是原料经勾芡下锅汤汁溢出不多,因此水溶性维生素从菜肴原料中析出量不多。

维生素 B_1 在干燥时较稳定,但在有水存在的情况下,就变得不稳定。谷类中的维生素 B_1 经蒸或烤约损失 10%,水煮则损失 25%,若受高温和碱的作用,则损失更大,如炸油条时,维生素 B_1 几乎全部被破坏。

维生素 B_2 对热比较稳定,水煮、烘烤、冷冻时损失都不大,在水溶液中短时间高压加热也不被破坏,但在碱性条件下或光照则容易被破坏。

维生素 PP 易溶于水,食物在高温油炸或加碱的条件下,游离型的维生素 PP 可损失 50% 左右。

维生素 C 不仅热稳定性差而且容易氧化,许多蔬菜、水果一旦切开或切碎暴露在空气中,维生素 C 就被氧化破坏。在烹制中,加热时间越长,维生素 C 的损失就越严重,如蔬菜旺火快炒 2 分钟,损失率为 30% ~40%,延长 10 分钟,损失率达 50% ~80%。维生素 C 在酸性介质中比较稳定,有利于保护维生素 C 少受损失。

②脂溶性维生素的损失。脂溶性维生素对热比较稳定,也不溶解在水中受损失,但容易被氧化分解,特别是在高温的条件以及与酸败的油脂接触时,其氧化的速度会明显加快。

由于脂溶性维生素能溶于脂肪，因此在油炸食品时，有部分维生素会溶于油中而损失。而与脂肪一起烹制则可大大提高脂溶性维生素的吸收利用率。

短时间的烹调对食物中的维生素 A 和胡萝卜素影响不大，损失率不超过 10%，在水中加热，一般损失也不超过 30%。维生素 D 对热、氧、碱均较稳定，但对光则很敏感。维生素 E 容易被氧化，尤其是在高温、碱性介质和有铁存在的情况下，其破坏率可达到 70% ~90%。使用酸败的油脂，则破坏率更高，即使不能被品尝出来的酸败油脂，也会对维生素 E 产生明显的破坏。

相关知识

药物对维生素的影响

药物也会造成营养素的大量流失，包括治疗哮喘和风湿性关节炎的类固醇药物、治疗癫痫的药物和治疗甲状腺疾病的药物。在服用这些药物时，应坚持服用钙制剂及维生素 D。另外，抗癫痫药也会妨碍叶酸吸收。

长期服用抗生素者，会流失 B 族维生素及维生素 K，影响肠胃功能；长期服用阿司匹林者，维生素 C 容易流失；感冒药及止痛剂会降低血液中维生素 A 的含量；避孕药中的黄体素会阻碍维生素 B_6 的功能，妨碍叶酸吸收；磺胺类药及降胆固醇药会影响叶酸吸收；高血压患者、肾炎患者服用的利尿剂以及泻药等，都会导致体内的钙、钾、维生素大量流失。因此，以上患者在服药的同时，应注意补充各类流失的营养素。

6.1.5 无机盐在烹饪过程中的变化

无机盐的化学性质十分稳定，不会像维生素那样受热、光、氧的作用而分解氧化，但在烹饪过程中，会因以下原因受到损失：

1）原料清洗和涨发时引起的损失

烹饪原料在清洗和涨发时，无机盐的损失与下列因素有关：

（1）水量

水量越大，无机盐的损失就越多。因此，在淘米、洗菜、水发时要注意水的流速和水量。例如，浸泡 1 kg 盐干海带不超过 3 kg 水，1 kg 淡海带不超过 5 kg 水，以减少碘的溶出。

（2）原料的比表面积

原料的表面积越大，无机盐的损失率就越高。

（3）水温

水温的增加，可加速水溶性矿物质的渗透和扩散作用，因此水温越高，无机盐的损失率就越大。如涨发海带时，用冷水浸泡，清洗 3 遍，就有 90% 的碘被浸出。用热水洗一遍，高达 95% 的碘被浸出。

（4）作用时间

原料与水作用的时间越长，无机盐的浸出率就越高，所以长时间的浸泡会加大无机盐的损失。如反复搓洗、浸泡的大米，无机盐的损失率可高达 70%。

各种无机盐的实际损失率取决于烹煮时用水量的多少、切块大小、烹煮时间长短和温度的高低等因素。

2）无机盐在烹饪过程中的变化

（1）溶解渗出导致损失

动、植物食品有都含有矿物质，受热后会随组织内部的水分一同溢出。在溢出的汁液中含有大量的营养物质,其中包括相当数量的游离态无机盐。如当瘦肉和水加热到 63 ℃时,就有相当量的肉汁流出,使肉块收缩。肉汁的溢出量随着温度的升高而增加,至肉成熟时,肉汁的溢出量可达 50% 左右,而其中含有许多游离无机盐。在炖鸡时,鸡肉和骨架中的可溶性无机盐也纷纷溶解在鸡汤里。骨头煮后,其可溶性的钙、磷、钠、钾等,大部分溢入汤中。在烹制排骨时,放进食醋,钙、镁在酸性条件下易被解析,骨中的钙与醋酸形成可溶于水的醋酸钙进入汤汁中,可提高钙的吸收率。

(2)干扰无机盐吸收的因素

有些烹饪原料富含草酸、植酸、磷酸和其他有机酸,在烹调中这些有机酸能与无机盐离子,如锌、铁、钙、镁等结合,形成难溶于水的盐或化合物,不仅影响这些原料中无机盐的吸收,而且也妨碍其他食物无机盐的吸收。因此,有机酸含量较多的烹饪原料在烹制之前应先经过焯水,以去掉这些有机酸,减少在烹饪过程中无机盐与其结合,从而提高无机盐在人体内的吸收利用率。

任务2　烹饪方法对原料营养价值的影响

任务描述

各种不同的烹饪方法,其传热介质、热能的传递方式及温度都存在一定的差异性,本任务结合各种烹饪方法的特性,认识食材中的营养素在烹饪中的变化现象,探究降低营养素损失的有效途径。

任务分析

6.2.1　煮、蒸、卤、炖

煮是一种将原料放入多量的汤汁或清水中,先用旺火煮开,再用温火煮制的加工生产方法。

作为传热介质的汤汁或水在传热的同时还具有良好的溶解作用,所以汤液中存在有相当多的水溶性物质,如维生素 B_1、维生素 C 及无机质如钙、磷等,糖类及蛋白质在加热过程中起部分水解作用,而脂肪则无显著变化。蔬菜采用这种方法时,尽管胡萝卜素损失很少,但相当数量的维生素 B_1(约 30%)和维生素 C(约 60%)受损失。此外,煮沸时间的长短,煮沸前食物的处理方法对营养素的损失也有影响。如延长加热时间,维生素 C 急剧损失。食物的表面积越大,它们溶解在水或汤汁中的水溶性营养素就越多。

蒸是一种将原料经过加工后,加调料上屉蒸熟的加工生产方法。

用蒸的方法加工生产,食物与水的接触比沸煮要少,所以可溶性物质的损失也就比较少。但是,由于需要较长的时间,因此,因加热引起的维生素 C 的分解就会增加。

炖是将原料在开水内烫去血污后,放入容器内,加上调味品和水,盖上盖,先用旺火烧开,再移到温火上炖到酥烂的加工生产方法。

炖煮时所发生的变化与沸煮时产生的变化相似,不过速度较慢,它是一种慢速的加热生产方法,但时间较长,肉纤维间的结缔组织被破坏,部分分解为白明胶,肌肉纤维松散,易消化。水溶性维生素及无机盐有一半左右溶于汤内。因此,炖熟的鱼缺乏香味,所具有的营养价值也比鲜鱼少。然而,如果把炖熟的食物的汁液用作调味剂或汤,那么就会避免迁移到烹调水中的营养素的损失。

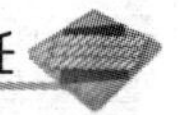

此外，炖时使用的温度较低，食物中的蛋白质的变性温和，处于最好消化的状态。同时，由于不溶的、坚韧的胶原蛋白在与热水的长时间接触中转变成了可溶的胶质，使汤具有黏性，食物因此变得柔嫩，所以炖煮法特别适合于含结缔组织较多的肉类的烹调。

卤菜的原料大多采用肉类、禽类及其内脏和豆制品等。把原料经过煮制后，放入卤汁内卤泡适当的时间，使味道渗入原料内的加工生产方法。原料经煮或焯后，各种营养素，如B族维生素、维生素C和无机质等会溶到汤里。原料再放入卤汁内，又使维生素、无机质部分溶于卤汁中，水溶性的蛋白质和部分脂肪也会进入卤汁中。所以卤后的食品，营养素损失比较多。反过来讲，卤制时若能很好地利用煮汤和卤汁，则会提高食物的营养价值。

以上4种方法能够基本保持蔬菜中有益的抗氧化剂成分，煮鱼炖肉。如为吃肉，宜水沸后下锅，因为肉遇热水，表面的蛋白质凝固，能减少肉块里呈鲜成分渗出；如为喝肉汤或鱼汤、骨头汤，则宜用冷水，文火慢熬，会使肉内更多的芳香氨基酸、磷脂变成细小颗粒渗在汤中，喝后容易被吸收消化。

6.2.2 熏、煎、炸、烤

熏是将原材料加调料经过熟或酱熟后，在熏锅内放上木屑或糖或茶叶以及其他食用香料，把煮好的主料放在熏锅格子上盖上盖，锅底加热，使香料燃烧，发生浓烟，吸附在被熏原料的表面上加工生产的方法。熏制好的食物防腐能力较强，食物表面有适度的焦皮，具有独特的风味，因高温长时间加热，原料中的含氮浸出物以及蛋白质等营养物质会有一定程度的损失，原料中的脂溶性维生素会被氧化，水溶性维生素会遭到破坏，同时熏烤材料燃烧不完全，形成苯丙芘等多环芳烃物，具有很强的致癌性。

煎是将主料挂糊或不挂糊，放在油勺内小火煎，两面呈金黄色后，再加上辅料和调料煎熟的加工生产方法。煎用油少，可是油的热含量大，温度比煮、炖高，所以对维生素的保存不利，若在原料外裹上一层糊，则能减少维生素的损失，其他营养素则均无严重损失。

炸是把原料加工后，挂糊或不挂糊直接用油炸熟的加工生产方法。

油炸时油温较高，所以对一切营养素都有不同程度的损失，蛋白质可因高温炸焦而严重变性，脂溶性维生素和脂肪酸溶于油中而损失，炸熟的肉中B族维生素被破坏，使营养价值变低。炸用的油脂如反复使用，使油脂氧化分解形成酮类、醛类物质，同时生成多种形式的聚合物，产生毒性危害。表6.1说明了烘、烤、炸3种不同烹调方法对B族维生素的影响。

表6.1 烘、烤、炸对肉中B族维生素的保留值

原材料	加工生产方法	B族维生素的保留值/%		
		维生素 B_1	维生素 B_2	烟酸
猪肉	烘	40~70	74~100	65~85
	在烘架上烤	70	100	85
	油炸	50~60	77	75~97
牛肉	烘	41~64	83~100	72
	在烘架上烤	59~77	77~92	73~92
	油炸	89	98	92

烤是将原材料经过腌渍或加工成半熟制品后，放入以柴、炭、煤或煤气为燃料的烤炉或红

外线烤炉,利用辐射热将原料烤熟的加工生产方法。

与蒸、煮两种基于水的烹饪方法相比,煎、炸、熏、烤会导致蔬菜中的抗氧化剂成分显著流失。食物经过高温作用维生素大量破坏,脂肪、蛋白质也会受到损失。肉类在烧烤、烟熏过程中会产生致癌作用较强的3,4-苯并芘。此外,烧烤时还会产生二氧化碳、二氧化硫等有害气体和灰尘。故烹调食品(包括肉类、鱼类和面食),尽量不用炸、烤、熏、煎的方式。

6.2.3 炒、滑、爆、熘

炒菜时要急火快炒,即用高温短时间炒,这样可以大大减少维生素的损失。注意不要过早放盐,否则,不仅影响菜的成熟时间,还会出现较多的菜汁,一些维生素、无机质也会同时溶出。

干炒法对营养素损失较大,除维生素外,蛋白质因受干热而变性,影响消化,降低吸收率,如干炒黄豆等。蔬菜与肉类同做一菜,应采用"双炒法",即分别炒好后,再同炒片刻,迅速出锅。

爆是一种旺火、高油、温快速加热的烹调方法,所以营养素的损失不大,是一种较好的烹调方法。

熘是将原料经过加工改刀,有的挂硬浆、经过油炸,有的挂软浆、经过溜滑,也有不挂糊的,再另起油锅,放入少量油,先加上辅料煸炒,然后加上原料再倒入事先配好的芡汁翻炒的加工生产方法。

由于操作速度快,因此营养素的损失不大。如果在食物原料的外面裹一层糊,再经油炸或油滑时,因糊受热而成焦脆的外壳,从而使原料所含的汁液、鲜味成分不易外溢,这样不仅可以保护营养素少受损失,而且还可以增加风味。日常常用烹饪方法对营养素的影响见表6.2。

表6.2 日常常用烹饪方法对营养素的影响

烹调方法	时间	选料特点	优 点	缺 点	建 议
烧	中、长	大块原料	油脂乳化,部分蛋白质水解,有利于消化吸收	B族维生素、维生素C损失较大	控制添加水量及加热时间
煮	长	荤素皆宜	蛋白质、脂肪酸、无机盐、有机酸和维生素、淀粉等充分溶入汤汁中	水溶性的维生素和无机盐易流失	汤汁合理利用
氽、涮	短	植物原料为主,其次是羊肉、丸子等	营养素破坏较少	水溶性成分易流失	严格控制加热时间并防止外熟里生
炖、焖、熬、煨	中、长	大块动物原料为主	油脂乳化,部分蛋白质水解,有利于消化吸收	维生素损失较多	宜用胶原蛋白质和粗纤维含量丰富的原料,适当搭配植物原料
炸	短、中	适用于各种原料	热能和脂肪含量高,饱腹作用强,促进维生素A、维生素E的吸收	易脱水,水溶性维生素破坏大,蛋白质过度变性,脂肪酸被破坏	油温不宜过高,可采用拍粉、上浆、挂糊等方式处理,不宜将油脂反复多次使用
煎、贴、塌	短、中	宜选用蛋白质含量丰富的原料	营养素流失较少	受热不均匀	防止外焦里生

续表

烹调方法	时间	选料特点	优 点	缺 点	建 议
炒、爆、熘	短	原料切配后较细小,易熟	营养素流失少,B族维生素损失也少	维生素C损失较大	有些原料需经过上浆、挂糊等方式处理,成熟后内部温度不低于70 ℃
熏	长	动物原料	防腐,形成特殊香味	水溶性成分易流失,有致癌物产生	可采用"液体烟熏法"
烤	中、长	整只原料	营养素流失少	维生素损失大,蛋白质过度变性	防止外焦里生,不可在燃油或明火上烤
蒸	中、短	新鲜原料	营养素流失少	B族维生素破坏较多	选择蛋白质和纤维多的原料

任务3 合理烹饪的方法和加工措施

任务描述

理解合理烹饪意义;认识营养素损失的途径;充分掌握加工烹饪食材的合理措施。

任务分析

6.3.1 合理烹饪综述

合理的饮食是人们的生存之本,也是健康之源。食物真正的营养价值,既取决于食物原料的营养成分,还取决于加工过程中营养成分的保存率。要保证饮食的质量,最大限度地发挥食物的营养水平,科学的加工方法和合理的烹调方法显得尤为重要。

合理烹饪:是指根据烹饪原料的营养特点和所含营养素的理化性质,合理采用我国传统的烹饪加工方法,使制成品既达到烹饪工艺的特殊要求,又在烹饪工艺过程中更大限度地保存营养素,使营养素易于消化吸收,更有效地发挥菜肴的营养价值。

1)合理烹饪的根本目的

①食品经过烹饪处理,构成食品的色、香、味、形等感观性状同时使食品更加安全、卫生。

②食品经过烹饪处理,使之味美且容易消化吸收,提高其所含营养素对于人体的利用价值。

③选择科学合理的烹饪方法和必要的措施,能有效地控制在烹饪过程中发生的不利因素,尽量减少营养素的损失,对于烹饪工作者意义重大。

2)如何做到合理烹饪

①学习并深刻认识各类营养素在烹饪加工过程中损失的途径。

②认识并掌握不同烹调方法对食材中所含营养素的影响作用,并努力探寻烹调方法对营养素的影响规律。

③学习烹饪对食物营养素的有效利用方法和对食材中活性成分的有效保护措施。

6.3.2 营养素损失的途径

菜品中的营养素,可因加工生产方法、调味类别、加热形式等因素而受到一定程度的损失,使其原有的营养价值减低，这主要是通过流失和破坏两个途径而损失的。

1）流失

流失是指在某些物理因素作用下，营养素通过蒸发、渗出或溶解而丢失，从而破坏了其完整性的过程。这些物理因素，如日光、盐渍、淘洗等作用下，使营养物质通过蒸发、渗出或溶解于水中而被抛弃，致使营养素发生丢失。

（1）蒸发

蒸发主要是通过光照或高温的作用，使食品中的水分蒸发、维生素氧化、脂肪外溢而干枯。在此过程中，维生素C损失较大，食物的鲜味也受到一定的影响。

（2）渗出

渗出是指食物因冷冻或切配后，细胞破裂，导致部分水液渗出，或人工加入高渗透物质，改变了食物组织细胞间隙的渗透压，导致细胞内水液渗出，某些营养物质也随之外溢，从而使营养素如脂肪、维生素等不同程度的发生损失。

（3）溶解

溶解是指食物原料在洗涤、浸泡和烹制过程中，营养物质会溶解于水中、汤汁中或烹调油中而丢失掉。维生素、无机质、脂肪、蛋白质等，都会通过以上途径受到不同程度的损失，尤其是维生素和矿物质。

2）破坏

食物中营养素的破坏是指因受物理、化学或生物因素的作用，食物中的营养素结构性质发生变化，失去对人体的营养价值，甚至转变成对人体有害的物质。其破坏的原因主要是食物的保管不善或加工方法不当等，致使霉变、腐烂、生芽等。蛋品的胚胎发育，烹调时的高温、加碱、煮沸时间过长以及菜肴烹制好后搁置时间过长等，都可使营养素受到破坏。

（1）高温作用

食物在高温环境加工生产时，如油炸、油煎、熏烤或长时间炖煮等，食物受热面积大、时间较长，可以使某些营养素破坏。如油炸食物，维生素B_1损失60%，维生素B_2损失40%，烟酸损失50%，维生素C几乎损失100%。

（2）化学因素

化学因素主要为原料配合不当，如将含鞣酸、草酸多的与含蛋白质、钙类高的食物一起烹制或同食，则可形成鞣酸蛋白、草酸钙等不被人体吸收的物质，降低了食物的营养价值。生产加工过程中，不恰当地使用食碱，可使食物中的B族维生素和维生素C受到破坏。动物类脂肪，在光、热的作用下氧化酸败，失去其脂肪的食用价值，同时还能使脂溶性维生素受到破坏。

（3）生物因素

生物因素主要是指食物自身生物酶作用和微生物的污染所导致食物中营养素的破坏损失。食物中的固有酶如贝类，淡水鱼中的硫胺素酶，蛋清中的抗生物素酶，蔬菜的呼吸作用和发芽，水果中的抗坏血酸氧化酶，动物宰杀和食物切配之后存放时等，都可造成食物食用价值的改变。

6.3.3 合理的烹饪方法和烹饪加工措施

在烹饪加工过程中，食材中所含的营养素在不断发生变化，要想减少食材中的营养素在烹饪加工过程的损失，最大限度地保护食物中的营养素，就必须注意以下几点：

1）科学储备，合理清洗

食物储藏时间越长，营养流失的越多，接触气体和光照的面积就越大，抗氧化作用的维生素（如维生素A、维生素C、维生素E）的损失就越大。

在保证食物安全的前提下，避免长时间清洗或浸泡食物，淘米时要合理洗涤，大米经一般淘洗，维生素B_1的损失率可达40%～60%，维生素B_2和烟酸可损失23%～25%，洗的次数越多，水温越高，浸泡时间越长，营养素的损失越多。所以淘米时要根据米的清洁程度适当洗，不要用流水冲洗，不要用热水烫，更不要用力搓。吃捞饭丢弃米汤的方法营养素损失最多，除维生素B_1、维生素B_2和烟酸可损失50%，67%，76%外还可失掉部分矿物质。

2）先洗后切，及时烹食

蔬菜和水果是我国人民膳食中维生素C、胡萝卜素和矿物质的主要来源。食物中的某些营养成分遇到空气中的氧容易被氧化，特别是在切配之后，增大了与氧接触的机会，营养素经历氧化、渗出、溶解、流失的过程，破坏程度会增高。为了减少无谓的损失，蔬菜最好先洗后切，清洗时要用流水冲洗，不可在水中浸泡。

对氧敏感的营养素有维生素C、维生素B_1、维生素B_2、维生素A、维生素E和叶酸等。有些营养素对光敏感，受光照射时会发生破坏，如维生素C、维生素B_2、维生素B_6、维生素B_{12}、维生素A、维生素E等。研究表明，新鲜的绿叶蔬菜先洗后切的维生素C仅损失1%；切后浸泡10分钟，维生素C会损失16%～18.5%。基于以上原因，对于相应原料的加工，我们必须做到现洗现切，能生吃的蔬菜可以选择凉拌，甚至可以手撕的蔬菜就不要用刀切。

原料的表面积越大、水量越多、水温越高，则维生素和矿物质的损失就越严重。故切菜时应尽量注意控制原料与空气的接触面，尽量避免将食物切得过细过碎，切后应即刻烹饪，最大限度地保存营养素。

如去皮的土豆，浸水12小时，未切碎和切碎的，维生素B_1的损失率分别为8%和15%，维生素C的损失率分别为9%和51%。

烹制蔬菜类原料需要旺火急炒，尽量缩短菜肴的加热时间，降低原料中营养素的损失率。不过，要注意有些蔬菜（如四季豆），就要煮熟煮烂至原有的生绿色消失，以防止其中的皂苷和植物血凝素引起中毒。

3）特殊原料，烹前焯水

烹调特殊蔬菜时，如原料本身含有草酸或存在异味，草酸与所摄入食物中的钙会形成草酸钙，而草酸钙是人体所不能吸收的，这样，就会导致钙的流失。如把菠菜用开水焯一下就能溶解掉80%以上的草酸，从而提高了钙的生物利用率。

做大锅菜时，常要用水漂焯，焯菜时要用旺火沸水，菜量大时，分批下水，尽量减少入水时间，时间宜短不宜长，而且加入菜后，水温不宜低于85℃，最好沸进沸出。这样才能最大限度地保留菜中固有的胡萝卜素与维生素C。

动物性原料的烹制，如煮鱼炖肉，如目的为吃肉，宜水沸后下锅，因为肉遇热水，表面的蛋白质迅速凝固，保护了原料内部的营养素溶入汤中，同时能减少肉块里呈鲜成分过多渗出，从而使肉质口感鲜香，营养成分不会过多流失。若冷水下锅，动物性原料的营养会更多的溶入汤中，最好能充分发挥汤汁的用途。

4）上浆挂糊，勾芡收汁

控制烹调温度和时间。避免高温、长时间加热食物，烹调时油温最好控制在150℃以下。采用高温煎炸等烹调法烹制富含蛋白质的食物时，最好在食物外层挂糊上浆，原料受糨糊层的保护，因传热间接，不会因直接高温而使蛋白质变性过甚，防止食物焦煳，控制有害物质的产生。

肉食烹调前，采取上浆的措施，利用淀粉中谷胱甘肽所含的硫氢基对维生素C具有保护作用，既可减少营养素的流失，又可改善口感。又可使维生素少受高温分解破坏，这样烹制出来的菜肴不仅色泽好，味道鲜嫩，营养素保存得多，而且消化吸收率也高。烹调中淀粉能增加菜肴的嫩滑感，提高菜肴的滋味，对菜肴的色、香、味、形都有很大作用。肉料如果不经上浆拌粉，在旺火热油中水分会很快蒸发，香味、营养成分也随水外流，质感变糙。原料若上浆拌粉，受热后浆粉凝成一层薄膜，使原料不直接与高温油接触，油不易浸入原料内部，而原料所含的汁液、鲜味成分也不容易外溢。不仅能保持原料良好质感，而且使其表面色泽光润，形态饱满。

对过油的原料尽可能上浆或挂糊，避免原料直接与高温油接触；在炒制含水分较高的蔬菜时，通过勾芡的方法把汤汁变浓，使流入菜汤中的水溶性维生素等营养物质靠浓汤汁的吸附作用粘在菜肴上，以尽量减少营养素的溶解渗出。

烹饪菜肴，一部分营养素要溶在汤汁中，应将汤汁一起食用。烹调时勾芡与挂糊的方法，有助于保存汤汁，值得提倡。菜肴烹制中通过勾芡保护，在炒制含水分较高的蔬菜时，在菜肴接近成熟时，将调好的粉汁淋入锅内使汤汁稠浓，增加汤汁对原料的附着力，使原料在加热过程中部分流失于汤汁中的营养成分裹在原料上而被充分利用。勾芡收汁可使汤汁浓稠，与菜肴充分融和，既可以避免营养素（如水溶性维生素）的流失，又可使菜肴味道可口，有些动物性原料如肉类等也含有谷胱甘肽，若与蔬菜一起烹调也有同样的作用。

5）注意调味品的投放时机

维生素C与B族维生素在酸性介质中比较稳定，不易破坏。无机盐钙、镁在酸件条件下，易被分解，钙遇醋生成醋酸钙，有利于吸收。所以，烹调某些菜肴时，可适量放些醋，不仅可以调味，还有助于保存营养素。如炒土豆丝、炒绿豆芽、糖醋白菜、红烧鱼、糖醋排骨等。煮骨头汤、带骨鸡汤、鱼汤时，加少许柠檬汁或食醋，将有助于钙从骨和鱼刺中释出溶解到汤中，使汤品的含钙量增加64%。烤肉时涂上一层厚厚的含醋酱汁，也能明显地增加钙吸收量。

掌握加盐的时机。盐对食物有强力渗透的作用，可加速蛋白质变性凝固现象。因此，在烹饪含蛋白质丰富的肉类原料时，为了使肉类炒得嫩，不可以先放盐，宜等原料八成熟快起锅时再放盐。如果烹饪蔬菜，有两种情况可以早点放盐，一种是在烹调根茎类菜，质地紧密，纤维素高的原料时，要早放盐，以使之更快入味。一种是烹炒叶菜类，提前放盐既能更大程度的固定蔬菜的基本形状，又能有效缩短蔬菜的成熟时间，减少蔬菜内营养的损失。凉拌类菜肴在调味时为避免营养素随水分过早浸出导致流失，故宜在食用前加盐，减少食盐对原料长时间的渗透，尤其是新鲜蔬菜原料。

味精使用时应注意以下几点：不宜过早或在温度很高时投入味精，因味精在加热过火时大部分谷氨酸钠变成焦谷氨酸钠，这样不仅没有鲜味，反而会产生轻微的毒素，对人体健康不利。最好在菜肴出锅前投放，若菜肴需勾芡的话，则在勾芡之前放味精。味精在碱性环境下会起化学变化，产生一种具有不良气味的谷氨酸二钠，失去调味作用，所以在烹制碱性原料如碱发鱿鱼，碱发海参等时不宜放味精。

6）用碱慎重，有的放矢

制作主食时在原料中加碱要慎重，碱可以加速米（大米、小米）中B族维生素和维生素C的破坏。

常有人在煮白米粥时放碱，这样煮出的粥既省时，又黏稠好吃。这样做有何利弊？维生素B_1本来就怕热，又是中国人极易缺乏的维生素。维生素B_1被称为精神营养素，缺乏时不仅使

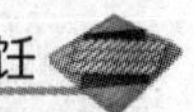

人易患脚气病和便秘，还会产生疲倦、健忘、焦虑不安等症状，长期不足还会影响心脏及肌肉的功能。因此，在煮饭、熬粥、煮豆、炒菜时都不宜放碱，但在制作玉米面(楂)粥、玉米糊、窝窝头等含玉米的制品时，可加少量碱。因为玉米中含有的结合型烟酸不易被人体吸收，长期食用很可能患上糙皮病、皮炎、腹泻和痴呆、皮肤粗糙及生皱纹等。只有加碱才能使结合型烟酸变成游离型烟酸，为人体所吸收利用。

面粉中的维生素 B_1 在酸性环境中比较稳定，而在碱性环境中则容易被破坏，如果加碱过多或用苏打等碱性发面剂做馒头，就会破坏面团中大部分的维生素 B_1，还会中和胃酸，降低胃酸的杀菌力。合理营养更提倡用纯酵母发酵，酵母自身富含 B 族维生素，而且效率高，又能避免因加碱而造成的营养损失。

我国传统蒸制馒头常用老面发酵，老酵面内含有许多杂菌其中主要是醋酸菌，当面团内温度达到 33 ℃时，醋酸菌随酵母菌的发酵也大量繁殖并分泌氧化酶，氧化酶将面团中稀薄的酒精氧化成醋酸和水，使面团产生强烈的酸味，使用碱面可与面团中的醋酸发生生化反应，生成醋酸钠、二氧化碳和水，达到中和酸味的目的。而此时加碱不可过量，因为做馒头营养损失的主要原因就是在发酵的面团中加碱。

7)综合考虑，科学烹调

科学烹调还应注意食物成分之间的化学变化，高钙食物不宜与高草酸含量食物搭配、蛋白质食物不宜与含鞣酸食物搭配。

蔬菜类宜用旺火急炒、快速焯水等方法，不宜用煮、炖、焖等低温长时间加热的烹调方法；肉类不宜用高温油煎、炸、熏、烤等方法，而用蒸或用以水作为传热介质的烹饪方法比较好。不论对于哪种食物，煎、炸、熏、烤都是最不可取的方法。若为追求口味而使用，则最好同时补充富含抗氧化剂维生素 C 的食物。

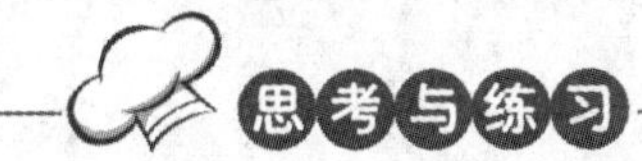

1. 同样是面食的烹调，水煮面条维生素 B_1 损失率为 19.60%，维生素 B_2 的损失率是 2.94%，烙饼维生素 B_1 的损失率为 3.39%，维生素 B_2 的损失率是 14.71%。捞面条的时候大量的营养素可以随着面汤丢弃而损失，一般维生素 B_1 可以损失 49%，维生素 B_2 损失 57%，烟酸损失 22%。炸制的面食，比如油条、油饼，由于在油温高的环境下烹制，同时面粉发酵时加了碱，维生素 B_1 几乎可以全部被破坏，维生素 B_2 和烟酸损失也达到 50%。根据以上这些数据，请分析不同的烹制方法对维生素 B_1 和维生素 B_2 的影响程度有哪些不同?

2. 在做菜馄饨、包子的馅心时，必须把蔬菜切细，这时会有大量的汁水流出。有的人为了成型或包馅时的方便把汁水挤掉，这样就把菜中 70% 的维生素、矿物质丢弃了。你认为合理的做法是什么?

3. 我国有很多由来已久的名菜：糖醋鱼、糖醋排骨、醋熘白菜，顾名思义，这些菜在烹调过程中都要喷醋，你知道原因吗?

4. 为什么在进补的时候，大家会不约而同地想到煲汤? 汤里的营养真的很多吗?

5. 观察反复炸用后的植物油会变稠还是变稀? 为什么?

6. 油脂的科学使用对烹饪有重要的影响，在工作中我们应如何正确使用油脂?

7. 作为中国式早餐代表“油条”，越来越多的人在吃之前也在斟酌其健康性，谈谈你的看法。

项目 7

不同人群的营养与膳食

项目描述

了解人群在营养学上的划分;掌握特殊生理、环境、病理条件下人群的营养特点;掌握不同人群营养食物的选择;能根据不同的人群特点熟练地运用所学知识选择营养食物进行搭配。

合理营养是健康的物质基础,平衡膳食又是合理营养的根本途径。为了减少疾病保障健康,我们主要是以预防为主,对不同的人群进行营养与膳食的指导就十分有必要。

任务1 特殊生理条件下人群的营养与膳食

任务说明

孕妇、乳母、婴儿、儿童、老年等各个生理阶段,机体的代谢状况不同于一般成人。因此,在营养和膳食方面应当有一定的特殊照顾。

导入案例

张女士在怀孕早期由于剧烈呕吐而无法进食,只能吃些蔬菜和水果,直到妊娠6个月才有所好转,但胃口也不怎么好,孩子出生后又没有母乳。如今儿子今年5岁了,刚出生时体重只有2.5 kg,到3岁才能叫爸爸、妈妈,不能和小朋友进行正常的交流,智商检查只有58。

任务分析

7.1.1 人群在营养学上的划分

根据不同的标准,营养学中的人群有以下几种划分的方法:

1)人按照不同的生理状态可分为几个阶段

孕期(孕妇):处于妊娠特定生理状态下的人群。

哺乳期(乳母):指产后产妇用自己的乳汁喂养婴儿的时期。

婴儿期:出生1~12个月,包括新生儿期(断脐至出生后28天)。

幼儿期:1~3周岁前儿童。

学龄前期:3~6岁儿童。

学龄期:6~12岁儿童。

少年期:12~18岁,称青春期。

成年期:18~60岁。

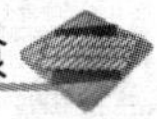

老年期:60 岁以上。

2)按照身处特殊环境或从事特殊作业划分

高温环境、低温环境、高原环境、接触电离辐射人员、接触化学毒物人员。

3)按照是否患有疾病科分

健康人群、亚健康人群、疾病人群。

7.1.2 孕妇营养

孕期合理营养是胎儿正常生长发育的保证,营养不良对妊娠记过和母体健康都可产生不利影响。对胎儿的影响主要包括胎儿在母体中生长停滞,宫内发育迟缓,产生的结果是早产及新生儿低出生体重发生率增加,胎儿先天性畸形发生率增加,围生期婴儿死亡率增高,影响胎儿体格和智力发育。所以孕期的合理营养是指导的一项重要内容。

1)孕期的营养需要

(1)能量

合理能量是成功妊娠的基础。与非孕相比,孕期的能量消耗还包括母体生殖器官及胎儿的生长发育,以及母体用于产后泌乳的脂肪储备。《中国居民膳食营养素参考摄入量》再次推荐孕中期后能量在非孕期基础上增加200 kcal/d。

(2)蛋白质

妊娠期间,胎儿、胎盘、羊水、血容量增加及母体子宫、乳房等组织的生长发育约需 925 g 蛋白质。以蛋白质利用率为 70% 估计,孕末期每日增加蛋白质8.5 g,蛋白质增加的变异系数约15%,孕期日增加的蛋白质的推荐值为 10 g。在我国,膳食以谷类为主的广大地区,考虑谷类蛋白质的利用率通常较低,《中国居民膳食营养素参考摄入量》建议孕期早、中、晚期膳食蛋白质推荐值增加分别为5 g/d,15 g/d,20 g/d。

(3)脂肪

孕期需要 3 ~4 kg 的脂肪储备以备以后泌乳。此外,膳食脂肪中的磷脂及其中的长链多不饱和脂肪酸,对人类生命早期脑神经系统和视网膜等的发育有重要作用,孕期对脂肪以及多种脂肪酸有特殊的需要。

孕 20 周开始,胎儿脑细胞分裂加速,作为胎儿生长发育所需的 ARA 和 DHA 都必须要由母体提供。多不饱和脂肪酸 ARA 的母体是亚油酸,亚油酸不能在体内合成,必须从食物中摄取。亚油酸几乎存在于所有植物油中,NHA 和 EPA 也可来源于鱼、鱼油及蛋黄中。

(4)矿物质

①钙。妊娠期妇女与非孕时相比,钙的吸收率增加。胎盘对钙的转运使主动的逆浓度差进行,以保证胎儿对钙的需要,但需维生素 D 及其依赖的钙结合蛋白的作用。

《中国居民膳食营养素参考摄入量》建议孕中期妇女钙的适宜摄入量为1 000 mg/d,孕晚期为 1 200 mg/d,可耐受最高摄入量值为 2 000 mg/d。过多钙摄入可能导致孕妇便秘,也可能影响其他营养素的吸收。钙的最好来源是奶及奶制品、豆类及其制品。此外,芝麻和小虾皮等海产品也是钙良好的食物来源。

②铁。在许多国家,贫血仍然是一种常见的疾病。大量的证据表明,孕早期的铁缺乏与早产和婴儿低出生体重有关。估计孕期体内铁的储存量为1 000 mg。《中国居民膳食营养素参考摄入量》建议孕期妇女铁的适宜摄入量为25 mg/d,可耐受最高摄入量值为60 mg/d。动物肝

脏、动物血、瘦肉等铁的含量丰富且吸收率高，是铁的良好来源。此外，蛋黄、豆类、某些蔬菜如油菜、芥菜、雪里蕻、菠菜、莴笋叶等含铁量也相对较多。

③碘。碘对孕妇和胎儿也极为重要，缺乏可使孕妇甲状腺素合成减少，导致甲状腺功能减退，降低母体的新陈代谢，并因此减少对胎儿营养素的提供。《中国居民膳食营养素参考摄入量》建议孕期妇女碘的适宜摄入量为200 μg/d，可耐受最高摄入量值为 1 000 μg/d。我国目前采用食盐强化碘预防高危人群的碘缺乏，已取得明显效果。此外，在孕期也可每周进食一次富碘的海产品。

④锌。母体摄入充足的锌可促进胎儿的生长发育和预防先天性畸形。估计妊娠期间储留在母体和胎儿组织中的总锌量为100 mg。《中国居民膳食营养素参考摄入量》建议孕期妇女锌的适宜摄入量为16.5 mg/d，可耐受最高摄入量值为35 mg/d。有专家建议对素食、高纤维素膳食人群、大量吸烟者、多次妊娠者、大量摄入钙剂铁剂者，应额外补充15 mg/d。

(5)脂溶性维生素

①维生素 A。孕妇维生素 A 营养状况低下与贫困人群中的早产、胎儿宫内发育迟缓及婴儿低出生体重有关。受孕前每周补充维生素 A 可降低母亲死亡率。维生素来源于动物肝脏、牛奶、蛋黄，β-胡萝卜素来源于深绿色、黄红色蔬菜和水果。营养素补充剂、维生素 A 强化食品的应用，应注意补充的总量，以防过量摄入。

②维生素 D。孕期维生素 D 缺乏可导致母体和出生的子女钙代谢紊乱，包括新生儿低钙血症、婴儿牙釉质发育不良以及母体骨质软化症。《中国居民膳食营养素参考摄入量》建议孕期妇女维生素 D 的适宜摄入量为 10 μg/d，可耐受最高摄入量值为 20 μg/d。

③维生素 E。孕期维生素 E 的补充可能对预防新生儿溶血有益。《中国居民膳食营养素参考摄入量》建议孕期妇女维生素 E 的适宜摄入量为 14 mg/d。维生素 E 广泛存在于各种食物中，粮谷、豆类、果仁中含量丰富。

④维生素 K。维生素 K 摄入量为每天 2 μg/kg 体重。

(6)水溶性维生素

①维生素 B_1。孕期缺乏维生素 B_1 可致新生儿维生素 B_1 缺乏症，尤其是以米食为主的长江中下游地区的农村。维生素 B_1 缺乏也影响肠道功能，这在孕早期特别重要，如缺乏，会导致胃肠道功能下降，进一步加重早孕反应，引起营养不良。《中国居民膳食营养素参考摄入量》建议孕期妇女维生素 B_1 的适宜摄入量为 1.5 mg/d。动物内脏如肝、心、肾、瘦肉、初加工的粮谷类、豆类等是维生素 B_1 的良好来源。

②维生素 B_2。孕期维生素 B_2 缺乏可导致胎儿生长发育迟缓。缺铁性贫血与维生素 B_2 有关。《中国居民膳食营养素参考摄入量》建议孕期妇女维生素 B_2 的适宜摄入量为 1.7 mg/d。肝脏、蛋黄、肉类、奶类是维生素 B_2 的主要来源，谷类、蔬菜水果也含有少量的维生素 B_2。

③维生素 B_6。在临床上，有使用维生素 B_6 治疗早孕反应，也使用维生素 B_6、叶酸和维生素 B_{12} 预防妊高征。《中国居民膳食营养素参考摄入量》建议孕期妇女维生素 B_6 的适宜摄入量为 1.9 mg/d。肝脏、肉类、豆类以及坚果是维生素 B_6 的主要来源。

④叶酸。叶酸摄入不足对妊娠结局的影响包括出生低体重、胎盘早剥和神经管畸形，在发展中国家还有常见的孕妇巨细胞性贫血。叶酸的补充需从计划怀孕或可能怀孕开始。《中国居民膳食营养素参考摄入量》建议围孕期妇女多摄入富含叶酸丰富的食物，孕期叶酸的适宜摄入量为 600 μg/d。叶酸可来源于肝脏、豆类和深绿色蔬菜。

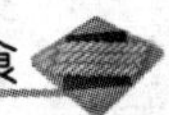

2)孕妇膳食

1997 年中国营养学会颁布《中国居民膳食指南》,对孕妇的膳食有特别的建议,包括孕 4 个月后补充充足的能量,孕后期保持体重的正常增长,孕期增加鱼、肉、蛋、奶、海产品的摄入。

(1)孕早期营养与膳食

按照孕妇的喜好,选择促进食欲的食物。选择容易消化的食物,如粥、面包干、馒头、饼干、红薯等。少吃多餐,想吃就吃。完全不能进食的孕妇也要从静脉补充至少 150 g 葡萄糖。为避免胎儿神经管道畸形,在计划妊娠时就开始补充叶酸 400 ~ 600 μg/d。

(2)孕中期营养与膳食

补充充足的能量,注意铁的补充。富含铁,吸收率又较高的食物,包括动物肝脏和血、肉类、鱼类。保证充足的鱼、禽、蛋、瘦肉和奶的供给。

(3)孕末期营养与膳食

补充长链多不饱和脂肪酸,增加钙的补充,保证适宜的体重增长。保证谷类、豆类、蔬菜、水果的摄入。鱼、禽、蛋、瘦肉合计每日 250 g,每周至少 3 次鱼类(其中至少 1 次海产鱼),每日 1 个鸡蛋。每周进食 1 次肝脏,1 次动物血,每日饮奶至少 250 g,同时补钙 300 mg。

知识拓展

孕妇奶粉到底有没有必要喝?

如今为了孕育一个健康的宝宝,不少女士在怀孕初期甚至孕前就开始大补特补。而市面上出现的各种为孕妈特制的孕妇奶粉也开始走俏,其热销程度堪比婴幼儿配方奶粉。到底这样的孕妇奶粉有没有必要喝呢?有很多人认为,一定要喝的,孕妇奶粉能增加孕妇的抵抗力和帮助胎儿的生长发育。其实不一定的,有的孕妇生活习惯好,饮食方面营养均衡,加上体质较好,怀孕期间喝普通牛奶就可以,没有必要专门喝孕妇奶粉。孕妇在怀孕期间喝太多孕妇奶粉导致宝宝长得很快很大,明显超重,最后孕妇只能选择剖官产。不仅如此,有的还会造成母体体重增加不少而胎中宝宝营养不良。一般情况下,孕妇会另外单独补充叶酸等营养物质。此外,只要按时检查、膳食平衡、营养全面,人们在日常饮食中也能获得孕妇奶粉中的营养物质,比如深海鱼类富含 DHA,动物肝脏、瘦肉、蔬菜含有叶酸等。

7.1.3 婴儿营养

婴儿期是一生中生长发育最快的时期,是从母乳营养到逐渐依赖其他食物营养的过渡期。婴儿期良好的营养是一生体格和智力发育的基础,也是预防成年慢性疾病如动脉粥样硬化、冠心病等的保证。由于婴儿期的生长极为重要,对营养素的需要很高,因此,如何科学喂养,确保婴儿的生长发育就显得极为重要。

1)婴儿的营养需要

(1)能量

婴儿的能量需要包括基础代谢、体力活度、食物的特殊动力作用、能量储存及排泄耗能、生长发育的需要,其总能量的需要主要依据年龄体重及发育速度予以估计,《中国居民膳食营养素参考摄入量》建议 0 ~ 12 月的婴儿的能量适宜摄入量为 95 kcal/(kg · d)。

(2)蛋白质

婴儿生长迅速,不仅蛋白质的量按每单位体重计大于成人,而且需要更多的优质蛋白质。人乳中必需氨基酸的比例最适合婴儿生长的需要。《中国居民膳食营养素参考摄入量》

建议0～12月的婴儿的蛋白质适宜摄入量因喂养方式而异，人乳喂养的蛋白质适宜摄入量为2.0 g/(kg·d)，牛乳喂养为3.5 g/(kg·d)，大豆或谷类蛋白质喂养时为4 g/(kg·d)。

(3)矿物质

婴儿必需又容易缺乏的矿物质和微量元素主要有钙、铁、锌。此外，内陆地区甚至部分沿海地区碘缺乏病也较为常见。

①钙。由于人乳中钙的吸收率高，出生后前6个月的全母乳喂养的婴儿并无明显的缺乏。《中国居民膳食营养素参考摄入量》建议婴儿钙的适宜摄入量：6个月以下为300 mg/d，6个月以上时为400 mg/d。

②铁。足月新生儿体内有300 mg左右的铁储备，通常可以防止出生后4个月内的铁缺乏。早产儿及低出生体重儿的铁的储备不足，在婴儿期容易出现铁的缺乏。婴儿在4～5个月后需从膳食中补充铁，可通过强化的配方奶、米粉、肝泥及蛋黄予以补充。《中国居民膳食营养素参考摄入量》建议婴儿铁的适宜摄入量：6个月以下为0.3 mg/d，6个月以上时为10 mg/d。

③锌。母乳喂养的婴儿在前几个月因可以利用体内储备的锌而不易缺乏，在4～5个月后也需要从膳食中补充。肝泥、蛋黄、婴儿配方食品是较好的锌的来源。《中国居民膳食营养素参考摄入量》建议婴儿锌的适宜摄入量：6个月以下为1.5 mg/d，6个月以上时为8 mg/d。

④碘。婴儿期碘的缺乏可引起智力低下、体格发育迟缓为主要特征的不可逆性智力损害。《中国居民膳食营养素参考摄入量》建议婴儿碘的适宜摄入量：6个月以下为1.5 mg/d，6个月以上时为8 mg/d。

其他矿物质元素在母乳及牛乳中含量都较为丰富，均不易引起缺乏。

2)婴儿膳食

(1)母乳喂养

母乳喂养具有其他乳制品不可替代的优越性。母乳是婴儿最佳的天然食物和饮料，其营养成分能满足出生后4～6个月内婴儿的营养需要。母乳喂养可降低发病率和死亡率，母乳喂养可减少污染，且母乳中含有抗体，能防止感染性疾病，有助于婴儿的智力发育，母乳喂养经济方便又不易引起过敏。母乳喂养是人类最原始的喂养方法，也是最科学、最有效的喂养方法。

(2)人工喂养

因各种原因不能母乳喂养婴儿时，可采用牛乳、羊乳等动物乳或其他代乳品喂养婴儿，这种非母乳喂养的方法即为人工喂养。常用的人工代乳品有婴儿配方奶粉、牛乳、全脂奶粉、豆制代乳粉等。

(3)婴儿辅食

婴儿辅食是指在转乳期内所给婴儿吃的食品。婴儿辅食主要有3种形式：液体食物、泥糊状食物、固体食物。添加辅助食品能够补充母乳中营养素的不足，增强消化功能，促进神经系统的发育，培养婴儿良好的饮食习惯等很多好处。添加辅食应让婴儿逐步适应，食品由稀到稠，量由少到多，因人而异、避免过敏。

知识拓展

选择婴儿配方奶粉的技巧

1.看颜色奶粉应是白色略带淡黄色，如果色深或带有焦黄色为次品。包装完整，标识有商标、生产厂名、生产日期、批号、保存期限等。不同材料的包装，其保存期限不同。马口铁罐密封充氮包装的保存期限为两年，非充氮包装的保质期为1年，瓶装是9个月，袋装的则为半年。

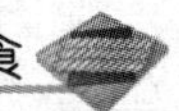

2. 凭手感用手捏奶粉时应是松散柔软,倘若奶粉结了块,一捏就碎,是受了潮。若是结块较大而硬,捏不碎,说明已变质。塑料袋装的奶粉用手捏时,感觉柔软松散,有轻微的沙沙声。玻璃罐装的奶粉,将罐慢慢倒置,轻微振摇时,罐底无黏着的奶粉,即为质量正常。

3. 闻气味奶粉应是带有轻淡的乳香气,如果有腥味、霉味、酸味,说明奶粉已变质。

4. 水冲调奶粉用开水冲调后放置5分钟,若无沉淀说明质量正常;若有沉淀物,表面有悬浮物,说明已经变质,不要给宝宝吃。

7.1.4 幼儿营养

出生后的第二年和第三年为幼儿期。幼儿期也是处于生长发育的旺盛时期。此时期小儿的食物构成逐渐由半固体过渡到固体,最后到家庭食物。在这个时期,如不重视营养供应或喂养不合理,往往会导致幼儿体重不增或少增,甚至发生发育不良,例如缺铁性贫血、佝偻病、维生素A缺乏症等。

1)幼儿的营养需要

(1)能量

婴幼儿时期基础代谢的需要约占总能量需要量的60%,能量需要5.02~5.43 MJ/d。这时期男女孩之间的差别不大,生长生育所需能量为小儿特有的,每增加1 g体内新组织,需要能量为4.4~5.7 kcal。好动多哭的幼儿比年龄相仿安静的孩子需要的能量可高达3~4倍。《中国居民膳食营养素参考摄入量》建议幼儿1岁、2岁和3~4岁能量适量摄入量,男孩分别为1 100 kcal/d,1 200 kcal/d和1 350 kcal/d;女孩分别为1 050 kcal/d,1 150 kcal/d和1 300 kcal/d。

(2)蛋白质

幼儿对蛋白质的需要量不仅相对成人多,而且质量要求也比成人高。一般要求蛋白质所供能量应占膳食总能量的12%~15%,其中一半应是优质蛋白质。《中国居民膳食营养素参考摄入量》建议幼儿1岁、2岁和3~4岁蛋白质适量摄入量为35 g/d,40 g/d,45 g/d。蛋白质的分布虽广,但以动物性食物、豆类和硬果类食物含量高,且质量好。

摄入的营养素不足或膳食安排不合理是发生营养不良的两个原因。预防对策首先应鼓励母乳喂养婴儿,从4~6月龄开始及时合理的添加辅食,为了增加婴儿的能量摄入,可增加一些油脂和硬果类食物的摄入量,如花生、核桃等。同时也要增加优质的蛋白质,如奶类、蛋类、豆制品和肉类等,以补充谷类的不足。

(3)矿物质

1~3岁幼儿的钙适量摄入量为600 mg/d。膳食中钙的良好的食物来源是牛奶。

1~3岁幼儿的铁适量摄入量为12 mg/d。膳食中铁的良好的食物来源是动物肝脏和血。

(4)维生素

维生素A与机体的生长、骨骼发育、生殖、视觉及抗感染有关。1~3岁幼儿的维生素A适量摄入量为500 μgRE/d。由于维生素A可在肝脏中储存,过量时可出现中毒,不可盲目给小儿服用。如缺乏,可选择一些富含维生素A或胡萝卜素的食品,也可在医生指导下补充鱼肝油。

小儿正处在生长发育高峰期,因此需要补充钙和维生素D帮助骨骼发育。多做户外运动,多晒温和的太阳(不能暴晒)是最简单有效的补充维生素D的方法。我国维生素D的适量摄入量为 10 μg/d，也可适量补充含维生素 D 的鱼肝油。

2）幼儿膳食

（1）粮谷类及薯类食品

进入幼儿时期后，粮谷类应逐渐成为小儿的主食。谷类食物是碳水化合物和某些 B 族维生素的主要来源，也是蛋白质及其他营养素的重要来源。以大米、面制品为主，同时加入适量的杂粮和薯类。

（2）乳及乳制品

乳类食物是幼儿优质蛋白、钙、维生素 B_2、维生素 A 等营养素的主要来源。同时富含赖氨酸，是粮谷类蛋白的极好的补充。

（3）鱼、肉、禽、蛋及豆类食品

这类食物为幼儿提供丰富的优质蛋白质，同时也是维生素 A、维生素 D 及 B 族维生素和大多数微量元素的主要来源。豆类蛋白含量高，是动物蛋白的较好替代品。

（4）蔬菜、水果类

这类食物是维生素 C、β-胡萝卜素的重要来源，也是维生素 B_2、无机盐和膳食纤维的重要来源。一般深绿色叶菜及深红、黄色果蔬、柑橘类等含维生素 C 和 β-胡萝卜素最高。蔬菜、水果还具有良好的感官性状，可促进小儿食欲，防治便秘。

（5）油、糖、盐等调味品及零食

少吃含糖高的零食，如巧克力、甜点心和冷饮。为孩子对选择新鲜水果或纯果汁、果干、坚果、牛奶等营养价值较高的食物。同时，烹调给幼儿吃的食物，首先要注意与其消化功能逐渐增强，要做到食物软硬适中，逐渐接近成人食品。少吃油炸、油煎或多油的食品、肥肉，刺激性强的酸辣食品。

知识拓展

如何预防缺铁性贫血

婴儿从母体获得的储存在肝脏中的铁只能满足 4 个月内生长发育的需要，而 4 ~ 6 月的婴儿逐渐长大，每天需补充 10 ~ 20 mg 铁，才能满足需要，而无论人乳或牛乳中所含的铁都不能达到这个要求，所以要及时添加含铁丰富的辅食，如蛋黄、动物肝、瘦肉及绿叶菜等，还可以采用经卫生部门认可的铁强化食品。要定期检查血色素，一旦发生缺铁性贫血，应到医院在医生指导下坚持采用药物治疗。

案例

李先生的儿子 1 岁 3 个月，平时饭量和奶量都较小，近期发现了孩子身高比同龄的孩子矮很多，并且出现了鸡胸、肋骨串珠（肋骨突出摸起来像穿起来的珠子），走路下肢像"O"型等症状。医院去检查，医生说这已经明显是缺钙的症状了，并且要及时恢复矫正，否则骨骼畸形一旦形成，将不可逆转。

7.1.5 学龄前儿童营养

3 ~ 6 岁是学龄前儿童阶段，与婴幼儿相比，此时期生长发育速度减慢，但仍属于迅速增长阶段。此阶段儿童喜欢模仿、好奇心强、注意力分散，但可塑性强，是培养良好饮食习惯的重要时期。

学龄前儿童的营养需求主要分为以下几个方面：

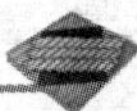

1)能量、蛋白质

《中国居民膳食营养素参考摄入量》推荐3~6岁学龄前儿童的总热能量供给范围是1 300~1 700 kcal/d,其中男孩稍高于女孩,详见表7.1。蛋白质功能为总热能的14%~15%,其中来源于动物性食物应占50%,包括1个鸡蛋,约提供蛋白质6.5 g,300 ml牛奶约9 g蛋白质,100 g鱼或鸡或瘦肉可提供约17 g蛋白质。其余蛋白质可由植物性食物谷类、豆类提供。在农村应充分利用大豆所含的优质蛋白质来预防蛋白质营养不良引起的低体重和生长发育迟缓。

表7.1　3~6岁儿童能量、蛋白质的RNI及推荐脂肪能量比

年龄/岁	能量(RNI)				蛋白质(RNI)		脂肪占能量百分比/%
	(MJ/d)		(kcal/d)				
	男	女	男	女	男	女	
3	5.64	5.43	1 350	1 300	45	45	30~35
4	6.06	5.83	1 450	1 400	50	50	30~35
5	6.70	6.27	1 600	1 500	55	55	30~35
6	7.10	6.67	1 700	1 600	55	55	30~35

注:摘自2000年版《中国居民膳食营养素参考摄入量》。

2)维生素

充足的维生素是儿童生长发育的保证。维生素A在肝、肾、鱼肝油、奶、蛋黄中较多。在红黄色的蔬菜水果含有丰富的β-胡萝卜素,在体内可转化成维生素A。维生素B_1存在于谷物、豆类、花生中。维生素B_2存在于肝脏、蛋类、乳类中。维生素C在橘子、山楂、番茄等新鲜水果及蔬菜中较多。维生素D来源于蛋黄、肝脏。推荐摄入量见表7.2。

表7.2　3~6岁儿童维生素的RNI或AI

年龄/岁	维生素A RNI/μgRE	维生素D RNI/μg	维生素B_1 RNI/mg	维生素B_2 RNI/mg	维生素B_{12} AI/μg	维生素C RNI/mg	叶酸 RNI/μgDFE	烟酸 RNI/mgNE
3	400	10	0.6	0.6	0.9	60	150	6
4	600	10	0.7	0.7	1.2	70	200	7
5~6	600	10	0.7	0.7	1.2	70	200	7

3)矿物质

此阶段的儿童虽乳牙长齐,但恒牙要在6岁左右开始长出,其钙化过程却早在出牙前开始,所以钙和维生素D的营养状况很重要。我国钙适宜摄入量为800 mg,与成人的要求一致。在铁和锌的营养方面应注意选择含量高、吸收利用好的食物来供给。

4)学龄前儿童膳食

学龄前儿童已完成从奶类食物为主导谷类食物为主的过渡。食物种类与成人食物种类逐渐接近。

①谷类。面粉、大米是每日的基本食物,提供55%~60%的能量,一半的烟酸,但精加工的维生素、矿物质、纤维素丢失较多。如果每周有2~3顿以豆类、燕麦代替部分大米、面粉,将有

利于蛋白质、B族维生素的补充。高脂食品、油炸烟熏食品、高糖食品应加以限制。

②动物性食物。适量的鱼、禽、蛋、瘦肉等动物性食材主要提供蛋白质、脂溶性维生素、矿物质。鱼类纤维细腻,易于消化,且含有DHA。蛋类蛋白质与人体的氨基酸模式最为接近,是优质蛋白,同时含有大脑发育的卵磷脂。鱼、禽、肉每日供给量为100~125 g,可交换使用。

③奶类及其制品含有丰富的维生素A、维生素B_2及优质的钙。建议奶的每日供给量为250~400 g,不要超过600~700 g,在适宜的范围内可选择全脂奶。

④大豆及其制品。大豆中含有丰富的赖氨酸。大豆脂肪中含有必需脂肪酸亚油酸和α-亚麻酸,能在体内分别合成花生四烯酸和DHA。因此,每日至少提供相当于15~20 g大豆的制品,以提供6~10 g的优质蛋白质。

⑤蔬菜和水果。蔬菜和水果是维生素、矿物质和膳食纤维的主要来源,每日供给量为150~200 g。蔬菜可选椰菜、花菜、小白菜、芹菜、胡萝卜、黄瓜、番茄、鲜豌豆、绿色和黄红色辣椒。水果选择不限。

⑥烹调用油和食糖。学龄前儿童烹调用油应是植物油,尤其应选用含有必需脂肪酸亚油酸和亚麻酸的油脂,如大豆油、橄榄油、茶籽油等。每日人均15 g。

证据表明,减少学龄前儿童食糖的消耗可以减少龋齿和肥胖的发生的危险。学龄前儿童每日摄入10~15 g蔗糖或含蔗糖饮料。

知识拓展

儿童必吃的12种健康食物

动物肝脏、金针菇、牛奶、苹果、松子仁、动物血、海带、花椰菜、莴笋、豌豆、虾、洋葱。

案例

童童4岁了,食欲一直欠佳,体重也比正常值低,近段时间老是感冒,并易患肺炎。经过医院的检查发现,原来是营养不良造成的。营养不良会使肺脏保护膜变得较薄,这就使细菌比较容易侵入肺脏。所以营养不良会使儿童的免疫系统衰弱,并不易抵抗细菌的入侵。

7.1.6 学龄及青少年营养

儿童少年时期是有儿童发育到成年人的过渡时期,可以分为6~12岁的学龄期和13~18岁的少年期或青春期,这个时期正是体格和智力发育的关键时期。

1)学龄及青少年营养需要

(1)能量

儿童少年能量需要包括基础代谢、体力活动、食物特殊动力作用和生长发育的能量消耗需要量。

对于儿童、青少年来说,能量需要量是指机体长期保持良好的健康状态,具有良好的体型、机体构成和活动水平个体,达到能量平衡并能满足各种活动及生长发育所必需的能量摄入。能量摄入低于能量消耗量则机体处于能量负平衡。如果人体长期处于负平衡,则会消耗体内储存的能量来满足生命活动的需要。长此以往则将导致营养不良、生长发育迟缓、消瘦、活力消失,甚至生命活动停止而死亡。反之,能量摄入量大于机体消耗量,则处于正平衡。如果长期机体处于正平衡,会使多余的能量以脂肪的形式储存于体内,使体重增加,引起肥胖。

(2)蛋白质

蛋白质是构成人体的主要物质。儿童、青少年蛋白质营养不良主要表现为生长发育迟缓、

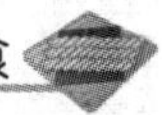

消瘦、体重过轻、智力发育障碍，严重蛋白质营养不良可出现恶性营养不良症。反之，动物蛋白质摄入过多，可导致胆固醇摄入量高，同时增加肝肾负担。

(3)脂类

膳食脂肪摄入量过多，会增加肥胖、心血管疾病、高血压和某些癌症发生的危险性。反之，过低会因为必需脂肪酸的缺乏而影响生长发育。因此，一般不限制儿童少年膳食脂肪摄入，也不过度限制类脂摄入。一般来说，只要注意摄入一定量的植物油，是不会造成必需脂肪酸的缺乏。

(4)碳水化合物

碳水化合物是人体能量的主要来源。其消化后的产物——葡萄糖是大脑供能的唯一来源，又是脂肪正常代谢的保障，所以青少年人群必须重视和保证碳水化合物的充足。

(5)矿物质

对青少年来说，尤其应重视和保证钙、铁、锌、碘、硒、氟的摄入。钙是构成骨骼、牙齿和软组织的重要成分，机体生长越快越需要钙，所以处于青春期的青少年往往比成人需要的钙还多。如果长期摄入不足，并常伴有蛋白质和维生素 D 的缺乏，可以引起生长迟缓、新骨结构异常、骨钙化不良、骨骼变形，发生佝偻病。反之，摄入过量可以增加肾结石的危险性，影响其他元素的生物利用率。为了满足青春期突增高峰的需要，11 ~ 14 岁适宜摄入量为 1 000 mg/d，不分性别。奶和奶制品是钙的最佳食物来源，其钙含量高，吸收好，其中酸奶更有利于钙的吸收。鱼虾、硬果类、豆类、绿色蔬菜都是钙的良好的食物来源。

铁是血液的重要组成部分，铁缺乏时可以引起贫血，出现头晕、乏力甚至肝脾肿大等症状，导致工作效率降低、学习能力下降，引起心理活动和智力发育的损害。铁缺乏还会损害儿童的认知能力，且补铁后也难以恢复。动物血、畜禽肉类、蛋黄、肝脏、鸡胗、牛肾、大豆、黑木耳、芝麻酱都是铁良好的食物来源。蔬菜、水果和奶制品中含铁量不高。

锌对儿童青少年性器官和性能力的正常发育很重要。锌可促进食欲，促进维生素 A 代谢，并参与维持细胞免疫功能。儿童缺锌的临床表现之一是食欲差，味觉迟钝甚至丧失。儿童急性缺锌可出现癫痫病发作。贝壳类海产品、红色肉类、动物内脏都是锌良好的食物来源。干果类、谷类胚芽、麦麸、花生和花生酱也富含锌。植物性食物含锌量低且利用率低。

碘是合成甲状腺素的重要原料。这个时期碘缺乏的主要表现是甲状腺肿大、青春期甲状腺功能减退、亚临床性克汀病、智力发育障碍、体格发育障碍、单纯性聋哑。儿童青少年每日摄入量如超过 800 μg，就可能造成过量。含碘高的食物是海产品，如海带、紫菜、海鱼等。

硒具有抗氧化功能，保护生物膜免受损害，维持细胞的正常功能，提高机体的免疫能力，促进生长，保护视觉器官。硒不足可引起诸多疾病，如克山病、大骨节病、高血压、心脏病等。过量摄入硒可引起硒中毒，表现为恶心、呕吐、头发脱落、指甲变形。动物性食物如肝、肾以及海产品是硒良好的食物来源。

适量的氟有利于钙和磷的利用及在骨骼中沉积，可以加速骨骼生长，并维护骨骼健康。氟过量能破坏钙、磷的正常的代谢。动物性食物中氟含量高于植物性食物，海产品中的氟高于淡水和陆地食物，鱼和茶叶含氟量很高。

(6)维生素

对青少年来说，尤其应重视和保证维生素 A、维生素 D、维生素 B_1、维生素 B_2、维生素 C 摄入。

儿童维生素A缺乏发生率远高于成年人。维生素A缺乏会引起明暗适应下降、夜盲、眼干燥症等。一般饮食不会造成过量。儿童青少年维生素A的推荐摄入量见表7.3,各种动物食品中维生素A的含量见表7.4。

表7.3 我国儿童青少年膳食维生素A推荐摄入量

年龄/岁	RNI/μgRE	UL/μgRE
6	600	2 000
7	700	2 000
11	700	2 000
14~18 男 女	 800 700	 2 000 2 000

注:摘自2000年版《中国膳食营养素参考摄入量》。

表7.4 各种动物食物中维生素A的含量

食 物	含量/IU	食 物	含量/IU	食 物	含量/IU	食 物	含量/IU
猪肝	8 700	鸭肝	8 900	松花蛋	940	奶油	830
牛肝	18 300	鹅肝	3 333	牛奶	140	白莲	215
牛肾	340	鸡蛋	140	淡牛奶	400	鲫鱼	846
羊肝	29 900	鸭蛋	1 380	牛奶粉	1 400	带鱼	483
羊肾	140	咸鸭蛋	1 480	人乳	250	河蟹	5 960
鸡肝	50 900	鹌鹑蛋	1 000	干酪	1 280	蛤蜊	400

儿童青少年生长发育过快,同时膳食中摄入不足和日光照射不足是引起维生素D缺乏的原因。维生素D严重缺乏时,常可导致出现"O"型和"X"型腿,会感觉都明显的生长痛、腿软、抽筋、乏力、蛀牙等。维生素D摄入过多,会产生副作用,甚至引起中毒;出现高钙血症、高尿钙症,严重可引起死亡。儿童青少年维生素D推荐摄入量见表7.5。多增加户外运动和充足的阳光照射是最经济的补充来源;动物性食物是天然维生素D的主要来源,海鱼、鱼卵、动物肝脏、蛋黄含量较高。

表7.5 儿童青少年维生素D推荐摄入量

年龄/岁	RNI/($\mu g \cdot d^{-1}$)	UL/($\mu g \cdot d^{-1}$)
6	10	20
7	10	20
11	5	20
14~18	5	20

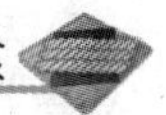

儿童青少年时期是神经系统、肌肉组织发育的高峰期，尤其要保证维生素 B_1 的供给。维生素 B_1 缺乏表现为疲乏、食欲差、恶心、忧郁、急躁、腿麻木，严重缺乏可引起脚气病，影响神经或心脏功能。儿童青少年维生素 B_1 推荐摄入量见表7.6。维生素 B_1 广泛存在于天然食物中，如动物肝脏、心、肾、肉类、豆类和未加工的粮谷类。

表7.6　儿童青少年维生素 B_1 推荐摄入量

年龄/岁	RNI/mg
6	0.7
7	0.9
11	1.2
14～18	1.5(男)　1.2(女)

维生素 B_2 是体内很多重要酶的成分，它参与体内生物氧化与能量生产，可以提高机体对环境的适应能力。维生素 B_2 缺乏，可出现生长缓慢、口角炎、舌炎、眼炎、阴囊炎等。儿童青少年维生素 B_2 推荐摄入量见表7.7。维生素 B_2 广泛存在于动植物性食物中，如奶类、蛋类、豆类、蔬菜水果。

表7.7　儿童青少年维生素 B_2 推荐摄入量

年龄/岁	RNI/mg
6	0.7
7	1.0
11	1.2
14～18	1.5(男)　1.2(女)

维生素C对青少年来说具有促进生长发育和增强儿童对疾病的抵抗能力，防止骨质脆弱和牙齿松动的作用。维生素C缺乏可出现疲乏、急躁、牙龈肿胀出血、伤口愈合不良、皮下淤斑、紫癜、关节疼痛等，严重不足会造成坏血病。儿童青少年维生素C推荐摄入量见表7.8。新鲜的蔬菜、水果是维生素C的丰富来源。含维生素C丰富的蔬菜水果见表7.9。

表7.8　儿童青少年维生素C推荐摄入量

年龄/岁	RNI/mg
6	70
7	80
11	90
14～18	100

表7.9 含维生素C丰富的蔬菜水果

单位:mg/100 g

食物	含量	食物	含量	食物	含量	食物	含量
鲜枣	248~338	草莓	35	油菜	124	香菜	76
酸枣	830~1 170	石榴	74	尖椒	119~140	大蒜	57~79
柚子	110	山楂	154	芥菜	90~140	青蒜	96
橙子	37~54	龙眼	34~60	青椒	79~118	蒜苗	590
刺梨	176	无花果	62	菠菜	96	苦瓜	79
猕猴桃	131	沙棘	160	菜花	66~106	小白菜	55
荠菜	68	卷心菜	71				

2)学龄及青少年膳食

(1)谷类食物

米饭、馒头、面条、窝窝头、烧饼、玉米、红薯等。每日300~400 g。

(2)新鲜蔬菜和水果

学龄儿童每日新鲜蔬菜250 g左右,其中绿色蔬菜不得少于150 g;青少年每日新鲜蔬菜350~500 g,水果75 g左右,并且不能代替蔬菜。

(3)动物性食物

动物性食物主要指鱼、虾、禽、蛋、瘦肉和奶类。每天至少应喝300 ml牛奶,吃1~2个鸡蛋和其他动物性食物100~150 g。

(4)大豆及其制品

黄豆、豆腐、豆腐干、豆腐脑、豆浆、腐竹、豆皮等,每天50~75 g。

(5)纯热能食物

纯热能食物是指食用油和糖,食用油15 g/d,糖10 g/d,食盐量不超过6 g。

(6)零食选择

选择新鲜易消化的食物,选择低热能的食物,少吃油炸、含糖量高、过咸的食物。

知识拓展

健脑食物

1.核桃。它富含不饱和脂肪酸,这种物质能使脑的结构物质完善,从而使人具有良好的脑力,所以人们都把它作为健脑食品的首选。

2.动物内脏。动物内脏不仅营养丰富,其健脑作用也大大优于动物肉质本身。因为动物内脏比肉质含有更多的不饱和脂肪酸。

3.蛋类。如鹌鹑蛋、鸡蛋。鸡蛋含有丰富的蛋白质、卵磷脂、维生素和钙、磷、铁等,是大脑新陈代谢不可缺少的物质。另外,鸡蛋含有较多的乙酰胆碱是大脑完成记忆所必需的。因此,每天吃一两个鸡蛋,对强身健脑大有好处。

4.鱼类可为大脑提供丰富的蛋白质、不饱和脂肪酸和钙、磷、维生素B_1、维生素B_2等,它们均是构成脑细胞及提高其活力的重要物质。

5.大豆和豆制品含有约40%的优质蛋白质,可与鸡蛋、牛奶媲美。同时,它们还含有较多的卵磷脂、钙、铁、维生素B_1、维生素B_2等,是理想的健脑食品。

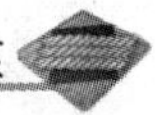

7.1.7 青壮年营养

青壮年是人一生中最强壮的阶段,但在如今生活节奏加快、事业竞争激烈、人际关系复杂紧张的情况下,对青壮年的体力和智力都有更高的要求,所以更应该关注和关心青壮年营养。

1)青壮年营养需要

(1)能量

人体所需能量因年龄、性别、活动量、劳动强度、体型、生理状况而异。2008 年中国营养学会推荐的从事不同劳动强度的成年男子(年龄 18 ~ 59 岁,体重60 kg)的热能供给量为 8.8 ~ 16.7 MJ(2 400 ~ 4 000 kcal);从事相同劳动等级(不含极重劳动)的成年女子的热能供给为 8.8 ~ 12.6 MJ(2 100 ~ 3 000 kcal)。这对我国大部分地区的青壮年是适宜的,但对个别地区或某些个体可能不能完全适用,这就需要根据具体情况进行相应地调整,使其热量摄入与消耗相适应,以保持青壮年个体体重适中,相对稳定,防止热量长期摄入超量或不足,导致肥胖或消瘦,诱发疾病。

(2)蛋白质

青壮年所需蛋白质因年龄、性别、劳动强度、生理状况和疾病而定,且与蛋白质的品质、膳食中的热量及其他营养素的摄入量有关。当摄入足够量的热能时,从事不同劳动每日所需蛋白质成年男性为 70 ~ 105 g,成年女性为 65 ~ 80 g。其中,动物性食物与大豆制品所提供的优质蛋白最好占 1/3 以上。

(3)脂类

由于各种油脂的脂肪酸组成不尽相同,饱和程度不一,各有利弊,对动物油和植物油应合理使用,一般按照动物油 7 成,植物油 3 成进行搭配。脂肪总量以不超过全日总热量的 30% 为宜,其中饱和脂肪酸、单不饱和脂肪酸和多不饱和脂肪酸各占 1/3。胆固醇过多的沉积在血管壁是导致动脉粥样硬化、诱发冠心病的危险因素之一。有些人害怕而不敢摄入牛奶、动物肝脏、蛋黄等富含胆固醇的食物,忽视了胆固醇的重要作用,它是细胞膜的基本物质,也是维护健康、繁衍种族的重要物质。一些含胆固醇较高的食物还含有其他重要的营养成分,如脑花、肝肾、蛋黄、鱼子等。过分地忌食这些食物可能引起营养失调、贫血、抵抗力低下,有损健康。青壮年每日吃一个鸡蛋不会引起血中胆固醇明显变化。只要不经常、大量地食用动物内脏,偶尔吃一次也并无大碍。平时可多吃豆类、鱼类、牛奶、大蒜、洋葱、鲜姜、鲜蘑菇、香菇、海带、紫菜、山楂、燕麦、荞麦等,这些能抑制胆固醇的合成,减少吸收或促进排出,从而降血脂。壮年期每日食物中胆固醇摄入量最好控制在 300 ~ 500 mg。

(4)碳水化合物

碳水化合物的作用对青壮年来说是不可忽视的,其需要量视青壮年的劳动性质和劳动强度而定,一般占提供全日总能量的 60% ~ 65%。碳水化合物的主要食物来源于主食中的淀粉,精制糖不宜超过 10%,因过多的糖类导致热量过高,在体内可转化成脂肪。

(5)无机盐

成年人骨骼中的钙,每年约有 20% 被更新,20 岁以前钙在骨内的沉积速度直线上升,35 岁达到最高峰。如果年轻时贮存较多的话,则有可能使随着年龄的增长而造成骨质丢失的速度减慢,防止或推迟骨质疏松症的发生。青壮年每日钙的供应量为 800 mg。我国膳食以素食为主,而谷类中的植酸、某些蔬菜中的草酸以及过多的膳食纤维,钙、磷比例不当,维生素 D 不足等都会影响钙质的吸收和利用。因此,一方面要选择含钙丰富的食物,如牛奶、奶酪、鱼粉、鱼松、虾皮、豆制品、芝麻酱、绿叶菜、海带、紫菜、黑木耳、榨菜、山楂、核桃、瓜子等；另一方面还需要改善烹制加工方法，以增加钙的溶解和减少干扰其吸收的种种因素。必要时，可用强化钙的食品。此外，还可以多晒太阳，促进钙的吸收。

膳食中铁的利用率取决于它的食物来源，动物性食物所含血红素铁的吸收率高，植物性食物中的铁不但吸收率低，且容易受膳食中其他成分的影响。此外，各种谷物含铁量也不相同，因此，提倡食物多样化、荤素搭配、米面混食、多吃杂粮、摄取充足的水果，合理安排好膳食就可以有效地提高铁的利用率。青壮年对铁的需求因性别和生理状况而异，男、女每日分别为 15 mg 和 20 mg。含铁多的食物有瘦肉、动物肝脏和血液、绿叶菜、大豆、黑木耳、海带、红枣、桂圆、柿饼、核桃、芝麻酱等。目前市面上强化铁的食物有糖果、饮料、糕点等，食用前要了解其铁含量，严格掌握食用量，防止因铁吸收过量而积蓄中毒。

一般成年人每日锌的推荐量为男性 15 mg，女性 11.5 mg。含锌丰富的食物有肉类、动物肝脏、牡蛎、虾米、海蜇、鲫鱼以及面筋、瓜子、芝麻酱、黑芝麻、黑米、口蘑、香菇、银耳、榛子、花生、核桃、莲子、黄豆、燕麦、小米、蚕豆、绿豆、小豆等。

成人每日碘的推荐摄入量为 150 μg。最方便有效地防止措施是食用碘盐和食用含碘丰富的食物，如海产品、紫菜、海带、紫菜、海蜇、海蟹、海鱼、海虾等。但长期摄入过量也会使人患“高碘甲状腺肿大”。

国内外研究表明，高血压与食盐摄入过量关系密切，而高血压又是诱发冠心病的危险因素之一。因此，减少食盐用量是防止高血压的必要措施。成人平均每日需要钠量仅为 230 mg，折合食盐为 560 mg，不足 1 g。每日食盐摄入量一般不超过 6 g。控制食盐要因人而异，因时制宜。当盛夏酷暑或从事户外重体力劳动者，应及时补充，以防缺盐引起中毒，导致虚脱。

(6)维生素

青壮年每日维生素 A 的推荐摄入量为男性 800 μgER，女性 700 μgER，是膳食中维生素 A 与胡萝卜素的总和。维生素 A 主要存在动物性食物中如肝、蛋、奶、黄油，尤其以肝脏含量最多。植物性食物提供的是胡萝卜素，主要存在于红黄色的蔬菜水果中，如红薯、玉米、小米、杏、柿子、芒果、柑橘、黄桃等。

维生素 B_2 是膳食中常易缺乏的一种维生素。含维生素 B_2 较多的食物有动物肝、肾、牛奶、蛋黄、河蟹、鳝鱼、口蘑、香菇、紫菜、豆类、坚果、干酵母和发酵的豆制品。

青壮年维生素 C 的推荐摄入量为每日 100 mg，它的主要来源是新鲜的蔬菜水果如辣椒、花菜、苦瓜、雪里蕻、芥菜头、青蒜、芥蓝、油菜、荠菜、酸枣、山楂、橘子、橙子、柠檬、草莓及沙棘、猕猴桃、刺梨。只要摄入蔬菜多，烹调合理，食用得法，一般不会发生维生素 C 缺乏。

2)青壮年膳食

(1)保证食物丰富，能量充足

谷类、薯类、杂豆类是热能和 B 族维生素的主要来源。动物性食物提供丰富的蛋白质、脂肪、矿物质、微量元素。大豆及其制品提供优质的蛋白质、脂肪、膳食纤维、矿物质和 B 族维生素。蔬菜水果提供膳食纤维、矿物质、维生素。

(2)烹调合理，减少损失

少盐、适量使用油脂、科学加工、荤素搭配、粗细搭配、选用适宜的烹制方法以减少营养素的损失。

(3)饮食规律、营养均衡

餐次的安排应与消化器官活动规律相协调，并与青壮年的生活和劳动特点相适应，以维持其血糖浓度处于正常水平,保持旺盛精力。饮食有规律,饥饱适中,适时适量。

(4)讲究卫生,注意安全

杜绝膳食中出现威胁人体健康的致病、致癌等有害因素,严防“病从口入”“癌从口入”。

7.1.8 老年人营养

随着年龄的增加,人体各器官的生理功能都会有不同程度地减退,尤其是消化和代谢功能的变化,直接影响人体的营养状况。所以,老年人营养状况应重视。

1)老年人营养需要

(1)能量

60 岁以上的老人,如果能够保持良好的心态,能够“人老心不老”,在医学认可的条件下进行适当的体力活动,或能持之以恒地进行原已习惯的被接受的有氧运动,这对营养的状况将是非常有益的。如果老年人终日不出门,或者只是坐着看电视、看书本或伏案工作,其能量的摄入,在静态的生活模式下就有可能高于需求。如果每天各类食物减少了,就难以达到营养素的推荐要求。60 岁以上的老人的能量推荐量为男性 1 900 kcal/d,女性为 1 800 kcal/d。

(2)蛋白质

对老年人来说,蛋白质是各种营养素中重要的营养成分,但却是老年人饮食环节中比较脆弱的一环。老年人蛋白质摄入的质和量都难以达到要求,并且每日因体内细胞的衰亡和代谢在不断地丢失蛋白质,所以器官很容易衰老。按照 60 岁以上的老人的能量推荐量为男性 1 900 kcal/d,女性为 1 800 kcal/d,要达到男性每日 75 g,女性每日 65 g 蛋白质的量,因此,摄入易于消化的蛋白质是非常重要的。大豆及其大豆制品是老年人的最佳选择,再适量地搭配鱼、肉类烹调。

(3)脂类

老年人对脂肪的消化和吸收能力不低于中年人,除非有肝胆疾病的干扰,脂肪对老年人的重要性也不低于中年人,我国居民膳食营养素参考摄入量中建议老人脂肪在全日的总能量的 20% ~25% ,约 450 kcal,每日胆固醇含量不宜超过 300 mg。常见食物胆固醇含量见表 7.10。

表 7.10 常见食物胆固醇含量

单位:mg/100 g

食　物	含　量	食　物	含　量	食　物	含　量	食　物	含　量
瘦肉	77	鸭肉	101	鲤鱼	83	小虾米	738
肥肉	107	鸡肉	117	马哈鱼	86	海参	0
猪心	158	牛奶	13	鲫鱼	93	海蜇头	5
猪肚	159	脱脂奶粉	28	带鱼	97	海蜇皮	16
猪肝	368	全脂奶粉	104	梭鱼	128	猪油	85
猪肾	405	鸭蛋	634	鲳鱼籽	1 070	牛油	89
猪脑	3 100	鸭蛋黄	1 576	鳗鲡	186	奶油	168
瘦牛肉	63	蛋黄粉	2 850	墨斗鱼	275	黄油	295
肥牛肉	194	鲳鱼	68	小白虾	54		
瘦羊肉	65	大黄鱼	79	对虾	150		
肥羊肉	173	草鱼	81	青虾	158		

(4)微量元素

老年人对微量元素的需求量与中年人并无区别,只是老年人摄入食物减少,所以要达到营养学会的推荐量有一定的难度,尤其是在偏远地区和经济不发达的地区。对老年人来说,摄取绿色及红色蔬菜来补充部分微量元素的不足,有条件的可以补充微量元素制剂。所以老年人应该对蔬菜、水果、薯类给予足够的认识和重视。

(5)水和液体

老年人失水与脱水的反应会迟钝于其他年龄组,加之水的代谢有助于其他物质代谢以及排泄代谢废物。对老年人最佳的饮料是符合卫生要求的天然水和各种瓜类、菜、根茎类和适量的肉类与鱼类制备的汤。

2)老年人膳食

(1)谷类食物

250 ~300 g,可加工成各种花色品种。可增加各种粗细杂粮,使主食更加丰富。

(2)新鲜蔬菜

400 ~500 g,尽量选橘黄、深绿色蔬菜,多吃小白菜、油菜、菠菜、小萝卜、西兰花、芥菜、芥蓝、苦瓜等以补充因冬季蔬菜品种单一而造成的不足。

(3)肉、禽

50 ~75 g,以鸡脯肉、瘦猪肉、牛肉、兔肉等脂肪含量较低的肉为主,同时选择血红素铁含量较高的食品。

(4)鱼类

海鱼和淡水鱼均可。每周安排3 ~4 次,每次150 g左右。烹调上以清蒸、清炖、红烧为主,尽量少用油炸。

(5)豆类及其制品

每周5 ~7 次,每次50 ~70 g。鲜豆浆应煮开3 ~5 分钟,灭活其中的抗营养因子,避免发生食物中毒。

(6)奶类

每天应摄入鲜奶250 g或奶粉30 g,也可选择酸奶或舒化奶。

知识拓展

老年人如何防止骨质疏松

1. 多参加体育运动

适度的运动有益于肌肉和骨骼的健康,能增进肌肉的张力和弹力,增强骨骼的耐受力,增加骨骼的流血量,使骨骼营养良好,推迟骨骼的老化。老人参加运动要注意掌握好运动量,并且要注意安全,运动的时间选择在光线充足的时段,场地应以熟悉的环境为宜,不要选择同时有青年人在进行剧烈活动的场所,以免受到冲撞而造成损害。

2. 注意合理营养

钙是骨骼维持强度所必需的要素,富钙食品有助于钙代谢平衡,利于骨矿物质沉积,充足的蛋白质有助于骨基质形成。老年人饮食中钙量常常不足,这与食量减少、食欲差、消化功能减退等因素有关,因此要注意富钙食品的摄入,如牛奶、鸡蛋既能提供优质蛋白,又含有丰富的钙、磷。其他还有绿色蔬菜、豆类及豆制品、鱼虾、海产植物、贝类等。各种维生素的摄入对防治骨质疏松也很重要。

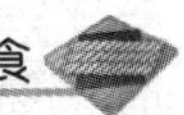

3. 防止跌倒

老年人的骨骼因为疏松而变得脆弱,但只要保护得好,就像一个玻璃杯那样,不坠地碰撞也不会碎,所以防止跌倒是预防骨质疏松引起骨折的重要措施。

4. 药物治疗

目前已有多种药物应用于骨质疏松症,可在医生的指导下选用。如饮食钙量不足者,可服用钙片补充。用药应遵医嘱,病情较重的不能单用钙剂,应配合其他药物治疗。维生素D有利于钙质吸收,也可选用活化维生素D,对老年人有更佳的效果。需要提醒的是,药物治疗只是治疗中的一部分,应该与其他有关骨保健的方法结合起来,选用何种药物应视个人病情而定,不可擅自滥用。

5. 培养良好习惯

吸烟能增加血液酸度使骨质溶解。饮酒过多、过频可导致溶骨的内分泌激素增加,使钙质从尿中丢失。心境乐观、畅达,动作、思想也会敏捷起来,有助于神经反应和平衡功能的加强,从而减少骨折的发生。有病痛应及时就医,许多内分泌疾病、骨髓瘤、白血病都可引起骨质疏松。有些药物能促进骨质溶解,如强的松、肝素之类要合理慎用。

任务2 特殊环境条件下人群的营养与膳食

任务说明

特殊环境条件主要包括:高温环境、低温环境、高原环境。本任务主要解决这3种特殊环境下人群的营养与膳食。

任务分析

7.2.1 高温环境

高温环境通常指32 ℃以上工作环境,或35 ℃以上生活环境。与机体处于常温下不同,高温环境使体温和环境温度的温差缩小,高温时机体不可能像常温下通过简单体表辐射散热,而必须通过生理适应性改变,维持体温相对恒定,这种适应性改变导致机体对营养的特殊需求。

1)高温环境下的营养需要

(1)水和无机盐

水补充量的多少以补偿出汗丢失的水量保持体内水平衡的原则。高温作业者凭口渴感饮水是主要的依据,再参照其劳动强度及具体生活环境建议的补水。劳动强度及气温或辐射热特别高时日补水量需要5 L以上。补水方法以少量多次为宜,以免影响食欲。补充饮料的温度以10 ℃左右为宜。

无机盐的补充以食盐为主,日出汗量小于3 L者,日补盐量需15 g左右。日出汗量超过5 L者,日补盐量需20~25 g。以含盐饮料补充食盐时,以氯化钠的浓度为0.1%为宜。钾盐以及其他无机盐的补充以食用含无机盐的各种蔬菜、水果、豆类为宜。对那些气温及辐射热特别高的环境下作业的人群,尤其是在刚进入高温环境的头几天,体温对高温还无法适应时,应补充含钠、钾、钙、镁等多种盐的混合盐片。

(2)水溶性维生素

维生素C的供给量每日150～200 mg,硫胺素的供给量为2.5～3 mg/d,核黄素的供给量为2.5～3.5 mg/d。

(3)蛋白质和能量

因高温环境下机体分解代谢的增加及氨基酸从汗液的丢失,蛋白质摄入量亦适当增加。由于高温作业人群食欲下降,建议补充优质蛋白质占总蛋白质比例不低于50%,能量的供给量以中国营养学会2000年制定的"DRIs"为基础,当环境的温度在30 ℃以上时,每上升1 ℃应增加能量供给0.5%。

2)高温环境下人群膳食

高温环境人群的热能及营养素的供给量适当增加,但高温环境下人群的消化功能及食欲下降,由此形成的矛盾需要通过合理膳食的精心安排来加以解决。

①合理搭配、精心烹制谷类、豆类及动物性食物鱼、禽、蛋、肉,以补充优质蛋白质及B族维生素。

②补充含无机盐尤其是钾盐和维生素丰富的蔬菜、水果和豆类。其中,水果中的有机酸可刺激食欲并有利于食物胃内消化,钾盐可防止高温中暑。

③以汤作为补充水及无机盐的重要措施。由于含盐饮料通常不受欢迎,因此水和盐的补充以汤的形式较好,菜汤、肉汤、鱼汤可交替选择,在餐前饮少量的汤还可增加食欲。对大量出汗人群,宜在两餐膳食之间补充一定量的含盐饮料。

④高温环境旅行者的膳食要讲究色香味,花色品种多样,多用酸味和辣味调味料,刺激味觉神经,激发食欲。

知识拓展

高温情况下如何做好防暑工作?

1.充足的睡眠。合理安排休息时间,保证足够的睡眠以保持充沛的体能,并达到防暑的目的。

2.科学合理的饮食。吃大量的蔬菜、水果及适量的动物蛋白质和脂肪,补充体能消耗,切忌节食。

3.作好防晒措施。室外活动要避免阳光直射头部,避免皮肤直接吸收辐射热,戴好帽子,衣着宽松。

4.合理饮水。每日饮水3～6 L,以含氯化钠0.3%～0.5%为宜。饭前饭后以及大运动量前后避免大量饮水。

7.2.2 低温环境

低温环境是指环境温度在10 ℃以下,常见于寒带及海拔较高地区的冬季及冷库作业等。低温环境下,机体生理及代谢改变,导致对营养素有特殊要求。寒带地区人体总能量需要量较温带同等劳动强度者为高,其原因有基础代谢可增高10%～15%。低温时机体肌肉不自主寒战,以产生热能。笨重的防寒服也增加负担,活动消耗更多,这都是能量消耗的原因。

1)低温环境下的营养需要

(1)能量和产热营养素

低温人体能量供给较常温应增加10%～15%。

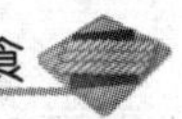

低温环境下机体脂肪利用增加,较高脂肪供给可增加人体对低温的耐受,脂肪提供的能量可提高至25%~35%。碳水化合物作为能量主要来源,所以能量应大于总能量的50%。蛋白质占11%~15%,其中动物性蛋白应占到50%。

(2)维生素

据对北极地区及我国东北地区调查表明,低温环境下人体对维生素需要量增加,与温带地区比较,增加30%~35%。随着低温下能量消耗增加,与能量代谢有关的维生素 B_1、维生素 B_2 及维生素 PP 需要增加。研究表明,低温生活人员补充维生素 C,可提高机体对低温的耐受。此外,寒冷地区因条件限制,蔬菜及水果供给量不足,维生素 C 应额外的补充,每天补充的量为70~120 mg。维生素 A 也利于增强机体对寒冷耐受力,氧化磷酸化过程也需要充足的维生素 A,每天供给量为1 500 μg。寒冷地区生活户外活动减少,日照短而使体内的维生素 D 合成不足,每天应补充10 μg 维生素 D。人体受寒冷刺激后肾上腺肥大,其中维生素 C 含量也降低,大量摄入维生素 C 可缓解这种变化。

(3)矿物质

寒带地区居民极易缺乏钙和钠,钙缺乏主要的原因是饮食钙供给不足,加上日照短维生素 D 合成不足,导致钙吸收和利用率降低,故应尽可能增加寒冷地区居民富钙食物,如奶和奶制品。食盐对居住在寒冷地区的居民也很重要。低温环境下摄取较多食盐,可使机体产能增强。寒带地区居民食盐摄入量高达26~30 g/d,相当于温带地区居民的两倍。寒带地区居民高钠摄入量是否会引起高血压尚有不同意见。寒带地区居民钠盐供给量,可稍高于温带地区居民。

2)低温环境下人群膳食

(1)供给充足的能量

保证每餐都吃饱,体内产热增多,可以提高耐寒能力。

(2)保证蛋白质的供给

在膳食安排时,特别注意鱼类、禽类、肉类、蛋类、豆类及其制品的供应。同时,还可以适当选择高蛋白、高脂肪的坚果(核桃仁、花生仁等)食品。

(3)提供丰富的维生素和无机盐

提供丰富的维生素 C、胡萝卜素和无机盐钙、钾等的新鲜蔬菜和水果,适当选择动物的内脏,补充维生素。

(4)提高食盐摄入量

食盐的推荐摄入量每人每日15~20 g,高于非低温地区。

知识拓展

低温给人体带来的影响

1. 容易疲劳

气温每下降1 ℃,酶的活力便会降低50%,因此人容易疲倦。

2. 免疫力降低

当体温每降低1 ℃,白细胞的免疫力便会减少37%,因此低体温的人,在季节更替时刻比较容易感冒。

3. 自主神经功能及激素平衡受到影响

低体温会影响自主神经功能,让荷尔蒙失去平衡,所以女性月经不调或有经前综合征,可能与此有关。

4. 基础代谢率下降

低体温不易消耗热量，会让细胞的新陈代谢衰退，肌肤变差。体温每下降1 ℃，基础代谢量会减少12%，消耗吃进热量的能力就会变弱。所以就算吃相同的食物，低体温的人也容易发胖。

5. 血液循环变差

低体温的人，手脚等末梢血管会紧缩，血液自然不易流通，更会因为心脏输送血液的力量减弱，使得全身的血液循环变差。

7.2.3 高原环境

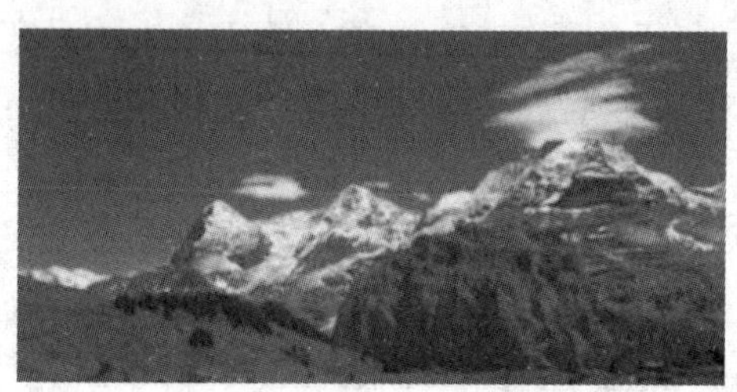

一般海拔3 000 m以上地区称为高原。在这一高度，由于大气压的降低，人体血氧饱和度急剧下降，常出现低氧状态。我国高原地区辽阔占全国面积的1/6，人口约有1 000万。人体对高原地区的反应，首先是为了从低氧空气中争取到更多的氧而提高机体的呼吸量，因此必须呼出过多的CO_2，使机体维持正常的酸碱平衡。严重低氧情况下食欲减退，能量供给不足，心脏线粒体功能受到影响，因此代谢率降低。但在同等劳动力强度条件下，在高原的能量需要量高于海平面者。

初次登上高原的旅游者，会出现不同程度的恶心、呕吐、食欲缺乏、心悸、气短、乏力等高原反应。造成高原不适症的主要环境因素是缺氧，而适宜的营养和辅食，有助于提高人体对缺氧的耐受能力，加速对高原环境的适应。

1) 高原环境下的营养需要

(1) 能量需要量

高原能量供给量比相应的平原劳动者高出10%，具体轻体力、重体力、极重体力所需能量水平不同，详见表7.11。

表7.11　高原体力劳动主要营养素需要及参考值

劳动强度	能量/MJ	能量/%			维生素A/mgRE	维生素B_1/mg	维生素C/mg
		蛋白质	脂肪	碳水化合物			
一般体力劳动	13.4～15.4	10～15	20～25	60～75	1 050～1 500	2.1～2.5	75～100
重体力劳动	15.4～17.5						
极重体力劳动	17.5～20.1						

(2) 产热营养素

早期苏联学者认为高原环境下的营养素应掌握"高糖、低脂、不滥用蛋白质"的原则，主要原因是脂肪氧化需要更多的氧气，而高糖有助于肺泡氧张力的增加和脑功能的改善。但是，后来一些研究表明上述原则可能仅仅适用于初入高原的急性缺氧期，对于居住在高原1年以上者，或者对高原产生适应着，没有必要过分强调上述的高糖低脂的膳食原则，适当的增加蛋白

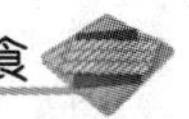

质和脂肪的供给,可以增加菜肴的美味和促进食欲。三大产能营养素功能比为糖类65% ~70%,蛋白质12% ~15%,脂肪20% ~25%。

(3)矿物质和水

人进入高原地区后,促红细胞生成素分泌增加,造血功能亢进,红细胞增加,有利于氧运输和对缺氧适应,所以铁供给量应当充足。通常认为,如体内铁储备正常,每天饮食供给10 ~15 mg铁,可以满足高原地区人体需要,但高原地区妇女铁的供给量应比平原地区适当增加。

高原地区空气干燥,水的表面张力减少和肺的通气量的增加,每天失水较多。初入高原地区,常无口渴感,不愿饮水,所以初期失水对人体是威胁性反应,应引起重视。久居高原地区适应以后,饮水量则与平原地区相同。

(4)维生素

高原环境下对维生素的需求也增加,尤其是对维生素 B_2、维生素C的需要量显著高于平原。

2)高原环境下人群膳食

(1)碳水化合物

初次进入高原区一定要选择高碳水化合物,可以选择糖包、糖花卷、糖粥及各种米面食品。

(2)蛋白质

初入高原时,暂时不要摄入过多的高蛋白。但如果长期居住,应选择富含优质蛋白质的食物,如鱼类、牛肉、蛋类等食物。

(3)蔬菜水果

多吃新鲜的蔬菜水果,还可以喝一些酸饮料、酸水果,刺激性的调味品。

(4)水分

可多喝些菜汤、浓茶,补充失去的水分。

(5)保健食品

可食用红景天类保健食品,增加抗缺氧耐受力。

知识拓展

什么是高原反应?

高原反应是人到达一定海拔高度后,身体为适应因海拔高度而造成的气压差、含氧量少、空气干燥等变化,而产生的自然生理反应,海拔高度一般达到2 700 m左右时,就会有高原反应。高原反应的症状一般表现为:头痛、气短、胸闷、厌食、微烧、头昏、乏力等。部分人因含氧量少而出现嘴唇和指尖发紫、嗜睡、精神亢奋、睡不着觉等不同的表现。部分人因空气干燥而出现皮肤粗糙、嘴唇干裂、鼻孔出血或积血块等。

任务3 特殊病理条件下人群的营养与膳食

任务说明

在营养学中,我们把疾病简单地分为两大类:一类是感染类的疾病和生活方式类疾病,像感冒、肝炎、肺炎等,基本上是属于感染类疾病;另一类,像糖尿病、高血脂、肿瘤、中风等,这些病因大多与错误的生活方式有关,被称为生活方式类疾病。本任务主要针对的就是生活方式疾病。

任务分析

7.3.1 高血压人群营养

高血压是最常见的心血管疾病。不仅患病率高、致残率高、死亡率高,而且可引起心、脑、肾并发症,被公认为脑血管疾病与冠心病的主要危险因素。高血压是指体循环动脉收缩期和舒张期血压持续升高,当收缩压≥140 mmHg 和舒张压≥90 mmHg,即可诊断为高血压。

1)与高血压有关的营养膳食因素

(1)钠

随着食盐的增加血压会不断增加,家族性高血压和老年性高血压对盐敏感性较正常人高。适当减少钠可降低高血压和心血管疾病的发生率,尤其是超重。

(2)高能量食品引起的肥胖

成年人体重增加是导致高血压的一个重要危险因素。随着体重的增加,出现高血压的趋势也增加,尤以 20 ~40 岁开始增加体重者危险性最大。

(3)酒精

过量饮酒与血压升高和较高的血压流行程度相关联,每天饮酒 3 ~5 杯(每杯相当于 6% 酒精度啤酒 250 ml,12% 酒精度葡萄酒 125 ml,烈性酒 25 ml)的男子和每天饮酒 2 ~3 杯的女子尤其处于较高的危险之中,而低于上述杯数者则不会增加危险性,中度和中度以上饮酒是高血压的致病因素之一,限制饮酒每天 2 杯或更少,可以改善血压。

(4)钾

钾降低血压的作用在不同类型的研究中所取得的证据始终是一致的,钾通过直接的扩张血管的作用以提高钠尿排出而降低血压。

(5)钙

钙的作用和钾一样。人群中钙的摄入量与血压呈负相关。钙摄入量低可以增强高盐膳食对血压的作用。

(6)镁

镁的摄入量与血压呈负相关。素食者通常摄入的镁和膳食纤维含量较高,其血压比非素食者低。

(7)脂类

饱和脂肪酸的膳食摄入量和血压呈正相关,膳食胆固醇与血压呈显著的正相关。

(8)碳水化合物

有关碳水化合物对血压影响的研究极少。在有的研究中发现,病人服用果糖,血压明显降低,而服用葡萄糖则无作用。

(9)膳食纤维

膳食纤维减少脂肪吸收,减轻体重,间接辅助降压。研究平均补充 14 g 膳食纤维。收缩压和舒张压降低约 1.6 ~2.0 mmHg。

2)高血压人群营养膳食

(1)体重超重者,每日能量的摄入应根据患者的标准体重来确定

体重超重者,每千克给予 20 ~25 kcal 的能量。能量供给的减少可采取循序渐进的方式。

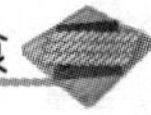

(2)减少膳食脂肪,补充适量优质蛋白质

肥肉和荤油的高能量和高脂肪食物,应当少吃。提倡少吃猪肉,多吃鱼、鸡、兔、牛肉。大豆蛋白对血浆胆固醇水平应偶显著的降低作用,应多加食用。

(3)减少钠盐

每人每日食盐用量以不超过 6 g 为宜。减少盐的摄入量就要减少烹调用的调料,包括食盐、酱油、味精、咸菜、咸鱼、咸肉、酱菜等,少食各种腌制品、罐头食品、快餐食品、方便食品等。

(4)注意补充钾和钙

①含钾丰富的食物有:麸皮、赤豆、杏干、蚕豆、扁豆、冬菇、紫菜、竹笋等。

②含钙丰富的食物有:奶及制品、鱼类、虾皮、芝麻酱等。

(5)多吃蔬菜和水果

富含水果、蔬菜和低脂奶制品的膳食可使血压降低,如菠菜、白菜、胡萝卜、南瓜、茄子、黄瓜、豆芽、红枣、蒜苗、紫菜、苹果、橘子、梨、葡萄、西瓜等。

(6)限制饮酒

过量饮酒会增加患高血压卒中等危险,而且饮酒可增加服用降压药物的抗药性。

(7)其他

增加体力活动、减轻精神压力和保持心理平衡对降低血压有一定效果。

知识拓展

具有降压作用的食物

①叶菜类:芹菜、茼蒿、苋菜、汕菜、韭菜、黄花菜、荠菜、菠菜等。

②根茎类:茭白、芦笋、萝卜、胡萝卜、荸荠、马蹄。

③花、种子、坚果类:菊花、罗布麻、芝麻、豌豆、蚕豆、绿豆、玉米、荞麦、花生、西瓜子、核桃、向日葵子、莲子心。

④水产类:海带、紫菜、海蜇、海参、青菜、海藻、牡蛎、鲍鱼、虾皮、银鱼。

⑤动物类及其他:牛奶(脱脂)、猪胆、牛黄、蜂蜜、食醋、豆制品、黑木耳、白木耳、香菇。

⑥水果:苹果、西瓜、鲜梅、柠檬。

7.3.2 高脂血人群营养

高脂血症是指血液中一种或两种脂类成分的异常增加,超出了正常范围称为高脂血症,是脂质代谢失常的表现。高脂血症被认为是一种“现代都市病”,常见病因为饮食不科学,进食过多含脂肪和胆固醇的肉、蛋类等或偏食,使能量摄入大于消耗;生活部规律、体力活动少、暴饮暴食;患有某些代谢性疾病如肥胖症、糖尿病、遗传疾病等。临床上可以简单地分为 3 类:高甘油三酯血症、高胆固醇血症、混合型高脂血症。

1)与高脂血症有关的营养膳食因素

(1)膳食脂肪和脂肪酸

我国调查资料表明,当动物食品和油脂消费量增加,脂肪提供的能量增加 5%,人群平均血胆固醇水平升高 10%。虽然含饱和脂肪酸高的食物可导致血清总胆固醇(TC)升高,但是饱和脂肪酸碳链长度不一样,对血脂的影响也不同。

饱和脂肪酸(SFA)可显著升高 TC 和低密度脂蛋白胆固醇(LDL-C)的水平,但不同的长度碳链的 SFA 对血脂的作用不同。如碳原子小于 12、大于等于 18 的饱和脂肪酸对 TC 无影响,而含 12 ~16 个碳原子的饱和脂肪酸,可明显升高男性和女性的 TC、LDL-C 水平,含 18 个碳原子的硬脂酸不升高 TC,LDL-C。

单不饱和脂肪酸(MUFA)有降低 TC 和 LDL-C 水平的作用,同时可升高高密度脂蛋白胆固醇(HDL-C)。膳食中的单不饱和脂肪酸主要是油酸,橄榄油中油酸含量达 84%,地中海地区人群 TC 水平低,心血管疾病发病率低,可能与其膳食中橄榄油摄入量高有关。花生油、玉米油、芝麻油中油酸的含量也很丰富。

多不饱和脂肪酸(PUFA)可使血清中 TC,LDL-C 水平显著降低,并且不会升高甘油三酯(TG)。反式脂肪酸(TFA)是氢化油脂中产生的,如人造黄油。增加反式脂肪酸的摄入量,可使 LDL-C 水平升高,HDL-C 降低,明显增加心血管疾病危险性,反式脂肪酸致动脉粥样硬化的作用比 SFA 更强。膳食中反式脂肪酸大多数来自氢化的植物油。目前认为反式脂肪酸应小于总能量的 1%。

(2)碳水化合物及其构成

进食大量的糖类,是糖类代谢加强,细胞内腺嘌呤核苷三磷酸(ATP)增加,使脂肪合成增加。特别是能量密度高、缺乏膳食纤维的双糖或单糖类,可使血清极低密度脂蛋白胆固醇(VLDL-C),TG,TC,LDL-C 水平升高。

膳食纤维有调节血脂的作用,可降低血清 TC,LDL-C 水平。可溶性膳食纤维比不可溶性膳食纤维的作用更强,前者主要存在于大麦、燕麦、豆类、水果中。

(3)微量元素

镁对心血管系统有保护作用,具有降低胆固醇、降低冠状动脉张力、增加冠状动脉血流量等作用。动物实验发现,缺钙可引起血 TC 和 TG 升高,补钙后,可使血脂恢复正常。缺锌可引起血脂代谢异常。缺铬可使血清 TC 升高,并使 HDL-C 水平下降。

(4)维生素

维生素 C 可促进胆固醇降解,转变为胆汁酸,从而降低血清 TC 水平;增加脂蛋白脂酶活性,加速血清 VLDL-C、TG 降解。维生素 C 在体内参加胶原蛋白的合成,使血管韧性增加,脆性降低,可防止血管出血。同时维生素 C 还具有抗氧化作用,防止脂质的过氧化反应。

维生素 E 是脂溶性抗氧化剂,能影响参与胆固醇分解代谢的酶活性,有利于胆固醇的转运和排泄,对血脂水平起调节作用。

2)高血脂人群营养膳食

(1)宜用食物

谷类如大米、面粉、玉米、荞麦、燕麦米、燕麦片、大麦米、小麦米、高粱米、薏米等,杂豆类如绿豆、赤小豆、黑豆等,大豆及其制品,脱脂牛奶,新鲜蔬菜如芹菜、油菜、菠菜、生菜、洋葱、大蒜,食用菌如木耳、香菇,海藻类如海带、紫菜、裙带菜、山楂等,具有降血脂的作用。

(2)可用含优质蛋白质的食物

可食用瘦肉、鱼类、去皮禽肉、乳制品、豆类等补充优质蛋白质。

(3)限用食物

甜食、蛋黄、煎炸食物。

(4)忌用食物

动物油脂、肥肉、肉皮、猪爪,动物脑髓、肝脏、肾脏,鱼子、蟹黄、奶油、腊肠等高胆固醇食物。

知识拓展

高血脂带给人们的危害

高血脂易导致动脉管腔狭窄，管壁硬化引起一系列的与血管方面疾病有关的并发症：

①心血管方面的心绞痛、心肌梗死、心律失常。

②脑血管方面的脑梗死和脑出血。

③高血压、糖尿病、眼底视网膜血管病、肾病和上、下肢坏疽，使病人致残，甚至致死。

7.3.3 肾结石人群营养

肾结石是较常见的泌尿性疾病，形成肾结石主要的因素是尿中矿物质过饱和。常见原因有：高钙尿症、高尿酸尿症、高钙血症、慢性尿道感染。饮食上来说，草酸存积过多、嘌呤代谢失常、脂肪摄取太多、糖分增高、蛋白质过量都是引发肾结石的诱因。

1）肾结石病人群营养

（1）钙盐结石

膳食中限制钙盐，每日限制在 500 mg 以下。含钙高的食品有：肉类、豆类、蛤蜊小虾和粗粮。若为磷酸钙结石，除限制钙外，还应限制磷，每日限制在1 000 ~ 2 000 mg。且每日多吃酸性食品，如鱼、禽、蛋、瘦肉、细粮等，可促成尿液呈酸性反应。

（2）草酸结石

一般草酸钙结石人群最多。尿中草酸含量高，应忌食含草酸高的食物，如菠菜、苋菜、巧克力、葡萄、青椒、香菜、草莓及甘蓝等蔬菜。且每日多吃碱性食品，如牛奶、蔬菜、水果等，多饮水，使尿液呈碱性。

（3）尿酸结石

由高尿酸症发展而成的痛风。应避免含嘌呤丰富的食物，如肝、肾、脑、浓肉汤、干豆类。由于尿酸结晶易溶于碱性尿液，膳食中应多提供碱性食物。且多饮水，促进尿砂随尿排出。

（4）胱氨酸结石

胱氨酸结石为由胱氨酸尿而生产。应限制含蛋氨酸丰富的食物，如蛋、禽、鱼、肉等。多吃碱性食品。多饮水，最好每日大于 4 000 ml，必要时夜间还要加饮。

（5）维生素的摄入

肾结石患者，特别是草酸钙的结石患者，应限制维生素 C 的摄取，同时勿服用过多的维生素 D，维生素 A 有助于阻碍结石复发，应适量增加摄入，维生素 B_6 能减少尿液中的草酸盐，应适当增加摄入。

另外，无论属于哪种结石，都应增加膳食纤维的摄入。膳食纤维可促进矿物质元素排出体外，对于防治结石有效。增加水的摄入，提高水分的摄入量，水能稀释尿液，并防止高浓度的盐类及矿物质聚积成结石。每天平均摄入大于3 L水（除奶和茶），尿量应大于 2 L。

2）肾结石人群膳食

肾结石病人应选择有益于排石的食物。多吃黑木耳、西瓜和富含维生素 A 的食物如肝脏、胡萝卜、西兰花、杏、香瓜、南瓜。

肾结石病人除不能吸烟、喝酒、吃辛辣和煎炸烧烤食物以外，还要戒除一切鱼类、淡水产品、海产品特别是虾、蟹。因草酸钙结石病人较多，故应限量摄取富含草酸的食物，如菠菜、苋菜、巧克力、葡萄、青椒、香菜、草莓及甘蓝等蔬菜。也应避免咖啡因、茶、无花果、羊肉、核果、罂栗子等食物。

知识拓展

导致结石的主要原因

1. 饮水的水质不佳,有些地区的饮用水属于硬水,含晶体、钙比较高,使人的尿钙增高,容易形成结石。另外,饮水量太少,尿液浓缩,也容易引起结石。

2. 不良饮食习惯,食用含草酸、钙较高的食物,如动物内脏、菠菜、豆腐等豆制品、浓茶、酒、咖啡等。以及食物过于精细,吃肉多,吃蔬菜等含纤维素的食物过少,也容易出现尿路结石。

3. 不同的生活环境、气候,在炎热地区,出汗多,尿液容易浓缩,形成尿路结石。

4. 不良的生活方式,日常生活中,运动过少,活动过少,也容易出现尿路结石。

5. 身体患有某些疾病,导致高血钙或高尿钙症。如甲状旁腺功能亢进、痛风、骨折、瘫痪、溶血性骨肿瘤等疾病可使尿钙增高,容易形成肾结石。各种原因的尿路梗阻使尿液郁积、尿路感染也容易出现结石。

7.3.4 慢性胃炎人群营养

慢性胃炎是由多种病因引起的胃黏膜的慢性炎症性疾病,反复发作,病程较长。随着年龄的增加发病率增高,男性高于女性。按病理划分为浅表性胃炎、萎缩性胃炎和特殊型胃炎(感染性、化学性、充血性)3 类。

慢性胃炎由多种原因引发。如长期服用对胃黏膜有强烈刺激的饮食及药物,如浓茶、烈酒、辛辣食品、水杨酸盐类药物或粗糙食物反复损伤胃黏膜,或过度吸烟。另外,感染幽门螺旋杆菌可引发浅表性胃炎,自身免疫反应也可能是某些慢性胃炎的病因。

1)慢性胃炎人群营养原则

①高蛋白低脂低纤维的膳食:适当增加优质蛋白质的比例,对于损伤组织的修复有好处,供给量 1.2 g/kg 标准体重;适当减少脂肪,尤其是动物性脂肪的摄取,供给量:一般占总能量的 20% ~25%;减少膳食纤维,尤其是粗纤维,减轻对为黏膜的机械刺激,如粗粮、芥菜、韭菜、芹菜、黄豆芽等。

②少吃多餐、细嚼慢咽、饮食要有规律,避免胃部扩大,减少每餐胃的负担,全天以 4 ~6 餐为宜。

③改善烹调方法:烹调易采用蒸、煮、焖、烩、炖、焯等方法,使食物细软易于消化。

④胃酸过多者,禁用刺激胃酸分泌的食物,如肉汤、鸡汤、鱼汤、味精、香料等。易食用牛奶、豆浆、烤面包等,中和胃酸。

⑤戒烟忌酒,避免喝浓茶和咖啡、可乐饮料、汽水和食用巧克力。

⑥不食用刺激性的食物和药物,如辣椒、大蒜、大葱、咖喱、阿司匹林,避免损伤胃黏膜。

⑦禁用胀气食品,以避免产生气体,扩张胃肠。

⑧少吃难于消化的炸糕、油饼、玉米饼、糯米年糕等。

2)慢性胃炎人群膳食

(1)宜选食物

牛奶、豆奶、奶油、软米饭、馒头、花卷、包子、面包、粥、面条、鱼肉、虾肉、瘦肉、骨头汤、蘑菇汤、纤维细软的蔬菜,如黄瓜、茄子、冬瓜、白菜、菠菜等。

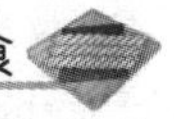

(2)禁忌食物

禁食含膳食纤维多的蔬菜、水果,如韭菜、芹菜;忌食糯米饭、年糕、玉米饼等食物;避免生冷、辛辣、粗糙的食物;禁用各种酒、含酒精饮料及刺激性调味品,如辣椒、胡椒、芥末、蒜等;忌油炸、不发酵面食。

知识拓展

养胃知多少?

1. 养成良好的生活习惯:少吃多餐,饭只吃七分饱,忌暴饮暴食。

2. 改变饮食习惯:按时就餐,坐着吃饭不要站立或蹲着。戒吃辛辣、油炸、烟熏食物如烧烤等。不吃过酸、过冷等刺激强烈的食物。不饮酒,少饮浓茶、咖啡等。多吃素菜和粗纤维食品如芹菜、香菇、粗粮等。

3. 积极食疗和按摩保健:羊肉、狗肉等温热食物均有养胃效果适合胃寒病症;大蒜能消毒杀菌,可以帮助消除炎症,建议多吃;另外,枸杞、银耳、红枣、核桃都可以零食或入菜。饭后、睡前可以搓热双手以肚脐为中心顺时针按摩64圈,完毕搓热双手按摩小腹。

7.3.5 糖尿病人群营养

糖尿病已经成为发达国家继心血管疾病和恶性肿瘤之后的第三大非传染性疾病,患者人数众多。糖尿病是由于胰岛素分泌和作用缺陷所导致的碳水化合物、脂肪、蛋白质等代谢紊乱,而以长期高血糖为主要表现的综合征。其主要特征是"三多一少",即尿多、食多、饮水多、体重低。糖尿病是终身性疾病,现目前还不能根治,只能控制。如不能及时恰当地治疗,可能会引起酸中毒,形成高胆固醇血症。易出现负氮平衡,致使抵抗力下降,伤口不易愈合,容易引起皮肤感染、泌尿道感染、胆囊炎等,严重的出现并发症导致失明、尿毒症、心血管病变、肾脏病变。如及早确诊,良好控制,其生活品质和寿命可近于常人。如能够发现在糖尿病之前的糖耐量低减期,接受干预治疗,其中30% ~60%的人可免患此病。

1)糖尿病人群营养原则

糖尿病5项治疗方法包括饮食、运动、药物、自我检测与教育。其中最基本的治疗方法就是合理饮食。饮食既要控制也要合理营养。

(1)合理控制能量的摄入,是糖尿病的基础治疗

建议每周称一次体重,保持适宜的体重。能量供应以维持或略低于理想体重为宜。既要防止能量过低出现酮血症,又要防止能量过高,血糖难以控制。

(2)合理控制碳水化合物,是糖尿病治疗的关键

糖尿病人每日碳水化合物摄入量应占总热能的50% ~60%。一般,每日碳水化合物的摄入量可在250 ~300 g,肥胖应在150 ~200 g。糖尿病人碳水化合物的摄取量最好选择吸收较慢的多糖,即来自谷类的多糖。每50 g米或白面供给碳水化合物约为38 g。乳、豆、蔬菜、水果等也含有一定数量的碳水化合物。燕麦片、玉米渣、绿豆、海带等均有降低血糖的功能。

(3)严格控制脂肪和胆固醇的摄入

由于代谢异常,脂肪摄入量不合理易导致脂肪肝或产生酸中毒,因此脂肪供能应占总能量的25% ~30%。注意减少摄入含饱和脂肪酸多的动物脂肪,如牛油、羊油、猪油、奶油能动物性脂肪,选择含不饱和脂肪酸较多的植物油,如豆油、花生油、芝麻油、菜籽油等。糖尿病患者特别容易并发动脉粥样硬化,所以应限制饮食中胆固醇的含量,一般低于300 mg/d。如控制动物

肝脏、肾、脑等内脏食物，鸡蛋含胆固醇也很丰富，应隔日吃1个。

(4)蛋白质的供给量应接近或略高于正常人，以占全天总能量的12%～20%为宜

注意选择瘦肉、鱼、禽、豆等优质蛋白。对于儿童、孕妇、营养不良者、消瘦者、伴有消化性疾病的糖尿病患者，可适当提高蛋白质的摄入量；对于糖尿病、肾病病人要根据情况给予低蛋白膳食。

(5)增加膳食纤维的摄入

膳食纤维的存在可以延缓葡萄糖的吸收时间，有降低血糖和改善耐糖量的作用。可溶性膳食纤维可以增加胰岛素的敏感性，这就可以降低餐后血糖急剧升高和降低胆固醇，防止糖尿病合并高脂血症及冠心病。建议每日膳食纤维供给量为30～40 g。

(6)保证维生素的摄入

调节维生素和矿物质的平衡有利于糖尿病患者纠正代谢紊乱，防治并发症。β-胡萝卜素每天可补充15～25 mg。维生素E每天可补充100～200 mg。

(7)保证矿物质的摄入

各种不同矿物质对糖尿病来说具有特殊的意义，如三价铬是葡萄糖耐量因子的组成成分，是胰岛素的辅助因素，锌与胰岛素的合成分泌有关，钒能增强心室收缩力，也影响胰岛素的分泌，镁对防止糖尿病视网膜病变、高脂血有一定的作用。病程长的老年患者应注意钙的供给充足，保证每日1 000～1 200 mg摄入，防治骨质疏松。同时控制钠的摄入，采用低盐饮食(通常不超过6 g)。

(8)糖尿病患者不宜饮酒

酒精能产生热能，但是酒精代谢并不需要胰岛素，因此少量饮酒是允许的。一般认为还是不饮酒为宜，因为酒精除供给热能外，不含其他营养素，长期饮用对肝脏不利，容易引起高脂血症和脂肪肝。另外，有的病人服用降糖药后饮酒易出现心慌、气短，甚至出现低血糖。

(9)餐次安排要合理

为了减轻胰岛素负担，糖尿病人至少保证三餐。在活动量稳定的情况下，要求定时定量。注射胰岛素或容易出现低血糖者要求在3次正餐之间增加2～3次的加餐，晚睡前半小时加餐更重要。加餐食品可以由正餐中匀出约25 g主食即可。

(10)其他

控制油炸食品、粉条、薯类食品及水果。

2)糖尿病人群膳食的选择

(1)谷类食物

应尽量选择杂粮、粗粮，如全麦面包、燕麦、荞麦、玉米面、高粱米等，也可以采取混合搭配主食的方法，如二合面、三合面或二米饭。富含植物纤维的粗粮和豆类食品食后吸收慢。

(2)肉、蛋等食物

宜选择瘦肉、奶、蛋、鱼、大豆及豆制品等含蛋白质的食物，尤其是豆制品、鲫鱼、鳕鱼。牛奶及奶制品含有较多的钙和维生素B_2，有条件的病人最好每日选用250～500 ml。

(3)蔬菜

胡萝卜、蒜苗、鲜豌豆等含有较高的碳水化合物应限量食用，其他常见的叶类、茎类、瓜果类蔬菜可以任意食用。有时可用来做充饥食品，尤其是白菜、苦瓜、山药、蘑菇、玉米须、魔芋粉、黄瓜、冬瓜、南瓜、番茄。

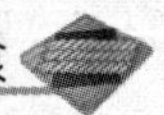

(4)水果

水果含单糖、双糖较多,按规定量食用或按每200~250 g带皮橘子、梨、苹果、柚子、橙子、西瓜皮、李子、杏等可换成25 g主食的交换值适当选用。

禁忌食物:白糖、红糖、葡萄糖及糖制甜食、糖果、糕点、果酱、冰淇淋、甜饮料、蜜饯等。

限制食物:土豆、芋头、藕、蒜苗、胡萝卜等可减少食用或减少部分主食再食用。富含饱和脂肪酸的猪油、牛油、羊油、奶油、黄油等少用。花生、核桃、葵花籽含脂肪多,肥胖病人不宜多用。蛋黄、肝、肾、脑等不用或少用。

知识拓展

糖尿病诊断的国际标准

1.有糖尿病症状,一日内任何时候的血液检查中血糖>11.1 mmol/L(200 mg/dl)或空腹血糖>7.8 mmol/L(140 mg/dl)。

2.有或无糖尿病症状,空腹血糖不止一次>7.8 mmol/L(140 mg/dl)。

3.有糖尿病症状,而血糖未达到上述诊断标准,于过夜空腹后口服葡萄糖75 g后,2小时血糖≥11.1 mmol/L(200 mg/dl)。

4.无糖尿病症状者2小时时血糖≥11.1 mmol/L(200 mg/dl),同时1小时时也要≥11.1 mmol/L(200 mg/dl),2小时≥11.1 mmol/L(200 mg/dl),或空腹≥7.8 mmol/L(140 mg/dl)。

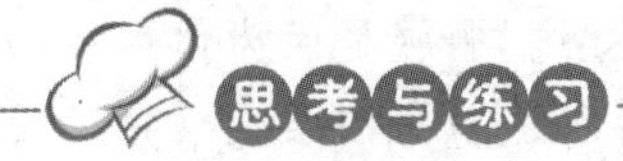

1.营养学中是如何对人群进行划分的?
2.孕期的营养与膳食要求是什么?
3.婴儿所必需的矿物质元素有哪些?
4.青少年在生长发育的过程中需要哪些营养成分?
5.老年人膳食要求是什么?
6.营养学上对特殊环境的分类是什么?
7.与高血压有关的营养膳食因素有哪些?
8.高血脂人群需要注意的饮食禁忌有哪些?
9.结石病患者饮食注意的事项有哪些?
10.糖尿病人群膳食的选择是什么?

项目 8

营养食谱的编制

项目描述

本项目描述了营养配餐的一些准备工作，如了解就餐对象的基本情况，掌握原料库存及市场价格知识，学会核算菜点和套餐的成本；详细说明计算能量和营养素需要量的方法和制订带量的食谱。

导入案例

说起肥胖，人们就会很容易联想到营养过剩，其实这是一个误解。肥胖是因为体内脂肪过多造成的，其根源是长期能量摄入过剩，而不是营养过剩。能量摄入过多，消耗过少，多种营养素摄入不均衡是造成脂肪堆积的根本原因。

目前，儿童和青少年的肥胖日益增多。一项调查显示，我国城市学生超重及肥胖的比率高达12.03%，并且每年以8%的速度增长。肥胖儿童脑垂体后叶遭脂肪浸润后会阻碍促性腺激素和生长激素的合成，从而严重危害生长发育、生殖器官发育和性发育。肥胖还可能增加孩子患血液循环系统疾病、糖尿病及其他内分泌系统疾病的危险，影响到孩子心理和智力的健康发育和行为能力。

案例阅读

炎炎夏日，一些消暑的饮料如果汁、汽水、可乐等饮料，因为口感好又能解渴，总会深受大家特别是年轻人的喜爱。专家提醒：碳酸饮料尤其是汽水可乐，大部分都含有磷酸，大量磷酸的摄入会影响钙的吸收，引起钙、磷比例失调。一旦钙缺失，对于处在生长过程中的青少年身体发育损害非常大，骨骼生长缓慢，骨质疏松。有资料显示，经常大量喝碳酸饮料的青少年发生骨折的危险是其他青少年的3倍。而在体力活动剧烈的同时，再过量地饮用碳酸饮料，其骨折的危险可能增加5倍。

任务1 市场调查

任务说明

市场调查就是了解市场，了解市场需求和市场供应两个方面的情况。营养配餐人员进行市场调查的目的和内容，就是要了解就餐人员的职业、餐饮习俗等，根据情况估算需要的能量和营养素。同时，还要了解当前市场食物原材料供应的品种与价格等有关情况。综合以上内容，才能作出正确的分析判断，从而设计出合理的营养配餐方案，使营养配餐服务收到令人满

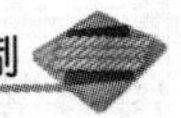

意的效果。因此,作好市场调查是高质量完成营养配餐准备工作的关键步骤。

任务分析

8.1.1 了解就餐对象基本情况的步骤

1)确定调查内容

(1)就餐者的人数、性别、年龄

就餐者的人数、性别、年龄是准备原材料的主要依据,必须准确、翔实。如果估计不足,会造成准备的饭菜过少,餐食断档;如果估计过高,导致剩菜剩饭过多,造成浪费。

(2)就餐者的工作性质、劳动强度及所处的外界环境条件

处于不同条件下就餐者的饮食需求不同。如脑力劳动者体力活动少,应注意补充足量的碳水化合物和蛋白质,控制能量供给,调整钙磷平衡,供给足量的膳食纤维,同时保证充足的维生素A,以防眼睛疲劳。汽车驾驶员长时间处于环境噪声与振动的干扰下,受不洁空气的污染,体内蓄积重金属铅,应提高蛋白质的摄入量,增加钙的供给,以调节神经系统的应激能力。补充足量的碳水化合物,以抑制铅的吸收,并抵御长时间驾驶引起的低血糖。

(3)机体条件

机体条件不同,膳食需求也不相同。如青少年处于生长发育的高峰时期,能量供给应随年龄、体重增加而调整,既要防止营养不良,也要防止营养过剩。应多选择鱼、肉、蛋、奶、豆类作为优质蛋白质的来源,并搭配足量的蔬菜。饮食要适应生理状态和学习情况的变化,如学生考试期间,春游、秋游,女学生经期等,对膳食的需求不尽相同。老年人消化功能弱,活动量少,能量不可过高,应控制脂肪和盐的摄入,适量增加植物性蛋白质和粗粮。

2)选择适宜的调查对象

应选择了解实际情况、有一定表达能力的人作为调查对象。

3)确定调查方法

调查方法是进行调查的手段,只有科学、合理地运用,才能保证调查资料的真实可靠。

4)总结调查结果

将调查到的信息总结归纳,经分析后做出应用表格,为执行生产任务提供可靠的数据。

8.1.2 了解食物原料库存与时价

掌握食物原料的库存与时价,是营养配餐员进行科学配餐的前提。

1)了解库存的方法

(1)查看有关库存表

通过分析有关库存表,可以了解食物原料库存量及可食用日期(见表8.1)。

表8.1 库存情况表

余料名称	单 价	库存量/g	购入日期	可食用日期

(2)访问库房管理员

向库房管理员了解食物原料的库存量。

(3)进库房查看

营养配餐员应定期查看库存食品的存放情况及其数量、质量。

2)了解时价的方法

营养配餐员应了解原材料市场情况,掌握市场价格。有以下几种方法:

(1)请供货商提供报价单

注意查看所供应原材料的价格、品种、日期、产品质量标准。

(2)实物检查

在确定使用某种产品前,要让供货商提供原材料样品和价格,对照采购标准进行检查。

(3)考察市场

通过考察市场,可以发现新的原材料,对于新产品的开发有重要意义。考察市场时应注意,并非产品价格越低,成本越低。价格应与原料的品质、规格相符。

8.1.3 就餐者的调查方法

1)访谈调查

这是主要的调查方法,即通过谈话,了解所需资料。由于其灵活性强,收集的资料准确可靠,可直接听到被调查者的观点和意见,有利于交流。访谈调查包括个别访谈、电话访谈、召开座谈会。个别访谈是指逐一对就餐者进行询问了解,因可与订餐者直接接触,信息真实可靠。电话访谈可以及时、迅速地获得信息,保密程度较高,但因不能出示表格,因此要事先设计好调查表格,发问要言简意赅。召开座谈会,即组织就餐者代表就营养配餐问题进行座谈,因参加人员较多,可以比较全面地反映就餐对象的意见和要求。

2)问卷调查

问卷调查,即将事先设计好的表格请被访者填写。问卷调查反映的信息客观、真实,便于统计分析。

3)应用的主要手段

(1)看

通过观察,确定就餐人数、年龄、性别、职业等基本情况。

(2)问

通过询问,了解就餐者的饮食习惯和要求。

(3)听

注意倾听被访者的谈话,以便全面地了解就餐者的饮食需求。

(4)记

准确记录调查情况,为配餐提供详尽的基本资料。

8.1.4 库存报表与报价单知识

1)库房盘存表

库房盘存表是定期对仓库中原料进行盘存时填制的表格(见表8.2)。

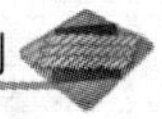

表8.2 库房盘存表

原料名称	单 位	单 价	实存量	账存量	盈余数	亏损数	盈余原因

2）报价单与进货表

报价单是销售单位提供的，说明产品价格、规格、产地等内容的报表（见表8.3）。进货表是采购部门购进原材料时填制的，表明产品数量、价格、规格等（见表8.4）。

表8.3 报价单

原料名称	产 地	规 格	价 格

表8.4 进货表

原料名称	单 位	单 价	库存量	产 地	规 格

相关知识

不同地域的饮食习俗

我国幅员辽阔，人口众多，饮食文化源远流长。不同地域人群的饮食习俗不同，构成了底蕴深厚的食文化。了解不同地域人群的饮食习俗，指导科学配餐，是营养配餐员必须具备的基本知识。

1. 华北地区

以面食为主，喜吃馒头、面条、烙饼、饺子、馅饼等，北京人早点喜食油饼、油条、豆汁、焦圈、烧饼、豆浆、豆腐脑等，炸酱面和打卤面等是著名的面食。北京小吃“驴打滚”“艾窝窝”、马蹄烧饼等花样多，口感好，百食不厌。天津人爱吃煎饼果子、贴饽饽熬小鱼，喜食海味，鱼虾。山西面食花样全国著名，“猫耳朵”被营养学家喜爱备至，还有其他各色莜面制品及双色面条、刀削面等美食。山西人还善于制作各色花样蒸馍。

华北地区的人口味较重，食盐摄入量较高，应予纠正。炒菜喜放洋葱、姜、蒜是有益健康的好习惯。天津人喜欢咸中微甜。山西人喜欢咸中微酸，并吃辣。内蒙古人口味与山西相近，喜酸辣味。

内蒙古地区饮食结构中蔬菜摄入量相对较低，牧区肉食量过大，是造成脑血管疾病和男性前列腺疾患发病率较高的重要原因。此外，饮酒过量也是营养配餐中值得注意的问题。

2. 东北地区

饮食习惯与华北地区相仿，喜欢吃面食。副食品以白菜、土豆、豆腐等为主，爱吃“白肉血肠”“酸菜白肉”“地三鲜”。喜欢吃炖菜，如“猪肉炖粉条”“小鸡炖蘑菇”。东北地区有个好习惯，即早饭需要有菜有汤，如同一顿正餐。东北口味偏咸、酸，吃面喜欢加醋，食用油多用豆油。东北地区饮食习惯比较粗犷，加之地区寒冷，高度白酒的消费量很高，是导致酒精性肝硬化和脑血管疾病发生的重要原因之一。此外，相当一部分东北人来自山东，延续了“口重”的习惯，因此高血压发病率较高，在营养配餐中应予以高度重视。由于东北地区冬季气候寒冷，大部分蔬菜品种相对缺乏,因此在配餐时要加大蔬菜的摄入量。

3. 华东地区

华东地区包括上海、江苏、浙江、安徽、山东等地。上海、江苏、浙江、安徽人爱吃大米,面食只作为点心和调制早餐食用。一般早餐习惯吃粥,午餐、晚餐吃米饭。副食多有汤、有菜,多数有喜欢吃鱼虾类食物和新鲜蔬菜,中味清淡、略甜,炒菜多放糖,多数地区不爱吃辣椒、生蒜、生葱。山东人的饮食习惯与华北地区类似。食盐摄入量在国内名列前茅,因此高血压发病率较高,配餐时应掌握地域特点,予以适当调整。

4. 华中地区

湖北、湖南、江西盛产稻米,以大米为主食,早餐有时用面点做调剂。爱吃辣椒和生姜,但不吃生卤、生蒜。口味注重酸辣,喜吃泡菜、豆豉等发酵食品,以及腌、腊的各种动物性食物。河南大部分地区饮食习惯与华北地区类似。华中地区蔬菜摄入量较高,基本符合平衡膳食的要求。

5. 两广地区

广东、广西两省及邻近地区居民,有许多地方与华东地区相仿。但广东人饮食讲究清鲜,喜吃各种禽、肉、鱼、虾、生猛海鲜,喜欢煲汤,盐的食用量低是一大优点和特色。爱吃猫、田鼠,尤其讲究吃蛇。中味喜欢微辣,喜食甜品,重视早茶和宵夜。两广地区食盐摄入量相对而言全国最低,同时习惯食用大量的新鲜蔬菜,因此该地区高血压和心血管疾病发病率比较低。

6. 西南地区

西南地区一般指四川、云南、贵州省及重庆市。以大米为主食,面食和小吃丰富多彩。喜欢麻辣味,爱用花椒,喜食新鲜蔬菜和泡菜。川菜注重调味,有“百菜百味”之美誉。贵州人口味也喜辣,爱吃腌菜。云南人口味喜酸辣微带甜味,爱吃米制品(如米线)和猪肉拌米饭。

西南地区某些经营性餐饮场所供应的菜肴普遍存在油脂偏重的弊端。西南地区傣族和彝族人民日常生活中蔬菜食用量远高于国内其他地区,所以高血压和脑血管疾病发病率在全国最低。

7. 西北地区

西北地区主要指陕西、宁夏等省区。这些地区的居民习惯一日两餐,以面食为主,不太讲究副食品,口味喜欢酸辣,每餐必有油泼辣子(红辣椒面用滚油烧成)。陕甘一带居民喜欢吃“锅魁”,即锅盖大小、4~5 cm 厚的烙饼。陕西人喜欢吃羊肉泡馍、宽面条。西安、兰州人多爱吃臊子肉面、拉面,饺子为节日待客佳品。

西北地区居民饮食中蔬菜摄入量相对较低,加上有饮用高度白酒的习惯,因此高血压的发病率比较高。

8. 部分少数民族的饮食习俗

我国是多民族国家,有56个民族。汉族人口占全国总人口的多数,还有满族、回族、苗族、维吾尔族、彝族、土家族、蒙古族、藏族等少数民族。少数民族人口较多、居住密集的有内蒙古自治区、广西壮族自治区、宁夏回族自治区、新疆维吾尔自治区、西藏自治区。

(1) 回族

我国回族人口有900多万,主要居住在宁夏回族自治区、新疆维吾尔自治区、北京市、河北省等省市区。饮食习惯具有典型的伊斯兰清真风格,食用牛、羊、骆驼、鸡、鸭、鹅、鲤鱼、草鱼等,忌食猪、骡、驴、狗、蛇、元鱼等,不饮酒,不食死畜、禽畜类的血液等。回族人有饮茶的习惯,宁夏的回族人喜欢用盖碗饮茶。传统的民族节日为开斋节(肉孜节)、古尔邦节(宰牲节)和圣纪节(圣会)。

在我国，信奉伊斯兰教的民族除回族外，还有东乡族、维吾尔族、塔吉克族、哈萨克族、塔塔尔族、乌孜别克族、撒拉族、保安族、柯尔克孜族等。

(2)蒙古族

饮食方面，主要以奶、肉为主，少食米面及蔬菜，羊肉的吃法多达几十种。奶及奶制品是蒙古族饮食的又一特色，主要有白油、黄油、奶皮子及奶豆腐、奶酪等。蒙古族人喜欢饮用奶茶、酸奶、马奶。蒙古族人一般不食马肉。面食喜吃包子、饺子、馅饼。蒙古族人不爱吃米饭及青菜，也不喜欢吃糖、醋味和过辣的、带汤汁的及油炸的菜肴，不吃鱼虾等海味、鸡鸭的内脏和肥猪肉。喜欢喝砖茶，喜欢饮酒。

(3)藏族

藏族主要分布在西藏，其余分布在青海、甘肃、四川、云南等地。藏族的主食是糌粑，也喜食烧饼、“锅魁”、面条。爱吃牛、羊肉，也吃猪肉。爱喝青稞酒、啤酒、甜酒。食用偶蹄目动物，不食鸡、鸭、鹅。

(4)维吾尔族

喜食牛、羊肉，忌食猪、驴、狗和骆驼肉，鸽子。一般爱喝葡萄酒，且酒量较大。

任务2 能量摄取量和营养素供给计算

任务说明

掌握能量摄取量和营养素供给计算。

任务分析

8.2.1 计算方法

1)能量需要量的计算方法

(1)使用食物成分表，确定就餐者能量需要量

从食物成分表可以直接查出各个年龄段不同人群的能量需要量。如脑力劳动者每日需要10.04 MJ(2 400 kcal)的能量(见表8.5)。集体供餐对象的能量需要量，也应该根据查表得来的数据进行计算。

表8.5 能量供给量快速查看表

单位:kcal

就餐对象(范围)	全日能量	早餐能量	午餐能量	晚餐能量
学龄前儿童	1 300	390	520	390
1~3年级	1 800	540	720	540
4~6年级	2 100	630	840	630
初中学生	2 400	720	960	720
高中学生	2 800	840	1 120	840
脑力劳动者	2 400	720	960	720
中等体力劳动者	2 600	780	1 040	780
重体力劳动者	>3 000	>900	>1 200	>900

注:表中能量供给量为就餐对象各段平均值。

【例 8.1】根据能量供应量快速查看表计算 6~8 岁(1~3 年级)小学生的日能量供给量。

解:查表 8.5 得:6~8 岁小学生的平均日能量供给量 7.5 MJ(1 800 kcal)。根据此表可计算出各人群的全日营养餐供给量。

(2)不同人群营养配餐能量需要量的计算

计算步骤:

①根据成人身高,计算其标准体重。公式为:

标准体重(kg)= 身高(cm)-105

②根据成人体重指数(BMI),判断其属于正常、肥胖还是消瘦。公式为:

$$体重指数(kg/m^2)=\frac{实际体重(kg)}{身高的平方(m^2)}$$

中国人的体重指数在 18.5~23 为正常,大于 23 属于超重,25~30 属于肥胖,大于 30 属于极度肥胖。

③了解就餐对象体力活动及其胖瘦情况,根据成人日能量供给量表(见表 8.6)确定能量供给量。公式为:

全日能量供给量(kcal)= 标准体重(kg)×单位标准体重能量需要量(kcal/kg)

表 8.6 成人每日能量供给量(kcal/kg 标准体重)

体 型	体力活动量			
	极轻体力活动	轻体力活动	中体力活动	重体力活动
消瘦	30	35	40	40~45
正常	20~25	30	35	40
肥胖	15~20	20–25	30	35

注:年龄超过 50 岁,每增加 10 岁,比规定值减少 10% 左右。

【例 8.2】某就餐者 40 岁,身高 172 cm,体重 68 kg,从事中等体力活动,求其每日所需要的能量。

解:

①标准体重 = 172-105 = 67(kg)

②$体重指数=\frac{68}{1.72\times1.72}=23.0(kg/m^2)$属于正常体重

③查表 8.6 知正常体重、中等体力活动者单位标准体重能量供给量为35 kcal/kg,因此:总能量 = 67×35 = 2 345(kcal)

2)主要营养素的计算方法和步骤

(1)计算单位及换算

从事营养配餐的人员,经常会用到质量和能量的计算。国家对量和单位的使用有明确规定。

①质量单位及换算。

质量可用克(g)、千克(kg)、毫克(mg)等表示。

它们之间的换算关系是:1 kg=1 000 g,1g=1 000 mg。

②能量单位及换算。

能量(热量)的单位及换算可用兆焦(MJ)、千焦(kJ)、焦(J)表示。

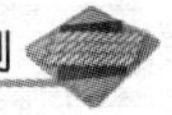

其换算关系是 1 MJ=1 000 kJ;1 kJ=1 000 J。

千卡(kcal)与千焦(kJ)间的关系是:1 kcal=4.184 kJ。

(2)计算方法和步骤

①计算每餐能量需要量。

三餐能量分配比例为:早餐占30%,午餐占40%,晚餐占30%,可将全日能量需要量按此比例进行分配。

【例8.3】已知某脑力劳动者每日需要10.04 MJ(2 400 kcal)的能量,求其早、午、晚三餐各需要摄入多少能量?

解:早餐　10.04 MJ(2 400 kcal)×30% =3.012 MJ (720 kcal)

午餐　10.04 MJ(2 400 kcal)×40% =4.016 MJ (960 kcal)

晚餐　10.04 MJ(2 400 kcal)×30% =3.012MJ(720 kcal)

②分别计算三类产能营养素每餐应提供的能量。

A.三类产能营养素占总能量的比例为:蛋白质占12% ~15%,脂肪占20% ~30%,碳水化合物占55% ~65%(若取中等值计算则蛋白质占15%、脂肪占25%、碳水化合物占60%),据此可求得3类产能营养素在各餐中的能量供给量。

B.根据本地生活水平,调整确定上述三类产能营养素占总能量的比例。

【例8.4】已知某人早餐摄入能量3.012 MJ(720 kcal),午餐4.016 MJ (960 kcal),晚餐3.012 MJ(720 kcal),求三类产能营养素每餐各应提供多少能量?

解:早餐　蛋白质　3.012 MJ (720 kcal)×15% =0.451 8 MJ(108 kcal)

脂　肪　3.012 MJ(720 kcal)×25% =0.753 MJ(180 kcal)

碳水化合物 3.012 MJ (720 kcal)×60% =1.807 2 MJ(432 kcal)

午餐　蛋白质　4.016 MJ(960 kcal)×15% =0.602 4 MJ(144 kcal)

脂　肪　4.016 MJ(960 kcal)×25% =1.004 MJ(240 kcal)

碳水化合物　4.016 MJ(960 kcal)×60% =2.409 6 MJ(576 kcal)

晚餐　蛋白质　3.012 MJ (720 kcal)×15% =0.451 8 MJ(108 kcal)

脂　肪　3.012 MJ (720 kcal)×25% =0.753 MJ(180 kcal)

碳水化合物 3.012 MJ (720 kcal)×60% =1.807 2 MJ(432 kcal)

③分别计算三类产能营养素每餐需要量。

根据三类产能营养素的能量供给量及其能量系数,可求出三餐中蛋白质、脂肪、碳水化合物的需要量。

【例8.5】已知蛋白质的产能系数约为16.7 kJ/g(4 kcal/g),脂肪的产能系数为37.6 kJ/g(约9 kcal/g),碳水化合物的产能系数约为16.7 kJ/g(约4 kcal/g),求三类产能营养素每餐需要量。

解:早餐　蛋白质　0.451 8 MJ÷16.7 kJ/g=27.0 g

(108 kcal÷4 kcal/g=27.0 g)

脂　肪　0.753 MJ÷37.6 kJ/g=20.0 g

(180 kcal÷9 kcal/g=20.0 g)

碳水化合物　1.807 2 MJ÷16.7 kJ/g=108.2 g

(432 kcal÷4 kcal/g=108.0 g)

午餐　蛋白质　0.602 4 MJ÷16.7 kJ/g=36.0 g

(144 kcal÷4 kcal/g=36.0 g)

脂　肪　1.004 MJ÷37.6 kJ/g=26.70 g

(240 kcal÷9 kcal/g=26.67 g)

碳水化合物　2.409 6 MJ÷16.7 kJ/g=144.28 g

(576 kcal÷4 kcal/g=144.0 g)

晚餐　蛋白质　0.451 8 MJ÷16.7 kJ/g=27.0 g

(108 kcal÷4 kcal/g=27.0 g)

脂　肪　0.753 MJ÷37.6 kJ/g=20.0 g

(180 kcal÷9 kcal/g=20.0 g)

碳水化合物　1.807 2 MJ÷16.7 kJ/g=108.2 g

(432 kcal÷4 kcal/g=108.0 g)

8.2.2　能量和主要营养素的确定原则

为了保持健康,人类必须从膳食中获取各种各样的营养物质。人体对营养素的需要量随年龄、性别和生理状况而异。正常人体需要的各种营养要从饮食中获得,因此,必须科学地安排每日膳食以提供数量及质量适宜的各种营养素。营养素长期供给不平衡就可能危害健康。

为了避免可能产生的营养不良或营养过剩的危害,营养学家认为传统的推荐膳食供给量(RDA)已经不能很好地适应今日的需要,因此提出了适用于各类人群的膳食营养素参考摄入量(DRIs)。

中国居民膳食营养素参考摄的入量,其英文表达为 Chinese Dietary Reference Intakes,简称 ChineseDRIs。DRIs 是为各种营养素提供一个安全的摄入范围,包括摄入过低和过高的限量。可耐受最高摄入量(UL)是营养素每日摄入量的安全上限,是健康人群中几乎所有个体都不会产生毒副作用的最高摄入水平。大多数情况下,UL 包括膳食、强化食物和添加剂等各种来源的营养素之和;而平均需要量(EAR)则是一个最低值,如果个体在膳食中获得的营养素仅达到这个值,很可能大约有 50% 的人产生营养缺乏。

1)历史与发展

1941 年美国制定了第一个推荐的膳食营养素供给量(Recormnended Dietery Allows-RDAs)。它是在当时的认识基础上提出的为保持健康所需摄入各种营养素的量,并作为判断人群是否得到良好膳食的根据。因为正是第二次世界大战期间,主要目的是为了预防营养缺乏病。以后的几十年中,根据科学的进步和社会的需要,对 RDAs 进行了多次修订,到 1989 年,美国已发表第 10 版 RDAs。美国各版 RDAs 成为不同时期美国人群营养素需要方面的权威性指导文件,也产生了重要的国际影响。

2)DRIs 的内容及应用

(1)DRIs 的主要内容

DRIs 是在 RDAs 值的基础上发展起来的一组每日平均膳食营养素摄入量的参考值。它包括 4 项内容:平均需要量(EAR)、推荐摄入量(RNl)、适宜摄入量(AI)和可耐受最高摄入量(UL)。

 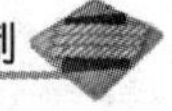

(2)DRIs 的应用

①DRIs 在健康个体及群体中的应用(见表 8.7)。

表 8.7 DRIs 在健康个体及群体中的应用

用途	针对个体	针对群体
计划	RIN——摄入的目标 AI——作为限制过多摄入的标准,长期摄入超过此限可能产生不利的影响	EAR——结合摄入量变异值应用,确定一个特定群体的平均摄入量
评价	EAR——用以检查摄入不足的可能性 UL——用以检查过量摄入的可能性 (评估真实情况需要临床、生化和人体测量的资料)	EAR——用以评估一个群体中摄入不足的发生率

②各项参考摄入量的应用。

平均需要量(EAR):EAR 是指一个特定人群的平均需要量,主要用于计划和评价群体的膳食。可以根据某一年龄、性别组中摄入量低于 EAR 个体的百分比来评估群体中摄入不足的发生率,评价其营养素摄入情况是否适宜。

EAR 也可作为制定人群推荐摄入量的基础,如果个体摄入量呈常态分布,一个人群组的目标摄入量可以根据 EAR 和摄入量的变异来估计。为了保证摄入量低于 EAR 的个体少于2% ~ 3%,推荐摄入量的平均值应在 EAR 加两个标准差以上。针对个体,可以检查其摄入不足的可能性。如某个体的摄入量低于 EAR 减两个标准差,几乎可以肯定该个体不能达到其需要量。

推荐摄入量(RNI)相当于传统使用的 RDA。RNI 是个体适宜营养素摄入水平的参考值,是健康个体膳食摄入营养素的目标。RNI 不是评价个体或群体膳食质量的标准,也不是为群体作膳食计划的根据。当某个体的营养素摄入量低于其 RNI 时,并不一定表明该个体未达到适宜的营养状态。

RNI 是根据某一特定人群中体重在正常范围内个体的需要量设定的。对个别身高、体重超过此参考范围较多的个体,可能需按每千克体重的需要量调整其 RNI。

适宜摄入量(AI)是根据某个人群能够维持指定的营养状态的平均营养素摄入量。它是通过对群体而不是对个体的观察或实验研究得出的数据。AI 主要用于个体的营养素摄入目标,同时用于限制过多摄入的标准。当健康个体摄入量达到 AI 时,出现营养缺乏的危险性很小。如长期摄入超过 AI,则有可能产生毒副作用。

可耐受最高摄入量(UL)是营养素或食物成分每日摄入量的安全上限,是一个健康人群中几乎所有个体都不会产生毒副作用的最高摄入水平。UL 的主要用途是检查个体摄入量过高的可能,避免发生中毒。当摄入量低于 UL 时,可以肯定不会产生毒副作用。当摄入量超过 UL 时,发生毒副作用的危险性增加。在大多数情况下,UL 包括膳食、强化食物和添加剂等各种来源的营养素之和。

3)营养素分类

在营养学著作中,国内外的作者对营养素使用的分类方法和名词不尽相同。DRIs 委员会决定采用以下分类和词汇：

(1)能量

碳水化合物。

(2)宏量营养素

蛋白质、脂类、糖类。

(3)微量营养素

矿物质(包括常量元素和微量元素)、维生素(包括脂溶性维生素和水溶性维生素)。

(4)其他膳食成分

膳食纤维、水、其他生物活性物质。

4)DRIs 与 RDAs 的关系

最新公布的DRIs中一些营养素的摄入量与原来RDAs相比没有很大的变化。但是对这些量的解释有了一些变化,一些营养素的摄入量较原来有所增加。这些调整都十分具体,是根据近年来的营养调查和营养学研究工作的最新进展来确定的,都有科学根据。此外,在提供膳食营养素参考摄入量的同时,营养学家还提供了主要富含这些营养素的各种食物来源。因此,《中国居民膳食营养素参考摄入量》和食品卫生法是有所区别的,不能作为执法的依据。但是政府制定法规时需参考这些标准,所以,作为食品企业、食品生产厂家、营养配餐的工作者,更应该关心此摄入量。因为,这是一个关系到国计民生的、全面、系统的新概念,正确使用它可科学地评价居民膳食,指导食物生产,推动营养配餐的发展。

5)确定膳食营养供给量标准

就餐人员的膳食营养供给量标准只能以就餐人群的基本情况或平均数值为依据,包括人员的平均年龄、平均体重,以及80%以上就餐人员的活动强度。首先确定就餐人员平均每日需要的能量供给量。如就餐人员的80%以上为中等体力活动的男性,则每日所需能量供给量标准应为12.6 MJ(3 000 kcal)。在确定能量供给量的基础上,则可以继续查找、选定相应的各种营养素的供给量标准。

参照2000年《中国居民膳食营养素参考日摄入量》标准,确定能量与营养素供给量。

6)食物成分表

了解和掌握食物营养成分的基本资料是营养配餐工作不可缺少的。有了较精确的食物营养成分数据,就能更好地开展营养配餐工作。各种食物的营养素含量常因品种、土壤、气候、成熟度和加工处理等因素的影响而有较大的差异。许多国家都针对本国食物生产的特点,研制各自的食物成分表,作为评定食物营养价值的依据。《食物成分表》示例见表8.8,表中的“地区”栏内的名称,主要是指采集食物样品的地区,即食物的产地。“食部”是指按照当地的烹调和饮食习惯,把从市场上购买的样品(简称市品)去掉不可食的部分之后,所剩余的可食部分所占的比例,简称“食部”。“食部”栏内所列数字是可食部分的比例。列出食部的比例是为了便于计算市品每千克(或其他零售单位)的营养素含量。

市品的食部不是固定不变的,它会因食物的运输、储藏和加工处理不同而有改变。因此,每当认为食部的实际情况和表中食部栏内所列数字有较大出入时,可以自己实际测量食部的量,食物成分表举例见表8.8。

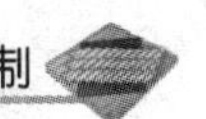

表 8.8 食物成分举例

谷类及其制品						
食物名称	食部/%	能量/kcal	蛋白质/g	脂肪/g	碳水化合物/g	膳食纤维/g
稻米	100	348	8.0	0.6	77.7	—
干豆类及制品						
扁豆	100	326	25.3	0.4	55.4	6.5
禽肉类及制品						
鹌鹑	58	110	20.2	3.1	0.2	—

注:1 kcal=4.184 kJ

任务3 主、副食品种和数量的确定

8.3.1 主、副食品种和数量的确定原则

1)主食品种和数量的确定原则

粮食用量必须参照就餐人员的进食量确定。如就餐人员需要的平均能量供给量为10.04 MJ(2 400 kcal),按粮食供能量占总供能量的55% ~65%计算,则粮食提供的能量为5.52 ~ 6.53 MJ(1 320 ~1 560 kcal),即需粮食377 ~445 g,就餐人员的习惯粮食用量应在此范围之内。

确定每日每人平均粮食用量后,应在三餐中进行合理分配,并与三餐的能量分配基本保持一致,早餐占30%,午餐占40%,晚餐占30%。例如,全日每人粮食的食用量为420 g,则三餐分别为105 ~126 g,168 g,126 ~147 g。粮食进食量受副食菜肴的影响较大,副食菜肴调配合理,则粮食的进食量也会比较稳定。

就餐者对主食品种的用量差别较大,如面条、包子、饺子、馒头、米饭等,应分别统计计算。按照营养和能量合理分配的原则,依据对日常积累的数据的分析,就可以得出接近实际需要量的数据。

2)副食品种和数量的确定原则

副食的食用量应在已确定主食用量的基础上决定。例如,某人日能量需要量为10.04 MJ (2 400 kcal),按照蛋白质供能量占总能量的12% ~14%计算,日蛋白质需要量应为72 ~84 g。若此人粮食用量为420 g,则粮食中含蛋白质42 g(每100 g粮食约含蛋白质10 g),占蛋白质总量的50% ~58%。如按动物性食物提供的蛋白质占蛋白质总量的22% ~30%,豆制品和蔬菜提供的蛋白质占20%计算,则动物性食物所供蛋白质不应低于19 ~22 g,即需动物性食物127 ~147 g(动物性食物含蛋白质为10% ~20%,这里按15%计算)。再分配大豆及其制品25 ~50 g(大豆含蛋白质为35% ~40%),以及蔬菜400 g(蔬菜含蛋白质为1% ~3%)和食用植物油25 g左右,则不仅可以完全满足蛋白质、脂肪和能量的需要,也能基本满足矿物质和维生素的需要。

核定各类食物的用量后,就可以确定每日每餐的饭菜用量。菜肴的定量,主要参照各类副食品的定量进行核定。由于常用菜单中各种菜肴的食物餐份(单位量)的组成配比是固定的,因此菜肴的定量只能做到基本一致。为了缩小食物定量与饭菜定量间的差距,应适当降低饭菜分配定量的起点额。如馒头不能都以 100 g 面粉原料为起点单位量,应有以 50 g,25 g 面粉为定量的馒头;菜肴不能都以一餐份(一单位量)为起点,应有 1/2、1/3 或 1/4 餐份。这样虽然给制作或分发增加麻烦,但可使定量分配更接近实际需要,减少浪费。利用不同种类的菜肴和不同餐份定量作适当的配比,才能做到食物定量分配合理。

根据核定的每日每餐饭菜用量以及就餐总人数,可以计算出每日每餐食物用料的品种和数量,从而设计出一周(随营养食谱的周期而定)每日的食物用料计划。

8.3.2 品种、数量的确定方法和步骤

1)主食品种、数量的确定

主食的品种、数量主要根据各类主食选料中碳水化合物的含量确定。

【例 8.6】已知某中等体力活动者的早餐中应含有碳水化合物 108.2 g,如果本餐只吃面包一种主食,试确定所需面包的质量。

解:查表得知,面包中碳水化合物含量为 53.2%。则:

所需面包质量:108.2 g÷53.2% =203.4 g

【例 8.7】午餐应含碳水化合物 144.3 g,要求以米饭、馒头(富强粉)为主食,并分别提供 50% 的碳水化合物,试确定米饭、富强粉的质量。

解:查表得知,大米含碳水化合物 77.6%,富强粉含碳水化合物75.8%,则:

所需大米质量:144.31 g×50% ÷77.6% =93.0 g

所需富强粉质量:144.31 g×50% ÷75.8% =95.2 g

【例 8.8】晚餐应含碳水化合物 108.2 g,要求以烙饼、小米粥、馒头为主食,并分别提供 40%,10%,50% 的碳水化合物,试确定各自的质量。

解:查表得知,烙饼含碳水化合物 51%,小米粥含碳水化合物 8.4%,馒头含碳水化合物 43.2%,则:

所需烙饼质量:108.2 g×40% ÷51% =84.9 g

所需小米粥质量:108.2 g×10% ÷8.4% =128.8 g

所需馒头质量:108.2 g×50% ÷43.2% =125.2 g

2)副食品种、数量的确定

计算步骤如下:

①计算主食中含有的蛋白质质量。

②用应摄入的蛋白质质量减去主食中蛋白质质量,即为副食应提供的蛋白质质量。

③副食中蛋白质的 2/3 由动物性食物供给,1/3 由豆制品供给,据此可求出各自的蛋白质供给量。

④查表并计算各类动物性食物及豆制品的供给量。

⑤设计蔬菜的品种与数量。

【例 8.9】已知午餐应含蛋白质 36.05 g,猪肉(脊背)中蛋白质的含量为21.3%、牛肉(前腱)为 18.4%、鸡腿肉为 17.2%、鸡胸脯肉为 19.1%;豆腐(南)为 6.8%、豆腐(北)为 11.1%、豆腐干(熏)为 15.8%、素虾(炸)为 27.6%。假设以馒头(富强粉)、米饭(大米)为主食,所需

质量分别为 90 g,100 g。若只选择一种动物性食物和一种豆制品,请分别计算各自的质量。

解:①查表得知,富强粉含蛋白质9.5%,大米含蛋白质8.0%,则:

主食中蛋白质含量:90 g×9.5%+100 g×8.0%=16.55 g

②副食中蛋白质含量:36.05 g-6.55 g=19.5 g

③副食中蛋白质的2/3应由动物性食物供给,1/3应由豆制品供给,因此动物性食物应含蛋白质质量:19.5 g×66.7%=13.0 g

豆制品应含蛋白质质量:19.5 g×33.3%=6.5 g

④猪肉(脊背)、牛肉(前腱)、鸡腿肉、鸡胸脯分别为:

猪肉(脊背)质量:13.0 g÷21.3%=61.0 g

牛肉(前腱)质量:13.0 g÷18.4%=70.7 g

鸡腿肉质量:13.0 g÷17.2%=75.6 g

鸡胸脯肉质量:13.0÷19.1%=68.1 g

豆腐(南)、豆腐(北)、豆腐干(熏)、素虾(炸)分别为:

豆腐(南)质量:6.5 g÷6.8%=95 g

豆腐(北)质量:6.5 g÷11.1%=58 g

豆腐干(熏)质量:6.5 g÷15.8%=41 g

素虾(炸)质量:6.5 g÷27.6%=23 g

据此再配以适量的蔬菜,即可设计营养食谱。

相关知识

膳食平衡理论

1. 营养配餐的十大平衡理论

营养问题的核心是膳食平衡,即在膳食性、味平衡的基础上确定合理的能量和各类营养素需要量,据此进行科学的烹饪和调配,使餐食既美味可口又能达到膳食供给量标准。膳食平衡包括十大平衡,即主食与副食的平衡,酸碱平衡,荤与素的平衡,杂与精的平衡,饥与饱的平衡,食物冷与热的平衡,干与稀的平衡,食物寒、热、温、凉四性的平衡,动与静的平衡,情绪与食欲的平衡。

2. 酸性食物与碱性食物

十大平衡理论的核心是酸碱平衡,是营养配餐的关键。食物的化学组成主要分为无机成分和有机成分,这些成分在人体的消化过程中,会发生一系列的复杂变化,从而影响人体体液酸碱平衡。使体液呈碱性的无机阳离子只能从食物中摄取,使体液呈酸性的无机阴离子或有机阴离子,不仅可以从食物中摄取,而且能通过食物的消化作用,从代谢的中间产物和最终产物得来。如果摄入不当,会使体内的阴离子过剩,导致体液呈酸性,出现各种酸中毒症状。凡含硫、磷、氯等元素高,在体内经过氧化代谢后,生成SO_4^{2-},HPO_4^{2-},Cl^-等酸根阴离子,使人体pH值下降的食物均称为酸性食物,含蛋白质、脂肪、碳水化合物高的食物是酸性食物(如肉、蛋、奶、豆类和谷物等)。凡含钙、镁、钾、钠、铁等元素高,在体内经过氧化代谢后,生成Ca^{2+},Mg^{2+},Fe^{2+},Na^+等阳离子,使人体pH值升高的食物均称为碱性食物,蔬菜、水果是碱性食物。

根据科学家的研究发现,正常人血液的pH值在7.35~7.45,为碱性体质者,但这部分人只占总人群的10%左右,更多人的体液的pH值在7.35以下,身体处于健康和疾病之间的亚健康状态,医学上称为酸性体质者。与碱性体质者相比,酸性体质者常常会感到身体疲乏、记忆力衰退、注意力不集中、腰酸腿痛、老化加快等,到医院检查又查不出什么毛病,如不注意改善,就会继续发展成疾病。当人的体液 pH 值低于中性7时,就会产生重大疾病,当接近5.5时,就会变成癌症患者或者植物人,如果下降到5.5以下时,人就会死亡。

3. 钙、磷平衡

营养配餐过程中,要考虑钙、磷两种元素的比例,如果配比不适当,磷多钙少,混合食物中的钙与磷就会形成磷酸钙盐沉淀排出体外,从而影响食物中钙的吸收。许多膳食因素也会影响钙的吸收,膳食中的钙磷比,一般成年人应为1:1~1.5:1。婴儿膳食的钙磷比与母乳相近,为1.5:1~2:1,因婴儿的钙磷净吸收率为60%~80%,所以钙磷比以2:1为宜。青少年膳食的钙磷比应达到1:1,儿童和高龄老人膳食的钙磷比应达到1.5:1。

4. 钾、钠平衡

健康人体液的钾、钠比为3:1。钠是细胞外液的主要阳离子,钾离子是细胞内液的主要阳离子,它们对维持细胞内外液的酸碱平衡及保持细胞渗透压起着重要作用。在动物细胞内,钠离子浓度约为15 mmol/L,钾离子浓度约为150 mmol/L。而动物细胞外液的浓度恰恰相反,钠离子浓度约为142 mmol/L,钾离子浓度约为5 mmol/L。钾广泛存在于天然食物中,如韭菜、芹菜、油菜、菜花、菠菜、土豆、蘑菇、榨菜、新鲜水果(特别是香蕉)中都含有丰富的钾。钠主要来源于食盐的摄入。我国多数地区食盐摄入量较多,食盐摄入量与高血压的发病率呈正相关,因此膳食中要控制食盐的摄入量,考虑膳食中的钾、钠平衡。为肾病病人配餐时,更要准确计算膳食中的钾、钠比。

5. 铁、锌平衡

健康人体中含铁3~4 g、锌1.5~3.0 g,锌的含量少于铁。由于混合膳食中铁与锌的吸收率不同,因此一般膳食要求铁锌比为(1~1.2):1为宜。

任务4 食谱的调整与确定

8.4.1 营养食谱的调整与确定原则

根据我国膳食指导方针,结合膳食管理的整体要求,在膳食调配过程中应遵循营养平衡、饭菜适口、食物多样、定量适宜和经济合理的原则。

1)保证营养平衡

膳食调配首先要保证营养平衡,提供符合营养要求的平衡膳食。主要包括:

(1)满足人体能量与营养素的需求

膳食应满足人体需要的能量、蛋白质、脂肪以及各种矿物质和维生素,不仅品种要多样,而且数量要充足。要求符合或基本符合《我国推荐的每日膳食中营养素供给量》标准,即膳食提供的能量与营养素应达到日供给量标准的规定,允许的浮动范围在参考摄入量标准规定的±10%以内。

(2)膳食中提供能量的食物比例适当

膳食中所含的糖类、蛋白质和脂肪是提供能量的营养物质,具有不同的营养功能。在供给能量方面可以在一定程度上相互代替,但在营养功能方面却不能相互取代,尤其是蛋白质具有构成组织与调节生理机能的作用,是其他任何营养物质所不具备的。因此,膳食中所含的产能物质应有适当的比例,以符合人体营养生理的需要。

粮食作为主食,是东方膳食结构的特征。尽管目前膳食中的粮食比重下降,但仍占各类食物的首位。有人主张,随着居民生活水平的提高,我国膳食结构将转变为以动物性食物为主,这不仅不适应中国国情,也是不科学的。从营养学观点看,这样的转变对健康是有害的,因为这正是发达国家膳食结构的弊端。粮食所提供的能量不宜低于食物总能量的45% ~50%,但也不宜高于65%。我国膳食中动物性食物提供的能量约占总能量的10% ~15%,最高不超过20%。即使将来生活水平提高了,动物性食物的生产有了大幅度的增长,动物性食物能量供给量也不宜超过总能量的25%。总之,还要坚持"五谷为养,五畜为益,五果为助,五菜为充"的中华民族传统的膳食结构。

(3)蛋白质和脂肪的来源与食物构成合理

人体需要的蛋白质和脂肪,不仅在数量上,而且质量上也应符合人体需要。我国膳食以植物性食物为主,为了保证蛋白质质量,动物性食物和大豆蛋白质应占总量的40%以上,最低不少于30%。否则难以满足人体对蛋白质的生理需要。

不同食物来源的脂肪、脂肪酸组成不同,有饱和脂肪酸、单不饱和脂肪酸及多不饱和脂肪酸。为了保证每日膳食能摄入足够的不饱和脂肪酸,必须保证1/2油脂来源于植物油。因为植物油中所含的必需脂肪酸一般都在20%以上,这样才能保证摄入的饱和脂肪酸与单不饱和脂肪酸、多不饱和脂肪酸间的比例达到平衡。近年来,随着人民生活水平的提高,动物性食物(猪肉)摄入量明显增多。由于猪肉中的脂肪含量较多,因此膳食中动物油脂量增加明显,应当引起注意。

(4)每日三餐能量分配合理

三餐食物分配的比例,一般应以午餐为主,早、晚餐的分配比例可以相似,或晚餐略高于早餐。通常午餐应占全天总能量的40%,早、晚餐各占30%;或者早餐占25% ~30%,晚餐占30% ~35%。日常生活中因时间仓促,早餐往往比较简单,蛋白质和脂肪比例很低,质量不高,达不到全天总能量的25%,甚至20%也达不到,因此影响上午的工作效率。但晚餐因进食时间宽裕,往往比较丰盛,进食量甚至超过午餐,应加以纠正。在现代城市生活中,晚间业余生活丰富,还有业余学习等,晚餐距睡眠时间一般都在4小时以上,所以晚餐的能量分配也不宜低于30% ~35%。

提倡每日四餐,一种是上午加餐,对上午工作时间较长的人,或青少年发育阶段,加餐可于早、中餐之间,作为课间餐;另一种是晚间加餐,对晚间继续工作或学习3 ~4 小时,或者工作后的睡眠时间距晚餐后5 ~6 小时者,则需要增加夜宵。课间餐和夜宵的能量分配占全日总能量的10% ~15%为宜。

2)注意饭菜的适口性

饭菜的适口性是膳食调配的重要原则,重要性并不低于营养。因为就餐者对食物的直接感受首先是适口性,然后才能体现营养效能,只有首先引起食欲,让就餐者喜爱富有营养的饭菜,并且能吃进足够的量,才有可能发挥预期的营养效能。

(1)讲究色、香、味

饭菜是否适口,在很大程度上取决于其感官性状。表现在饭菜的色、香、味、形、器和触觉等方面。

形象与颜色是饭菜对就餐者的视觉刺激,是首先进入感官的信息。饭菜美好的外形,鲜明丰富的色彩,加上器皿的和谐,可以先声夺人,使人们在进食前就预感到饭菜的美味,诱导食欲的产生。香气刺激嗅觉,紧随着形象与颜色而来,有些时候,香气先于菜肴的形、色出现。味道和触觉是饭菜的滋味和口感,是更为直接的感官刺激,滋味和口感美好,可使食欲大增,消化能力提高。反之,饭菜的滋味和口感差,会导致食欲下降,进食情绪差,甚至难以接受。滋味、口感美好,可以弥补其他感官性状的不足。

(2)博采众长、口味多样

中国饭菜的烹调以选料考究、配料严谨、刀工精细、调味独特、善控火候、技法多变而见长。各种菜系、菜式的调味基调,都离不开新鲜和浓香两种,千菜百味,都从这两个基调演变而来。因此地方菜系既有个性,又有共性。要做到饭菜适口,既要发扬传统饭菜的优点和地方菜系的特色,又要学习新的加工技法,选用经济实惠、美味可口、富有营养的其他菜系饭菜,不断丰富饭菜的品种与风味。这样不仅可以增进就餐者的口味,丰富食物来源,而且可以增加营养成分的摄取。当前市场人才交流频繁,就餐人员来自全国各地,因此要能做到博采众长、口味多样,才能适应就餐人员的需要。

(3)因人因时,辨证施膳

要做到饭菜适口,不仅应讲究饭菜的色、香、味,注意博采众长、增加花色品种,而且还要审时度势,因人因时调剂饭菜口味。因为人员和环境不同,季节时令改变,都会影响就餐人员的口味要求。

就餐人员的职业、年龄、性别、籍贯,以及主要经历和生活习惯等,都不同程度地影响着他们的口味。对于饮食口味习惯比较定型的成年人来说,也不应一味满足其偏好,要注意适当控制,引导向多口味发展。不同程度的脑力劳动、体力劳动使就餐人员的饮食口味也不同。不同季节、时令和气候变化,也直接影响就餐者的口味。

3)强调食物的多样化

食物多样化是膳食调配的重要原则,也是实现合理营养的前提和饭菜适口的基础。中华民族传统烹饪就充分体现了食物多样性的原则,而“洋快餐”食物则较为单调,不符合食物多样性的原则。在膳食调配过程中体现食物多样化,就需要多品种地选用食物,并合理地搭配,这样才能向就餐者提供花色品种繁多、营养平衡的膳食。

(1)多品种选用食物

营养学上将食物分成5大类,其中粮食类、肉类、蔬菜类和水果类食物是每日膳食必不可少的。从健康的观点出发,动物性食物不宜过多,因此将大豆及其制品单列为一类,以补充优质蛋白质及其他营养素的不足。我国民间素有“可一日无肉,不可一日无豆”的膳食原则。大豆的营养特点是其他食物所难以代替的,故作为必选食物。5类纯能量食物中,植物油不仅是提供能量与必需脂肪酸所必不可少的,也是烹饪所必需的,动物油脂在动物性食物中含有,故不必单独选用。食糖及酒类,只作为调料和饮料,不宜使用过多。这5类食物中,每类包含有若干种不同的食物,在营养和口味上又各具特色,所以必须广泛选用。

食物除营养特征外,还可根据在体内代谢产物的酸碱性划分为酸性食物和碱性食物。食物被消化吸收后,体内代谢产物呈酸性时,称为酸性食物;代谢产物呈碱性,称之为碱性食物。摄入酸性食物或碱性食物过多,都会影响酸碱平衡,当超过人体酸碱调节的能力时,会造成代谢紊乱。

按照中医营养学理论,食物有温、热、寒、凉四性之分,甘、酸、苦、辛、咸五味之别。凡属寒

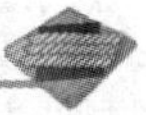

性或凉性的食物，食后能起到清热、泻火和解毒作用，在炎暑、温热季节或遇到热证的情况可选用。凡属热性或温性的食物，食后能起到温中、补虚、除寒的作用，在严寒季节或虚证的情况下可选用。对就餐人员而言，很难做到因时因人而异地选配不同性、味的食物，但只要能多样化地选择与搭配食物，合理烹制，一般不仅不会出现食性、食味失调的现象，而且也符合现代营养学的能量与营养素平衡的原则。

综合营养平衡、酸碱平衡与性味调和的理论，根据调制饭菜口味的需要，每日膳食中选用的食物品种应达到5大类、18种以上。其中应包括3种以上的粮食类食物（含薯类），3种以上的动物性食物（包括肉、禽、蛋、鱼、乳类），6种以上的蔬菜（包括根、茎、叶、花、果实）和蕈类、藻类，2种以上的水果类食物（包括坚果类），2种大豆及其制品，2种食用植物油脂。对于每餐膳食，也应该适当多品种地选用食物。早餐选用的食物不应少于4种，除粮食外，应有一种动物性食物。午餐和晚餐选用的食物不应少于6~8个品种，包括5大类食物，尤以粮食、动物性食物和蔬菜类不可缺少。每日每餐选用足够品种的食物，首先是为了满足营养上的需要。因为即使是一餐内食物营养过于失衡，也会影响整体营养上的相互协调与促进。如食物中蛋白质的互补作用，必须是同时摄入，或是在5小时以内分别摄入的食物才能有效，否则互补作用很低，或不能起到互补作用。当然，也只有多品种的选用食物，才能为调剂饭菜花样提供条件。

(2)食物搭配科学合理

不同营养特点、不同性质、不同口味的食物搭配，主料与配料的搭配，主食与副食的搭配，不同餐次间的搭配，以及在几天至一周内的饭菜搭配都十分重要。

首先是不同食物之间的合理搭配。

主食要注意大米与面粉、细粮与粗杂粮、谷类与薯类的搭配。南方产稻米地区，要搭配10%~30%的面粉或大米以外的其他粮食；北方小麦产地，要搭配不少于10%的大米和玉米、小米、高粱米，以及红豆、绿豆等杂粮。二米饭、红豆饭、双色糕、金银花卷、小豆粥、腊八粥等，都是搭配合理的主食。有条件的地区还可以采用甘薯、马铃薯，以兼补谷类粮食与蔬菜在营养成分方面的不足。

副食首先要注意荤素搭配。每份菜应兼有动物性食物与蔬菜，由荤菜和素菜两部分配成。动物性食物不仅限于肉类、禽类、蛋类，还应尽可能采用鱼、虾、贝及海带、紫菜等海产品。新鲜蔬菜应首选绿叶蔬菜，豆荚菜、根茎菜、瓜果菜等都应根据不同的上市季节搭配选用。豆制品种类多，应尽量做到每天有一餐以上和两种以上的豆制品。蕈类与藻类具有其他食物难得的营养功能，也应注意选用。其次，要根据不同的食物性质（营养、口味、软硬、外形）确定搭配形式与制作方法。热菜与凉菜、熟食与生食、荤与素、干与稀、菜与汤、爆炒与红焖、干炸与清蒸、滑熘与烧烤等，都要合理搭配，以适应不同性质的食物，饭菜之间和几种菜之间的品种与口味的调剂。

主副食混合搭配、集粮食与菜类于一体，是常用的配餐方式，如菜饭、炒饭、包子、饺子、馅饼、面条、米粉等。配制这类饭菜时，在米、面粮食外要配以足够的肉和菜，方能使营养平衡，否则副食部分往往不足。包子、饺子、馅饼等制馅时不宜用肉类或蔬菜单一配制，应该肉菜兼有。

4）掌握食物定量适宜

(1)饥饱适度

现代营养学研究表明，进食过量，不仅会引起肥胖，还会促使人体早衰。现代“文明病”都与饮食过量、营养不平衡所造成的代谢失调有关。在我国，温饱问题已得到基本解决，但对饮食过量、营养失调、营养过剩却缺乏应有的警惕。

控制饮食不要过量,既符合合理营养、平衡膳食的原则,也是合理搭配食物,使饭菜适口的需要。多食无味,过食“倒胃”“伤胃”,任何美味佳肴,偶一“伤食”日后望而生畏。注意控制饮食,对防止浪费,减少经济损失,降低饭菜成本也有重要意义。

对工作和生活比较规律的人而言,养成良好的饮食习惯,掌握饥饱适度,使食物供给量和能量消耗保持平衡,更是应注意的原则。40~50岁的人,由于基础代谢率下降,总耗能量明显降低,食物摄入量应相应减少。可是健康的人往往不能适应这种变化,食量依然不减,造成营养过剩,转变为体脂储存,使体重上升。

(2)各类食物用量得当

通常情况下,成人每日进食量为1.0~2.0 kg食物,多数在1.2~1.6 kg。一般早餐不超过400 g,午餐约500~800 g,晚餐400~500 g。若食物原料中包括流质食物,如牛奶、豆浆等,则进食量可适当超出。

在各类食物的分配方面,成人每日需进食的谷类粮食量在350~650 g,我国居民谷物进食量大多在400~550 g。谷类进食量的多少,取决于活动量的大小和动物性食物与油脂的摄取量。中等体力活动者,每日需要进食粮食500 g以上;重体力活动者,每日进食粮食在600 g以上;轻体力活动者,每日进食的粮食在500 g以下。动物性食物与油脂量不足100 g时,成年男子的粮食进食量多在500 g以上。食用粮食过低会使动物性食物量增高,这不符合营养平衡的要求,所以任何时候都应以粮食为主,并牢记“安谷则昌,绝谷则亡”的道理。因为粮食的营养组成是食物中相对而言最为平衡的。

蔬菜的进食量应达到500 g以上,其中有400 g以上的绿叶蔬菜。市品蔬菜废弃量可达10%~30%,依此计算,每人每日消费量应达600~700 g,这样才能保证每日进食净菜不少于500 g,并要牢记“五菜常为充,新鲜绿黄红”的配膳原则。

动物性食物的进食量直接关系到饭菜的营养平衡与适口性,同时又受到消费水平的制约。随着生活水平的提高,动物性食物的摄入日渐加大。从营养平衡考虑,每日膳食中动物性食物量应达到100 g以上,最好为150 g左右(牛奶等流质动物性食物除外)。若每日进食动物性食物量在250 g以上时,会造成动物油脂摄取过多(动物脂肪可达100 g以上),再加上植物油的摄入,脂肪总摄入量过多。

应注意控制食油、食糖和食盐的用量。烹调使用的植物油每日25 g左右就可以满足需要。最少应不低于15~20 g,最高不宜超过40~50 g。膳食中甜食不宜多,菜肴也不宜用过多食糖调味。每日用糖量,包括糕点、牛奶、豆浆、烹调及零食糖果在内,以50 g为限。烹调用食盐量每日应限制在6 g以下,而通常往往超过10 g,应注意菜肴清淡,防止口味过重。

5)讲求经济效益

饮食消费与经济发展水平紧密相关,满足营养需求与经济投入也紧密相关。因此,调配膳食需要考虑现实经济状况,追求营养与经济的较高效益。

(1)适应消费水平

饮食消费必须与生活水平相适应。饮食消费水平过低,不能满足对营养的基本需求;饮食消费过高,会超过实际经济承受能力。在膳食管理调配中,必须考虑现实经济状况和开支的承受能力。

(2)权衡食品营养价值与价格

食物的价格与营养价值之间,没有直接联系。食物的价格,主要由生产过程中投入的劳动量来决定,同时也受到资源、产量、市场供求情况的影响。而食物本身的营养价值,对价格来说往往是无足轻重的。对食品工业来说,由于科学调制、加工和强化营养,加工产品比原料的营养价值有所提高,从而使消费付出较高的代价。

但工业化的食品生产并未把营养放在第一位,而是首先考虑感官性能的改善、食用方便、产品新颖、包装考究和经济效益,并靠广告宣传来求得消费者的信赖。此外,传统观念、社会风尚、时代潮流、地区与民族习俗等,也都影响食物的价格。因此,完全可以、也应该从食物的营养价值出发,兼顾口味与习惯,作出科学、经济的选择。

为说明食物价格与营养的关系,并提供选择食物时反映两者关系的指标,可采用"物价—营养指数"表示。"物价—营养指数"是指单位金额(1元人民币)可以购得的单位重量(可按千克计)食物中营养物质的量。采购来的食物,并不都是可食的,如动物性食物的骨、内脏,植物的皮、根、核等,直接影响经济效益和营养价值因素。如鸡肉的蛋白质含量为19.3%,超过肥瘦猪肉和牛肉(它们分别为13.2%和18.1%)。但这是指经脱毛去内脏处理的纯鸡肉,实际上整鸡的可食部分只有66%,30%以上是骨头,市品肉鸡蛋白质含量则仅为12.7%。若鸡肉单价超过猪肉或牛肉,则不太经济,即使价格持平,单位价格的牛肉蛋白质提供量要比鸡肉多。鲜春笋可食部分仅为30%,可食部分价格相当于市场价格的2倍。因此,在考虑食物的营养价值和价格的同时,必须注意可食部分的比例,并作为选择食物的重要因素。

动物性食物提供优质的动物蛋白,以及其他食物中缺少的矿物质和维生素,因此,选择动物性食物应首先考虑蛋白质、矿物质和维生素的"物价—营养指数"。计算时应排除不可食部分的影响因素。近年食品市场价格变化不大,因此食品的"物价—营养指数"仍有可比性。

综合比较几种动物性食物的"物价—营养指数",首推牛乳和鸡蛋比较高,其次为排骨、牛肉、瘦猪肉,以及鱼类。鸡肉所含蛋白质等营养成分虽然也比较高,但由于可食部分低,价格也稍高,因此"物价—营养指数"相对较低。

蔬菜主要提供矿物质、维生素C与胡萝卜素。因此,选择各种蔬菜时,应首先考虑该食物中矿物质、维生素C与胡萝卜素的"物价—营养指数"。

综合比较常用蔬菜的"物价—营养指数",以叶菜类最高,尤以小白菜、油菜、芹菜、菠菜、韭菜、空心菜等叶菜的营养指数更为突出。除胡萝卜、白萝卜、番茄、柿子椒外,其他根茎菜和瓜果菜的"物价—营养指数"一般都不高。有些蔬菜,如冬笋,由于可食部分比例低,而价格较高,营养含量也不是很丰富,因此"物价—营养指数"明显低于其他蔬菜。

有人认为工业化食品比天然食品营养价值高,进口的比国产的食品营养价值高,其实并非如此。由于食品深加工,有些营养成分会受到损失(除非在加工过程中再添加营养物质),成本也有所提高。国外产品成本高,因此进口食品价格昂贵显而易见。国产奶粉与进口奶粉相比,由于价格较低,"物价—营养指数"反而较高。

选择廉价而又营养丰富的食物:选择食物,除考虑"物价—营养指数"外,还要利用食物的产地差价、批零差价、季节差价和成品差价。在膳食调配过程中,应首先从保证营养合理的原则出发,兼顾饭菜适口、食物多样与用量适宜,并讲求经济合理,使各项要求得以全面贯彻。

确定消费标准:膳食调配必须讲求经济原则,价格消费水平必须与就餐人员的消费水平相适应,在就餐人员的经济承受范围内。

8.4.2 营养食谱的设计

1）食谱的定义和组成

“食谱”通常有两重含义，一种是泛指食物调配与烹调方法的汇总，如有关烹调书籍中介绍的食物调配与烹调方法、饭馆的菜单，都可称为食谱；另一种则专指膳食调配计划，即每日每餐主食和菜肴的名称与数量。在营养配餐中多采用常用菜单和营养食谱两个术语。

常用菜单是制订营养食谱的预选内容，是营养食谱的基础。而营养食谱则是调配膳食的应用食谱。为完成膳食调配，需要先形成常用菜单。常用菜单是根据实际条件和营养要求制订出的可供选用的各种饭菜，具有相对的集成性、稳定性、可行性、规范性与科学性。由于常用菜单是根据实际情况汇集筛选而成的，因此是制订营养食谱、选择饭菜的依据。同时，还应根据营养与口味要求，在主料、配料、佐料的搭配、用量以及制作方法上更注重科学、合理与规范。

2）制订常用菜单

制订常用菜单应以本地区的主副食品资源、市场供应状况、就餐人员的营养需求与消费水平、饮食习惯与口味爱好以及技术条件和加工能力为依据。首先，应了解与掌握本地区的食物资源。如对商店和集贸批发市场各种主副食的供应情况，在什么季节、月份有什么蔬菜上市，初市、旺市或谢市的时间，近年来价格变化状况等，都需要调查清楚。然后，根据厨师的技术水平和设备条件，列出所有能够制作的主食品种和菜肴名称，包括荤菜、素菜、热菜、凉菜、汤菜等，加以汇总，写出清单。在此基础上，再根据本地区的食物构成与就餐人员的习惯与口味，适当筛选，剔除那些缺少原料和多数就餐人员不喜爱的饭菜，对在原料搭配或制作方法上不符合营养和经济要求的饭菜品种，也应淘汰。经过筛选，保留那些原料来源稳定、多数就餐人员欢迎、营养搭配合理、经济实惠的饭菜品种。常用菜单是专供调配膳食制订营养食谱使用的，其主食品种应达到20～30 种，菜肴品种应该达到 200 种以上，其中包括全荤菜 50 种以上，全素菜 50 种以上，荤素菜 70 种以上，凉菜 30 种以上，汤菜 10 种以上。

3）常用菜单的形成

将筛选出的主食和菜肴，分类、编号，进行有规律的排列，以便在制订营养食谱时查找与管理。同时，对每种主食和菜肴的食物原料构成按每份加以定量，在配料组成上规范化。粮食按 50 g 为起点，菜肴按每碗、盘、人、餐份计。分类和编号的原则是根据食物原料的不同性质加以区分与排列。经过分类与编号，产生规定原料构成用量的各种主食与菜肴的汇总表，这就完成了常用菜单的制订。

常用菜单应相对稳定。使用过程中，根据经验的积累，可以使常用菜单的饭菜品种不断丰富与完善，每一类饭菜品种上都能继续增添。编号两位数码不够时，可增至三位数码。为了使营养食谱满足营养价值评价的需要，应计算出食谱中各种饭菜的营养素含量。根据每份饭菜的食物组成，按照“食物成分表”计算出每份主食和菜肴的营养素含量（食物原料用量均按市品计算，不按可食部分计算，若按可食部分计算，则会出现与采购量不一致的情况，必须逐个换算，比较麻烦），再依据常用菜单的编号顺序与品名全部列出营养素成分，汇总成表。有条件的单位，可以将“常用菜单”编成数据库，以便进行膳食调配的计算机管理。

为了制订营养食谱时使用方便，可以将按食物品种划分的常用菜单（主要指菜肴部分），编排成按季节和按烹调方法划分的常用菜单。

按烹调方法重新编排的常用菜单（菜肴部分），可以列成一张总表，表中应包括常用菜单菜

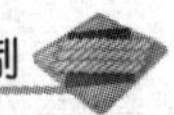

肴部分的全部菜肴品名,这也是膳食调配实现标准化管理的重要措施。此项工作由营养配餐员、厨师等共同商订编制完成。尽管这项工作的工作量很大,但对整个营养配餐管理有非常重要的作用。

4)制订营养食谱的步骤与要求

在完成前期准备工作的基础上,就可以制订营养食谱。制订营养食谱是膳食调配的关键,也是膳食管理各项要求的集中体现,需要定期进行。为了制订好营养食谱,需遵循一定的要求和步骤。

(1)确定营养食谱类型

确定营养食谱的类型依据就餐方式决定。就餐方式有两种类型:一类是包餐制,一类是选购制。包餐制又可分为固定包餐制和非固定包餐制;选购制又可分为预约选购制和现食选购制。确定选购制营养食谱的费用,应根据饭菜成品成本进行核算,对每餐、每个单位量、每个品种的饭菜制订出合理的销售价格,以备就餐人员选购。因此,在食谱的每个饭菜品种后面,都应显示单位数量的价格。

(2)选择食物品种

选择食物品种应注意来源和品种的多样性,做到有主有副、有精有粗、有荤有素、有干有稀。多品种、多花样、多口味,以求得饭菜营养平衡适口、食物多样化。

(3)平衡调配

平衡调配的基本原则是:主食粗细巧安排,菜肴品种味常变,餐餐有荤顿顿绿,平衡膳食勤调配。将一周营养食谱的早、午、晚餐分别集中,先订出一周的早餐食谱,然后制订午餐食谱,最后完成晚餐食谱,这样有利于在一周范围内控制平衡。每天各餐要做到注意日间的均衡分配,并适度调节。一周的食谱,在各天之间要保持食物、营养与价格的分配保持相对平衡,防止起伏波动过大。

制订营养食谱要控制动物性食物的用量,蔬菜用量应尽量多些,以保证平衡膳食的要求。因粮食用量基本由就餐者自己掌握。随着植物油和动物性食物的消费量增加,粮食消费量自然下降。而瓜果类消费量的增加,也会使蔬菜消费量降低。动物性食物每人每日总量可按200 g(不含乳类)计划配餐。首先是午餐,每餐使用动物性食物不少于100 g。蔬菜每日总量可按500 g计划消费和配餐,早餐使用少量,午餐与晚餐约各占一半。豆制品在三餐均可分配(参见中国居民平衡膳食宝塔)。依托常用菜单,配餐就比较方便。

无论是选择哪一组类型的菜肴,就餐者都可以从午餐中得到动物性食物50~100 g,新鲜蔬菜70~150 g,不同类型的菜肴价格和口味可能有所差别。对选购制就餐,是比较理想的配餐。但是,高价格档次的菜肴中动物性食物可能较多,而在低价格档次类型的菜肴中则较少,因此在营养方面必然存在差别。配餐时须注意在食物组成上有所选择,尽量缩小差别,如动物性食物量少时,可适当增加豆制品的用量,以弥补其不足。在基本做到营养平衡的同时,还应做到能量供需平衡。

(4)核定饭菜用量

在饭菜品种选定,并在每日每餐中进行平衡调配以后,需要核定饭菜用量。核定饭菜用量的原则是既要满足就餐人员的营养需要,又要注意节约、防止浪费,使就餐人员吃得够、吃得完。核定用量的依据是已选定的就餐人员膳食营养供给量标准、就餐人员习惯进食量、膳食消费水平,以及常用菜单的饭菜单位组成量。

首先要根据就餐人员膳食营养供给量标准，明确能量和蛋白质的供给量。由于能量主要来源是粮食、动物性食物与油脂，对这几类食物供给量作出明确的划分，所需能量的85%以上就有了保证。蛋白质主要来源是粮食、豆制品与动物性食物，对这几类食物供给量作出明确的划分，所需蛋白质的90%以上也就有了保证。

（5）核定与矫正营养素供给量

在制订营养食谱并核定食物原料用量以后，就应核定与矫正营养食谱营养素的供给量。首先根据食谱定量计算出每人平均获得的营养素是否符合营养供给量标准的要求，然后对不符合要求的地方加以矫正。一般来说，在制订营养食谱的过程中，如果能符合膳食调配的原则，并按照制订营养食谱的要求进行，则可以基本做到营养平衡。

营养素供给量可以根据常用菜单计算。营养食谱中的饭菜品种都是从常用菜单中选定的，常用菜单中的饭菜每餐份（单位量）的组成都有规范，而且都有固定的营养素供给量。所以能够从常用菜单中查得有关饭菜的营养素供给量，并计算出每日总营养素供给量，再除以每日就餐人数，即得人均每日营养素供给量。再按应就餐人数和饭菜计划消耗量，可以分别计算每餐的人均营养素供给量。根据对每日饭菜营养素供给量核定的结果，可以了解平均每人每日的摄取量是否基本符合营养素供给量标准的要求。在能量方面，达到供给量标准规定的90%以上即为正常。在营养素方面，首先要注意蛋白质，以及钙、铁等矿物质，微量元素和维生素的摄取量是否充足。蛋白质摄取量以每日不超出供给量标准的±10%为正常；同平均量以不超出每日供给量标准的±2 g最为理想。若低于标准量5 g，动物蛋白质与大豆蛋白质低于蛋白质总量30%以上时，则需要加以矫正。其他营养素的摄取量，每日达到供给量标准的80%以上、周平均量不低于供给量标准的90%为正常。若每日量低于标准量的80%，周平均量低于标准量的90%，则需要矫正。

我国有些贫困地区居民，通常易缺乏的营养素主要是蛋白质，尤其是动物蛋白和大豆蛋白等优质蛋白质供应不足。矿物质钙、维生素A和维生素B_2也时常供应不足。营养食谱中的这些营养物质达不到供给量标准的80%～90%时，即需要设法弥补。首先，合理利用大豆及其制品，因为这不仅可补充优质蛋白质，钙和维生素的供给量也会相应提高。蛋类和动物内脏，都是蛋白质、钙、维生素A和B族维生素的极好的食物来源。胡萝卜、绿叶菜及其他有色根茎菜，含有丰富的胡萝卜素和维生素C。有些营养食谱，虽然动物性食物数量不少，费用也不低，可是蛋白质及其他某些营养素供给尚不完全满足要求，往往是菜谱中猪肉比例过大造成的。若降低猪肉比例，增加蛋类、动物内脏、鱼类及其他肉类，合理利用豆制品，增加新鲜的深色蔬菜，则可以使营养供应状况明显改善。

营养不够合理的营养食谱，经过对品种和数量适当调整以后，将营养素供给量再次进行核定。如果还不能满足要求时，则应进一步有针对性地矫正，直至基本合理。这个步骤就最终完成了制订营养食谱的工作。

（6）营养食谱的形成

由于营养食谱的制订是一项重要而又比较复杂的工作，即使在已有比较完善的常用菜单条件下，制订营养食谱仍需要付出相当多的劳动。因此，营养食谱的形成可以分阶段进行。

首先是形成常用菜单，然后形成每个周期的（一周至半月）通用的营养食谱，最终完成应用型营养食谱。前两个过程，即形成常用菜单与通用营养食谱，可由膳食管理部门统一集中完成，先根据总体情况制订出比较完善的、相对稳定的常用菜单，然后依照每个周期（一周至半

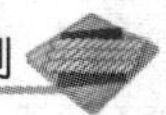

月)的市场情况、就餐人员要求、工作任务等制订出基本通用的营养食谱,将制订营养食谱的步骤进行到"平衡调配每日膳食"的阶段。此后,再进一步完善"平衡调配每日膳食",经过核定饭菜用量、成本与销售价格、核定与矫正营养素供给量等步骤,最终形成实际应用的营养食谱。

(7)营养食谱的形式

营养食谱的格式大致相同,内容一般包括时间和餐次、饭菜名称与定量、费用或计价、营养素供给量等,并注明就餐人数和食谱制订人、执行人和监督人。不同营养食谱略有区别是表格设计不同,饭菜品种、定量、计价、营养素供给量等表示方式也不尽相同。

8.4.3 食谱调整与确定的方法与步骤

1)一餐、一日和一周食谱的调整与确定方法

(1)一餐食谱的确定

一般选择1~2种动物性原料,1种豆制品,3~4种蔬菜,1~2种粮谷类食物,根据选择的食物即可计算并写出带量食谱。

例如,

主食:米饭(大米95 g),馒头(面粉100 g)

副食:鱼香鸡片(鸡胸肉70 g、木耳15 g、冬笋30 g、胡萝卜15 g),银耳扒豆腐(南豆腐60 g、水发银耳15 g、黄瓜15 g),香菇油菜(水发香菇15 g、油菜150 g)

(2)一日食谱的确定

一般选择2种以上的动物性原料,1~2种豆制品及多种蔬菜,2种以上的粮谷类食物原料。

例如,

早餐:蛋糕、金银卷、花生米、腐乳、拌三丝

午餐:米饭、小枣发糕、红烧翅根、木樨肉、熏干芹菜

晚餐:烙饼、小米粥、清蒸鲤鱼、豆芽菠菜、榨菜丝

(3)一周食谱的确定

应选择营养素含量丰富的食物,精心搭配,以达到膳食平衡。

表8.10至表8.21列出了部分营养素含量丰富的食物,是设计食谱的重要参考。

表8.10 含蛋白质丰富的食物

单位:g/100 g

食物名称	蛋白质	食物名称	蛋白质
牛奶	3.0	猪肝	22.7
酸奶	3.1	猪腰	15.2
鸡蛋	13.3	牛肚	12.1
猪瘦肉	21.3	小麦粉	10.9
牛瘦肉	19.8	大米	8.0
羊瘦肉	17.1	玉米粉	9.2
鸡肉	19.1	黄豆	35.6
鸡腿	17.2	鸭肉	17.3

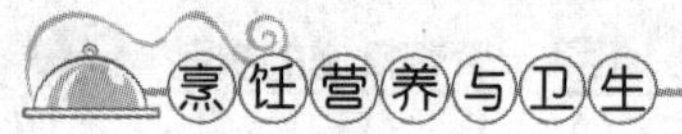

续表

食物名称	蛋白质	食物名称	蛋白质
黄鱼	20.2	红小豆	20.1
带鱼	21.2	绿豆	20.6
鲤鱼	18.2	花生	20.6
鲢鱼	17.2	香菇	20.1
对虾	16.5	木耳	12.4
海蟹	12.2	海带(鲜)	4.0
豆腐	11.0	紫菜	28.2

表 8.11　含糖类(碳水化合物)丰富的食物

单位:g/100 g

食物名称	名　称	糖　类	名　称	糖　类
粮食类	稻米	78.6	小米	71.9
	富强粉	75.8	黑米	70.4
	荞麦面	74.8	玉米	67.5
豆类	绿豆	60.2	蚕豆	57.1
	红小豆	59.6	黄豆	19.5
块果类	甘薯	28.2	芋头	15.3
	马铃薯	19.4	山药	13.9
干果类	莲子(干)	58.9	炒花生仁	21.2
	鲜板栗	44.4	炒葵花籽	12.5
纯糖类	绵白糖	98.6	蜂蜜	80.2

表 8.12　含脂肪的食物

单位:g/100 g

食物名称	脂　肪	食物名称	脂　肪
植物油	100	黄油	89.9
核桃	65.5	猪油	87.6
松仁	58.5	北京填鸭	41.3
葵花籽	52.8	猪肉(五花)	30.9
花生	51.9	猪(里脊)	10.5
芝麻	48.0	猪肝	5.7
腐竹	26.2	牛肉(五花)	6.3
黄豆	19.2	羊肉(后腿)	4.0
豆腐(北)	4.6	鸡(华都肉鸡)	9.6
白豆腐干	7.1	鸡蛋	9.1
豆浆	1.0	牛奶	2.9

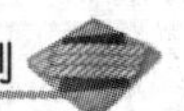

表 8.13 含钙丰富的食物

单位:mg/100 g

食物名称	钙	食物名称	钙
虾皮	1 037	木耳	295
牛乳	161	炒花生仁	284
海蟹	207	豆腐干	179
水发海参	236	香菇	172
麻酱	1 394	芹菜(茎)	152
黑芝麻	814	芹菜(叶)	366
海带(鲜)	445	炒葵花籽	332
紫菜	422	油菜	148

表 8.14 含铁丰富的食物

单位:mg/100 g

食物名称	铁	食物名称	铁
海蜇皮	17.6	黄豆	8.3
虾米皮	16.5	木耳	6.3
鸡肝	8.5	炒西瓜子	5.9
猪肝	7.9	小米	5.6
猪腰	3.9	小红枣	2.7
牛肉	2.3	小白菜	2.1
鸡蛋	1.2	小麦粉	1.5
芝麻酱	10.2		

表 8.15 含锌丰富的食物

单位:mg/100 g

食物名称	锌	食物名称	锌
牡蛎	13.25	牛奶	3.36
蚌肉	8.50	螃蟹	2.98
炒西瓜子	6.47	鲫鱼	2.75
芝麻酱	6.24	鸡肝	2.64
松仁	5.49	对虾	2.62
黑芝麻	5.00	鸡胗	2.55
海蜇头	4.73	牛肉	2.36
海米	4.65	鹌鹑蛋	2.32
猪肝	3.86	虾皮	2.28
黑米	3.79		

表 8.16　含维生素 A 丰富的食物

单位：μg/100 g

食物名称	维生素 A	食物名称	维生素 A
牛肝	5 490	鸡蛋	310
羊肝	8 970	鸡翅	68
猪肝	2 610	牛奶(强化)	66
鸡肝	15 270	河蟹	1 788
鸭肝	2 670	猪腰	41
鸡心	910	酸奶	26
奶油	1 042		

表 8.17　含胡萝卜素丰富的食物

单位：mg/100 g

食物名称	胡萝卜素	食物名称	胡萝卜素
菠菜	13.32	柑橘	0.82
小白莘	5.33	青豆	0.75
胡萝卜	4.81	莴笋叶	0.72
金针菜	2.63	海棠	0.71
紫菜	2.42	柿子椒	0.62
南瓜	2.40	豆油	0.52
哈密瓜	0.92	花生	0.45
红心甘薯	0.21	番茄	0.38
西瓜	12.00	芝麻酱	0.19

表 8.18　含维生素 B_1 丰富的食物

单位：mg/100 g

食物名称	维生素 B_1	食物名称	维生素 B_1
稻米	0.22	鲜蘑	0.11
标准粉	0.40	猪里脊	0.54
富强粉	0.18	猪肝	0.20
小米	0.67	猪肾(腰子)	0.32
玉米面(黄)	0.30	鸡心	0.46
黄豆	0.83	鸡蛋	0.15
红小豆	0.25	牛奶	0.02
绿豆	0.78	菜花	0.13
花生仁(炒)	0.12	蒜苗	0.17
葵花籽(炒)	0.43	青椒	0.10
黑芝麻	0.74	芹菜	0.05

表 8.19　含维生素 B_2 丰富的食物

单位:mg/100 g

食物名称	维生素 B_2	食物名称	维生素 B_2
猪肝	2.41	紫菜	1.10
猪肾(腰子)	1.39	冬菇	0.92
鸭肉	0.34	黑芝麻	0.30
鸡心	0.26	芹菜叶	0.20
鸡蛋	0.26	芝麻酱	0.16
羊肉	0.26	鲜玉米	0.12
牛肉	0.24	鲜豌豆	0.29
黄鳝	0.20	炒花生仁	0.10
猪肉	0.14	炒葵花籽	0.26

表 8.20　含维生素 C 丰富的食物

单位:mg/100 g

食物名称	维生素 C	食物名称	维生素 C
枣	297	小红萝卜	33
草莓	35	鲜毛豆	29
橙	22	白萝卜	27
红果	19	白菜	21
苦瓜	125	菜花	17
甘蓝	73	菠菜	15
土豆	40	韭菜	15

表 8.21　含膳食纤维丰富的食物

单位:g/100 g

种　类	食物名称	膳食纤维	食物名称	膳食纤维
谷类及其制品	大麦米	6.5	大豆粉(全脂)	11.9
	米麸	44.0	大豆粉(低脂)	14.3
	全麦面粉	9.6	面包(全麦粉)	8.5
	“八五”面	7.5	面包(标准粉)	5.1
	富强粉	3.0	面包(富强粉)	2.7
	燕麦片	7.0	玉米干	11.0
	白米	2.4	—	—

续表

种　类	食物名称	膳食纤维	食物名称	膳食纤维
果　类	苹果肉	2.0	橙子(汁)	0
	鲜杏	2.1	鲜桃	1.4
	杏干	24.0	桃干	14.3
	罐头杏	1.3	梨(肉)	2.3
	香蕉	3.4	梨(皮)	8.5
	樱桃	1.7	梨(罐头)	1.7
	干枣	8.7	菠萝(鲜)	0.9
	葡萄(紫)	0.4	菠萝(罐头)	2.1
	葡萄(白)	0.9	李子	—
	葡萄(干)	6.8	梅子干	16.1
	柠檬(整)	5.2	草莓(鲜)	2.3
	柠檬(汁)	0	草莓(罐头)	1.0
	橙子(鲜)	2.0	蜜橘	1.9
硬果	杏仁	6.8	花生仁	7.6
	栗子	13.6	核桃	5.2
	椰子	8.1	榛子	6.1
蔬菜	芦笋(煮)	1.5	青椒	0.9
	蚕豆(煮)	4.2	土豆	2.1
	豌豆(鲜)	5.2	南瓜	0.5
	豌豆(干)	16.7	小水萝卜	1.0
	架扁豆	2.9	老玉米(生)	3.7
	豆芽菜	3.0	黄瓜	0.4
	圆白菜	3.7	菠菜(煮)	6.3
	胡萝卜	2.9	红薯	2.5
	菜花	2.1	番茄(生)	1.5
	芹菜	1.8	番茄(罐头)	0.9
	韭菜	3.1	萝卜	2.8
	生菜	1.5	山药	4.1
	鲜蘑	2.5	荠菜	3.7
	洋葱	1.3		

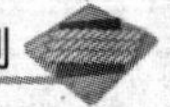

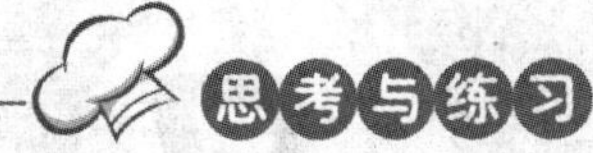

1. 了解食物原料库存与时价的方法有哪些?
2. 设计套餐菜单的注意事项有哪些?
3. 什么是体重指数?如何判断一个人的胖瘦程度?
4. 计算一个18岁男中学生每日三餐产能营养素的摄入量为多少克?
5. DRIs与RDAs之间的关系是怎样的?
6. 什么是营养配餐的十大平衡理论?
7. 如何判断食物的酸碱性?酸碱平衡失调对人体健康会造成什么影响?
8. 营养食谱的调整与确定原则是什么?
9. 指定营养食谱的步骤与要求是什么?

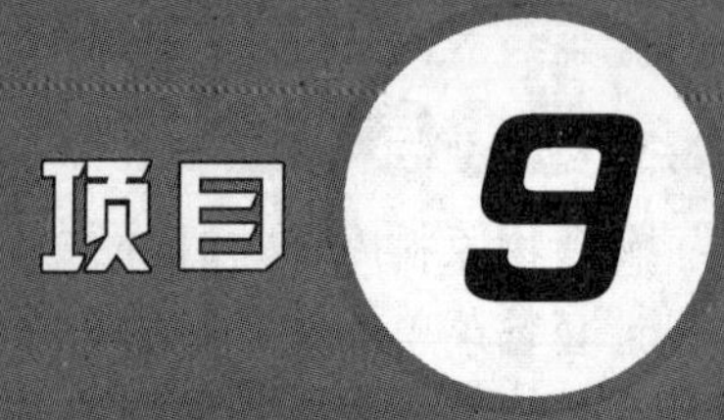

相关法律法规

项目描述

本项目重点学习《食品安全法》关于餐饮业保证食品安全的相关法规，学习掌握作为从事餐饮业的人员应具备的相关食品安全知识；具体分析了《消费者权益保护法》《环境保护法》《野生动物保护法》的相关知识；了解与我们日常生活紧密联系的一些法律法规，从而使我们在今后的工作、生活中能更好地知法、守法、用法。

案例导入

小林，17岁，家住鞍山市某农村。初中毕业后，父亲托朋友在鞍山市内给小林找了一份工作，给一位生产销售豆芽的人打工，这个人叫李刚。小林很认真地和李刚学习生产豆芽，他总不明白为什么李刚在生产豆芽时总要往里加这加那的。有一天，小林问："叔叔，你往豆芽里添的都是什么啊？"李刚说："这些都叫添加剂。""为什么要加这些东西啊？""傻小子，要是不加这些东西，豆芽能长得又快又好吗？"李刚很自然地说。小林没有再多问，按照李刚的吩咐往豆芽里加恩诺沙星、6-苄氨基腺嘌呤等添加剂。

小林在李刚那工作了一段时间，发现卖豆芽很赚钱，但小林也发现一件很奇怪的事情，李刚虽然是生产豆芽的，但他很少吃自己的豆芽。有一天，小林问李刚为什么不吃这些豆芽。李刚说："傻瓜，这些豆芽吃多了会生病的。"小林很纳闷，后来再次追问才知道，豆芽里加入的添加剂都是对人体有害的东西。小林有些害怕，李刚安慰他说："你就按我说的去做吧，不会吃死人的。"小林心想：李刚卖了很多豆芽，也没听说谁吃出病，应该没事的。于是，小林和李刚继续生产着毒豆芽。后来群众举报，工商局的人将李刚的黑作坊查封了。李刚和小林也被公安机关以涉嫌生产销售伪劣产品罪而被刑事拘留。

从这个案例我们可以看出，李刚是知法犯法，而小林是不知道参与生产这些毒豆芽的行为是违法的。正因为他年少，不学法，不懂法，而造成了犯罪的严重后果。可见，学习与我们生活息息相关的一些法律法规是多么的重要，知道什么事可以做，什么事不可以做，而不会像小林一样做了违法的事，自己都不清楚，多么令人痛惜！

任务1 食品安全法的相关知识

任务目标

了解食品安全法的概念与意义，学习一些重要的食品安全法条例，区分食品安全法与食品卫生法，重点掌握食品安全法在烹饪中的作用。

任务分析

民以食为天，食以安为先。食品安全是人民群众最关心、最直接、最现实的利益问题，关系着广大人民群众的身体健康和生命安全，关系着经济的健康发展和社会稳定，人们的生活离不开安全、卫生、营养的食品。“为什么现在的食品这么不安全？我们老百姓该吃什么才放心?”广大群众在不断发出质疑，让我们给出答案，在这样紧迫的压力下，催动我们去行动，去解决问题。

9.1.1 食品安全的概念与意义

从目前的研究情况来看，在食品安全概念的理解上，国际社会已经基本达成共识，即食品的种植、养殖、加工、包装、贮藏、运输、销售、消费等活动符合国家强制标准和要求，不存在可能损害或威胁人体健康的有毒、有害物质导致消费者病亡或者危及消费者及其后代的隐患。

《食品卫生法》实施的10多年，正是我国社会转型和改革开放的关键时期，食品安全工作出现了一些新情况、新问题，特别是近年来发生的一系列食品安全事件，如苏丹红事件、阜阳奶粉事件、三鹿奶粉事件等。这些事实事件表明，原有的《食品卫生法》已经不适应当今中国社会的食品安全管理，暴露出了一系列问题。为了适应社会发展，进一步完善食品安全事故的处置机制等，经过多次修改，2009年2月28日十一届全国人大常委会第七次会议审议通过了《中华人民共和国食品安全法》，于2009年6月1日起正式实施。解决食品安全问题，是事关经济、政治、社会全局发展的大事。因此，保障食品安全，意义重大而深远。

9.1.2 食品安全法相关内容

《食品安全法》共10章104条，具体对食品安全风险监测和评估、食品安全标准、食品生产经营、食品检验、食品进出口、食品安全事故处置、监督管理、法律责任等内容进行了规定。其中，第20条食品安全标准应当包括下列内容：

①食品、食品相关产品中的致病性微生物、农药残留、兽药残留、重金属、污染物质以及其他危害人体健康物质的限量规定。

②食品添加剂的品种、使用范围、用量。

③专供婴幼儿和其他特定人群的主辅食品的营养成分要求。

④对与食品安全、营养有关的标签、标识、说明书的要求。

⑤食品生产经营过程的卫生要求。

⑥与食品安全有关的质量要求。

⑦食品检验方法与规程。

⑧其他需要制定为食品安全标准的内容。

第27条　食品生产经营应当符合食品安全标准，并符合下列要求：

①具有与生产经营的食品品种、数量相适应的食品原料处理和食品加工、包装、贮存等场所，保持该场所环境整洁，并与有毒、有害场所以及其他污染源保持规定的距离。

②具有与生产经营的食品品种、数量相适应的生产经营设备或者设施，有相应的消毒、更衣、盥洗、采光、照明、通风、防腐、防尘、防蝇、防鼠、防虫、洗涤以及处理废水、存放垃圾和废弃物的设备或者设施。

③有食品安全专业技术人员、管理人员和保证食品安全的规章制度。

④具有合理的设备布局和工艺流程，防止待加工食品与直接入口食品、原料与成品交叉污染，避免食品接触有毒物、不洁物。

⑤餐具、饮具和盛放直接入口食品的容器，使用前应当洗净、消毒，炊具、用具用后应当洗净，保持清洁。

⑥贮存、运输和装卸食品的容器、工具和设备应当安全、无害，保持清洁，防止食品污染，并符合保证食品安全所需的温度等特殊要求，不得将食品与有毒、有害物品一同运输。

⑦直接入口的食品应当有小包装或者使用无毒、清洁的包装材料、餐具。

⑧食品生产经营人员应当保持个人卫生，生产经营食品时，应当将手洗净，穿戴清洁的工作衣、帽；销售无包装的直接入口食品时，应当使用无毒、清洁的售货工具。

⑨用水应当符合国家规定的生活饮用水卫生标准。

⑩使用的洗涤剂、消毒剂应当对人体安全、无害。

⑪法律、法规规定的其他要求。

第28条　禁止生产经营下列食品：

①用非食品原料生产的食品或者添加食品添加剂以外的化学物质和其他可能危害人体健康物质的食品，或者用回收食品作为原料生产的食品。

②致病性微生物、农药残留、兽药残留、重金属、污染物质以及其他危害人体健康的物质含量超过食品安全标准限量的食品。

③营养成分不符合食品安全标准的专供婴幼儿和其他特定人群的主辅食品。

④腐败变质、油脂酸败、霉变生虫、污秽不洁、混有异物、掺假掺杂或者感官性状异常的食品。

⑤病死、毒死或者死因不明的禽、畜、兽、水产动物肉类及其制品。

⑥未经动物卫生监督机构检疫或者检疫不合格的肉类，或者未经检验或者检验不合格的肉类制品。

⑦被包装材料、容器、运输工具等污染的食品。

⑧超过保质期的食品。

⑨无标签的预包装食品。

⑩国家为防病等特殊需要明令禁止生产经营的食品。

⑪其他不符合食品安全标准或者要求的食品。

9.1.3　《食品安全法》与《食品卫生法》的区别

①安全法采用了分段监管的模式，明确了各部门职责。

②新增了食品安全风险评估与监测。

③食品卫生法注重的是食品卫生，食品安全法对于食品安全的提法则更为科学、合理，可以说食品卫生是手段，而食品安全则是我们要达到的目的。

④食品安全事故的处置新增加了一节，更加详细、规范、具体。

⑤《食品安全法》与《食品卫生法》的法律责任制定上来看，《食品安全法》套用了国务院特别规定的模式，提高了处罚的金额底线，提出了行政处分的级别，并且明确了出现事故后，肇事单位的主要负责人在一定时限内不得再从事食品安全的管理工作。

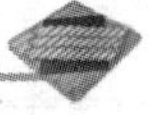

⑥明确了食品安全国家标准由卫生部门制定。

知识拓展

1. 剩菜应尽早放入冰箱冷藏，再食用时应彻底加热，这是消除微生物的最好办法，彻底加热是指食品所有部位的温度至少达到 70 ℃以上。通常情况下，这样可以保证食品卫生质量。

2. 新鲜蔬菜最好不隔夜、隔餐食用。各种叶菜尤其如此，如白菜中含有大量的硝酸盐，吃剩的白菜经过一夜后，由于细菌的作用，无毒的硝酸盐会转化为剧毒的亚硝酸盐。亚硝酸盐可以使人体血液中的低铁血红蛋白氧化成高铁血红蛋白，引起头痛、头晕、恶心、呕吐、心慌等中毒症状。亚硝酸盐还是一种致癌物质。

3. 避免用手直接接触熟食和其他随时可吃的食物，手上有大量的细菌，尽管在接触食品前要进行清洗，但不可能全部洗掉。熟食和其他随时可以吃的食物大多不再加热处理，一旦污染了细菌，细菌会随这些食物进入人体，引起食物中毒。

任务2 消费者权益保护法的相关知识

任务目标

了解消费者、消费者权益的概念，重点掌握《消费者权益保护法》所给予消费者所的权利，并能实际运用自己拥有的权利来维护消费过程中的自身利益。

任务分析

9.2.1 消费者、消费者权益的概念

依照我国《消费者权益保护法》第 2 条的规定，消费者是指为生活需要而购买、使用商品或接受服务的自然人，主体只限于个人。所以，从事消费活动的社会组织、企事业单位不属于消费者权益保护法意义上的"消费者"，他们的权益受其他法律的保护。

消费者权益，是指消费者依法享有的权利以及该权利受到保护时给消费带来的应得的利益。消费者权益的核心是消费者的权利，其有效实现是消费者权益从应然状态转化为实然状态的前提和基础，而对于消费者权利的实现直接提供法律保障的，则是消费者权益保护法。

9.2.2 《消费者权益保护法》立法的意义

我国在 1994 年开始实施的《中华人民共和国消费者权益保护法》，是我国第一次以立法的形式全面确认消费者的权利。此举对保护消费者的权益，规范经营者的行为，维护社会经济秩序，促进社会主义市场经济健康发展具有十分重要的意义。

1962 年 3 月 15 日，美国肯尼迪总统向国会提出了一份"关于保护消费者利益的总统特别国情咨文"。首次概括了消费者的 4 大权利，我国现行的《消费者权益保护法》规定消费者享有 9 项权利。正因为这篇咨文在国际运动中具有特别重要的意义，所以在 1983 年"国际消费者组织联盟"作出决定，将每年的 3 月 15 日作为"国际消费者权益日"。

9.2.3 消费者的权利

1）安全保障权

消费者在购买、使用商品和接受服务时享有人身、财产安全不受损害的权利。消费者有权

要求经营者提供的商品和服务,符合保障人身、财产安全的要求。这里应注意财产安全既包括购买使用商品的本身财产安全,又包括购买、使用商品之外的财产安全。比如有些营业场所、餐厅一边装修又同时营业,在没有采取安全措施的情况下造成消费者伤亡的情况,这些都是侵犯了消费者的安全保障权。

2)知悉真情权

消费者享有知悉其购买、使用的商品或者接受的服务的真实情况的权利。消费者有权根据商品或者服务的不同情况,要求经营者提供商品的价格、产地、生产者、用途、性能、主要成分、生产日期、有效期限、使用方法说明书、售后服务、服务内容、规格费用等有关情况。比如有的产品外包装没有生产日期或者日期是推后的。

3)自主选择权

消费者享有自主选择商品或者服务的权利。消费者有权选择提供商品的经营者,自主选择商品品种或者服务方式,自主决定购买或者不购买任何一种商品、接受或者不接受任何一项服务。消费者在自主选择商品或者服务时,有权进行比较、鉴别和挑选。例如:选择在餐馆吃饭时,是吃这家的还是吃那家的?买这款菜还是买那款菜?到底是吃还是不吃?我们有权进行比较、鉴别和挑选。

4)公平交易权

消费者在购买商品或者接受服务时,有权获得质量保障、价格合理、计量正确等公平交易条件,有权拒绝经营者的强制交易行为。比如缺斤少两、漫天要价。

5)赔偿请求权

消费者因购买、使用商品或者接受服务受到人身、财产损害的,享有依法获得赔偿的权利,简称为求偿权。主要是:第一,商品的购买者;第二,商品的使用者;第三,服务的接受者;第四,第三人。第三人是指除商品的购买者、使用者或者服务的接受者之外的,因为偶然原因而在事故现场受到损害的其他人。

6)结社权

消费者享有依法成立维护自身合法权益的社会团体的权利。

7)所教育权

消费者享有获得有关消费和消费者权益保护方面的知识的权利。消费者应当努力掌握所需商品或者服务的知识和使用技能,正确使用商品,提高自我保护意识。包括两个方面的内容:一是有关商品、服务、市场的基本知识;二是获得有关消费者权益保护方面的知识,比如消费者权益保护的法律、法规和政策,以及保护机构和争议解决途径等方面的知识。

8)受尊重权

消费者在购买、使用商品和接受服务时,享有其人格尊严、民族风俗习惯得到尊重的权利。人格尊严,包括姓名权、名誉权、荣誉权、肖像权等。比如侮辱消费者,即侵犯消费者名誉权的行为。此外还有搜查消费者的身体及其携带物品,甚至限制消费者人身自由的行为。

9)监督权

消费者享有对商品和服务以及保护消费者权益工作进行监督的权利。消费者有权检举、控告侵害消费者权益的行为和国家机关及其工作人员在保护消费者工作中的违法失职行为,有权对保护消费者权益工作提出批评、建议。

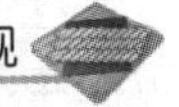

9.2.4 经营者的义务

我国《消费者权益保护法》明确规定了经营者10项义务：

①在双方不违背法律、法规的前提下有约定的依照约定，没有做特殊约定的应当仿照《中华人民共和国产品质量法》和其他有关法律、法规的规定履行义务。

②经营者应当听取消费者对其提供的商品或者服务的意见，接受消费的监督。消费者享有批评、监督的权利。对应的，经营者有接受意见和监督的义务。

③经营者应当保证其提供的商品或者服务符合保障人身、财产安全的要求。包括产品、服务、饭店餐厅等，都要在合理限度范围内负有安全保障义务。比如：儿童小心饮用、小心碰头等。如果存在潜在的危险，商家都有义务作出真实的说明和明确的警示。比如：幼儿食用果冻产品时，商家要标明不同年龄段应注意的事项。

④经营者有提供真实信息的义务。不得作引人误解的虚假宣传。质量、使用方法、价格等问题，应当作出真实、明确的答复。明码标价。

⑤经营者应当标明其真实名称和标记。租赁他人柜台或者场地的经营者，应当标明其真实名称和标记。如果名称和标记不真实，就会使消费者误认，在发生纠纷时，则无法准确地确定求偿主体。

⑥经营者提供商品或者服务，应当按照国家有关规定或者商业惯例向消费者出具购货凭证或者服务单据，消费者索要购货凭证或者服务单据的，经营者必须出具。

⑦品质担保义务。包括质量、性能、用途和有效期限，但消费者在购买该商品或者接受该服务前已经知道其存在瑕疵的除外，比如特价商品、残次品处理。经营者以广告、产品说明、实物样品或者其他方式表明商品或者服务的质量状况的，应当保证其提供的商品或者服务的实际质量与表明的质量状况相符。

⑧经营者提供商品或者服务，按照国家规定或者与消费的约定，承担包修、包换、包退或者其他责任的，应当按照国家规定或者约定履行，不得故意拖延或者无理拒绝。

⑨经营者不得以格式合同、通知、声明、店堂告示等方式作出对消费者不公平、不合理的规定，或者减轻、免除其损害消费者合法权益应当承担的民事责任。如商品一旦售出概不退换。

⑩经营者不得对消费者进行侮辱、诽谤，不得搜查消费者的身体及其携带的物品，不得侵犯消费者的人身自由。

9.2.5 经营者侵犯消费者合法权益的主要行为表现

①销售掺杂、掺假，以假充真，以次充好的商品。

②采取不正当手段使销售的商品分量不足的。

③谎称所销售的处理品、残次品、等外品为正品的。

④以虚假的清仓价、最低价、优惠价等欺骗性价格表示销售商品的。

⑤作虚假的现场演示和说明或雇用他人进行欺骗性的销售诱导的。

⑥利用大众传播媒介对商品作虚假宣传的。

⑦利用邮购等方式骗取价款或预付款而不提供或不按约定条件提供商品和服务的。

⑧以虚假的“有奖销售”“还本销售”等方式销售商品的。

9.2.6 消费者和经营者发生了消费权益争议，解决的途径

《消费者权益保护法》规定,消费者和经营者发生消费者权益争议的,可以通过下列途径解决:

①与经营者协商和解。首选方式,简单、快捷、省钱。

②请求消费者协会调解。就是调解达成的协议具有合同的效力,但没有必须履行的法律效力。

③向有关行政部门申诉。消费者可以根据情况向工商行政管理部门、物价管理部门和质量监督管理部门提出申诉,寻求救济。

④根据与经营者达成的仲裁协议提请仲裁机构仲裁。

⑤向人民法院提起诉讼。消费者权益受到损害时,消费者可以直接向人民法院起诉,也可以因不服行政处罚决定而向人民法院起诉。我们知道,司法审判具有权威性、强制性,是解决各种争议的最后手段。

9.2.7 经营者在哪些情况下应当承担民事责任

消费者权益保护法规定了经营者侵犯消费者合法权益可以采取3种措施,即民事责任、行政责任、刑事责任,对违法者予以制裁。经营者一般涉及的多为民事责任。根据《消费者权益保护法》,经营者提供商品或者服务有下列情形之一的,应当承担民事责任:

①商品存在缺陷的。

②不具备商品应当具备的使用性能而出售时未作说明的。

③不符合在商品或者其包装上注明采用的商品标准的。

④不符合商品说明、实物样品等方式表明的质量状况的。

⑤生产国家明令淘汰的商品或者销售失效、变质的商品的。

⑥销售的商品数量不足的。

⑦服务的内容和费用违反约定的。

⑧对消费者提出的修理、重作、更换、退货、补足商品数量、退还货款和服务费用或者赔偿损失的要求,故意拖延或者无理拒绝的。

⑨法律、法规规定的其他损害消费者权益的情形。

知识拓展

经商的人有一种说法:“要发财,吃小孩。”意思是学生的钱最好赚。其实,除了利润高外,还与学生的消费维权意识淡薄有关,许多同学明知吃了亏,也忍气吞声,不去追究,一定程度上助长了商家的嚣张气焰。面对这样的不法商家,我们应该学法、懂法,运用法律武器维护自己的合法权益。要知道消费者有哪些权利?怎样运用权力?当权益受到侵害时,怎样保护自己的合法权益?构建和谐、诚信的社会环境,要靠我们大家一起来努力。当您的合法权益受到侵害时,请不要选择沉默,用法律维护您的合法权益。

任务3 环境保护法的相关知识

任务说明

了解环境保护法的概念与特征,学习环境保护法的目的和作用,重点掌握餐饮业办证经营

涉及的环评要求，以及触犯《环境保护法》应受到的处罚，提醒我们在日常生活中要多学习环境保护法，提升我们对自身生存环境的重视与保护。

任务分析

9.3.1 环境保护法的特征

《中华人民共和国环境保护法》1989 年 12 月 26 日第七届全国人民代表大会常务委员会第十一次会议通过，1989 年 12 月 26 日中华人民共和国主席令第二十二号公布，自公布之日起施行。环境保护法是指调整因保护和改善环境，合理利用自然资源，防治污染和其他公害而产生的社会关系的法律规范的总称。环境保护法的目的是为了协调人类与环境的关系，保护人们的健康，保障经济社会的持续发展。

1）综合性

环境保护法保护的对象相当广泛，包括自然环境要素、人为环境要素和整个地球的生物圈。法律关系主体不仅包括一般法律主体的公民、法人及其组织，也包括国家乃至全人类，甚至包括尚未出生的后代人。运用的手段采取直接“命令—控制”式、市场调节式、行政指导式等多元机制相结合的方式。由于环境保护法调整的范围广泛、涉及的社会关系复杂、运用的手段多样，从而决定其所采取的法律措施的综合性。它不仅可以适用诸如宪法、行政法、刑法的功能公法予以解决，也可以适用民商法等私法予以救济，甚至还可以适用国际法予以调整，不仅包括上述部门法的实体法规范，也包括程序法规范。

2）技术性

由于环境保护法不仅协调人与人的关系，也协调人与自然的关系，因此环境保护法必须与环境科学技术相结合，必须体现自然规律特别是生态科学规律的要求，这些要求往往通过一系列技术规范、环境标准、操作规程等形式体现出来。环境保护法的立法中经常大量直接对技术名词和术语赋予法律定义，并将环境技术规范作为环境法律法规的附件，使其具有法律效力。

3）社会性

环境保护法的社会性首先表现在它与阶级性和政治职能较强的一些立法不同，它并非不同阶级利益集团对立冲突与矛盾调和的结果，而是人与自然矛盾冲突加剧的产物。环境保护法所关注和规范的是社会公共利益和保障基本人权，它反映了全体社会成员的共同愿望和要求，代表人类的共同利益，侧重于社会领域的法律调整。其次，环境作为全人类的共同生存条件，并不能为某个人或某国所私有或独占，它必须符合整个社会和整个人类的利益，是以社会利益、人类利益为本位的法。因此，环境保护法具有比较明显的社会法特征。

9.3.2 环境保护法的目的和作用

我国《环境保护法》第 1 条规定：保护和改善生活环境和生态环境，防治污染和其他公害，保障人体健康，促进社会主义现代化建设的发展。因此，环境保护法的目的可概括为以下几方面：

1）保障人民健康

环境的污染和破坏，尤其是环境污染，会给人的身体健康造成极大的危害，甚至会危及人的生命，有的还会造成遗传疾病，危害子孙后代。因此，环境保护法必须把保护人体健康作为立法的目的之一，确保人们生活在一个安全、健康、舒适、优美的环境中。

2)合理利用自然资源，维护生态平衡

自然资源是环境要素的组成部分,是人类生存的基本条件。例如,破坏了森林、滥杀野生生物、破坏自然保护区等,造成的损失是巨大的,甚至是无法挽回的。

3)防治污染和其他公害

污染是指由于人类的生产与生活活动,给环境带来了消极影响,从而影响到生态环境的良性循环和人体的健康。污染的种类可根据不同角度作不同的划分:按污染物的形态,可分为废气污染、废水污染和固体废弃物污染;按污染危害的对象,可分为大气污染、水污染、土壤污染等。其他公害是指环境污染以外的其他危害环境的现象,如噪声、恶臭、振动、地面沉降、电磁辐射等。如果发生污染和其他公害,对环境的影响和危害是可怕的,所以对它们的可能产生的危害必须提前防范,出现了必须及时治理。

4)保护和改善生活环境与生态环境

生活环境是指人们居住、生活、工作与学习的场所,生态环境,如大气、水、海洋、土地、森林、野生动植物等。生活环境关系着人们的近期的利益,生态环境关系着人们的长远利益、子孙后代甚至人类发展的前景。

5)促进经济社会的可持续发展

持续发展是指在不危及后代人需要的前提下寻求满足当代人需要的发展途径。

环境保护法在保护环境,制裁环境违法行为,维护国家集体和个人的环境权益,促进可持续发展等方面,都有着重要的作用:

①它是实施环境保护监督管理,保障人体健康,促进经济和社会可持续发展的法律依据进行经济建设,必须走可持续发展的道路。否则,将受到自然的惩罚,这是不以人们的意志为转移的客观规律。

②它是增强全民环境保护意识和环境保护法制观念的好教材。《环境保护法》规定了环境保护的行为规范和具体措施,以法律形式规定了环境保护的是非标准,以指导人们的行动。教育人们要在思想上重视环境问题,提高环境保护意识,处理好经济发展与环境保护的关系,不能再走传统发展的老路。为了人类自身的生存和发展,《环境保护法》要求积极利用各种方式在全社会进行环境保护法制宣传,普及环境科学知识,宣传环境保护的方针、政策、原则、保护对象及基本要求,倡导良好的环境道德风尚,以提高人们的责任感,自觉履行保护环境的义务,并敢于向环境违法行为作坚决斗争。

③它是维护国家环境权益的重要武器。许多环境污染迁移扩散的范围相当广泛,往往污染的不只是一个地区或一个国家,而是造成跨国界污染。一国参加国际环境条约,并在国内环境保护法中规定对各种环境污染和破坏行为的管理和惩罚措施,包括对国外越境污染的管理,就可以在一定程度上防止越境及过境环境污染和破坏的发生,并在受到污染和破坏时依法索赔。

④它是促进环境保护,加强国际交流与合作,保护世界环境的重要手段。20世纪80年代以来,我国政府积极参与国际环境保护事业,签署了多项国际环境保护条约,同时,还加强了与周边国家和地区的环境保护交流与合作,以推动对世界环境的保护和改善,维护国家主权和环境权益。

9.3.3 餐饮业涉及的环境保护法相关法规

餐饮业的环境污染主要有污水、油烟、异味、噪声及热污染等。经调查,餐饮业排放的污水

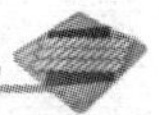

中含有大量的过氧化物和废油脂，且未经任何处理直接排入城市下水管网，常引起下水道堵塞污水外溢。厨房排放的油烟、异味，大都呈无组织排放，对环境构成很大的危害。噪声超标的现象十分普遍，风机、排风扇、空调等排放的噪声严重影响了周围居民的正常生活、工作和学习。餐饮业具有规模小、数量多、分布广的特点，与生活区混杂，处于热闹地段，以租用住宅楼底层为营业场所，因此餐饮业的"三废"污染对周围生活环境的影响很大。目前，餐饮业的油烟污染和噪声污染已成为居民投诉的热点，且此类投诉处理难度大，重复投诉率较高。

为贯彻《中华人民共和国环境保护法》，规范饮食业环境保护设计，防治饮食业污染，保护和改善生活环境，保障人体健康，促进经济和社会可持续发展，制定中华人民共和国环境保护标准——《餐饮业环境保护技术规范》。本标准规定了饮食业单位选址与总平面布置、环境保护设计的总体要求、油烟净化与排放、排水与隔油、噪声与振动控制、固体废物控制要求等。国家环境保护局、国家工商行政管理局《关于加强饮食娱乐服务行业环境管理》的通知：

第1条：饮食、娱乐服务企业的选址，必须符合当地城市规划环境功能要求，配置防治污染设施，保护周围的环境。上述企业的建设和经营必须遵守国家环境保护法律、法规、规章和标准，防止环境污染。

第2条第1款：饮食必须设置收集油烟、异味的装置，并通过专门的烟囱排放，禁止利用居民楼内的烟道排放。

第3条：新建、改造（含翻建）、扩建、转产的饮食、娱乐、服务业，有涉及污染项目的，应按环境保护法及有关行政法规，向当地环境保护行政主管部门办理环境影响申报登记或审批手续。

9.3.4 违反环境保护法的处罚条例

第35条 违反本法规定，有下列行为之一的，环境保护行政主管部门或者其他依照法律规定行使环境监督管理权的部门可以根据不同情节，给予警告或者处以罚款：

①拒绝环境保护行政主管部门或者其他依照法律规定行使环境监督管理权的部门现场检查或者在被检查时弄虚作假的。

②拒报或者谎报国务院环境保护行政主管部门规定的有关污染物排放申报事项的。

③不按国家规定缴纳超标准排污费的。

④引进不符合我国环境保护规定要求的技术和设备的。

⑤将产生严重污染的生产设备转移给没有污染防治能力的单位使用的。

第36条 建设项目的防治污染设施没有建成或者没有达到国家规定的要求，投入生产或者使用的，由批准该建设项目的环境影响报告书的环境保护行政主管部门责令停止生产或者使用，可以并处罚款。

第37条 未经环境保护行政主管部门同意，擅自拆除或者闲置防治污染的设施，污染物排放超过规定的排放标准的，由环境保护行政主管部门责令重新安装使用，并处罚款。

第38条 对违反本法规定，造成环境污染事故的企业事业单位，由环境保护行政主管部门或者其他依照法律规定行使环境监督管理权的部门根据所造成的危害后果处以罚款。情节较重的，对有关责任人员由其所在单位或者政府主管机关给予行政处分。

第39条 对经限期治理逾期未完成治理任务的企业事业单位，除依照国家规定加收超标准排污费外，可以根据所造成的危害后果处以罚款，或者责令停业、关闭。前款规定的罚款由环境保护行政主管部门决定。责令停业、关闭，由作出限期治理决定的人民政府决定；责令中央直接管辖的企业事业单位停业、关闭,须报国务院批准。

第40条　当事人对行政处罚决定不服的,可以在接到处罚通知之日起15日内,向作出处罚决定的机关的上一级机关申请复议;对复议决定不服的,可以在接到复议决定之日起15日内,向人民法院起诉。当事人也可以在接到处罚通知之日起15日内,直接向人民法院起诉。当事人逾期不申请复议,也不向人民法院起诉,又不履行处罚决定的,由作出处罚决定的机关申请人民法院强制执行。

第41条　造成环境污染危害的,有责任排除危害,并对直接受到损害的单位或者个人赔偿损失。赔偿责任和赔偿金额的纠纷,可以根据当事人的请求,由环境保护行政主管部门或者其他依照法律规定行使环境监督管理权的部门处理;当事人对处理决定不服的,可以向人民法院起诉。当事人也可以直接向人民法院起诉。完全由于不可抗拒的自然灾害,并经及时采取合理措施,仍然不能避免造成环境污染损害的,免予承担责任。

第42条　因环境污染损害赔偿提起诉讼的时效期间为3年,从当事人知道或者应当知道受到污染损害时起计算。

第43条　违反本法规定,造成重大环境污染事故,导致公私财产重大损失或者人身伤亡的严重后果的,对直接责任人员依法追究刑事责任。

第44条　违反本法规定,造成土地、森林、草原、水、矿产、渔业、野生动植物等资源破坏的,依照有关法律的规定承担法律责任。

第45条　环境保护监督管理人员滥用职权、玩忽职守、徇私舞弊的,由其所在单位或者上级主管机关给予行政处分;构成犯罪的,依法追究刑事责任。

目前我国主要的环境问题是:人口快速增加、耕地逐年减少;森林覆盖率低、生态基础脆弱、生态环境恶化已相当严重;资源和能源在开发利用过程中浪费惊人,给环境造成日益严重的污染;污染和浪费使水源危机加重;城市规模膨胀,基础设施落后,使城市环境恶化;乡镇企业的崛起,使污染由城市迅速向农村蔓延;环境保护投资、立法及管理滞后,国民环境意识相对淡薄。作为每个公民我们都有义务去承担挽救我们的生存环境,从小事做起,从身边的事做起,从周围的事做起,改变我们的环境。这不是一天、一个月、一年可以改变的事情,这是个长久持续的战斗,需要每个人的努力、耐心、坚守,才能使我们的生存环境变得更加健康美丽。

知识拓展

亚里士多德曾经说过:"我们每一个人都是由自己一再重复的行为所铸造的。因而优秀不仅是一种行为,而且是一种习惯。"保护环境就要从"小"养成一种好习惯。其实,环保离我们并不遥远,很多都是生活中的小事,只要能坚持从我做起,从生活中的点滴小事情做起,就一定能够收到实效。学习环保知识、增强环保意识、宣传环保知识,自觉保持环境卫生,不做有损污染环境的事。

1. 养成良好卫生习惯,不随意乱扔瓜皮果壳、烟头,不随地吐痰。

2. 实行垃圾分类,不仅能减少环卫工人的工作量,还能更好地起到废物利用,减少污染,节约资源。

3. 买生活用品时,少用塑料袋,尽量自带环保袋。

4. 外出吃饭尽量不用一次性饭盒、筷子等。

5. 爱护花草树木,不乱砍滥伐。

6. 出行尽量乘坐公共汽车,尽量少开私家车。

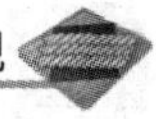

7. 树立和倡导绿色文明意识，自觉参与环境保护的监督管理。

任务4 野生动物保护法的相关知识

任务说明

学习了解我国野生动物保护法的概念与目的，我国野生动物保护法对野生动物保护的具体措施；重点掌握野生动物保护法对野生动物管理的相关法律条款，以及了解有关违反此法应当负的相应法律责任。增强我们保护野生动物的意识，维护生态平衡，保护我们赖以生存的大自然。

任务分析

9.4.1 我国野生动物保护法的概念与目的

1988年11月8日第七届全国人民代表大会常务委员会第四次会议通过，根据2004年8月28日第十届全国人民代表大会常务委员会第十一次会议《关于修改〈中华人民共和国野生动物保护法〉的决定》修正。法律所保护的野生动物，是指珍贵、濒危的陆生、水生野生动物和有益的或者有重要经济、科学研究价值的陆生野生动物。我国现行的《野生动物保护法》是为保护、拯救珍贵、濒危野生动物，保护、发展和合理利用野生动物资源，维护生态平衡为目的而制定的野生动物保护法。

根据该法第2条的规定，我国保护的野生动物主要有两类：

一类是珍贵、濒危的动物，包括国家重点保护一级、二级和省级政府规定重点保护的种类。这类动物的名称都在国家和各省公布的重点保护野生动物名录中，有四五百种，但涉及目前农村养殖的并不太多，有的也不很普遍，如各种鹿、熊、猴子、灵猫、牦牛、麝、孔雀、勺鸡、锦鸡等。

一类是有益的、有重要经济和科学研究价值的野生动物。国家林业局已于2000年公布了这类动物的名单，总共有1 700多种，涉及目前农村养殖的种类比较多，如貉子、麂子、果子狸、麝鼠、山鸡、雁鸭类、鹧鸪类、蛙类、蛇类及一些经济昆虫类等百余种。此外，根据国务院批准颁布的"陆生野生动物保护实施条例"的规定，从国外引进的野生动物(家禽、家畜除外)也分别列为国家和地方(省级)重点保护野生动物。

9.4.2 野生动物保护法相关法律条款

第8条 国家保护野生动物及其生存环境，禁止任何单位和个人非法猎捕或者破坏。

第9条 国家对珍贵、濒危的野生动物实行重点保护。国家重点保护的野生动物分为一级保护野生动物和二级保护野生动物。国家重点保护的野生动物名录及其调整，由国务院野生动物行政主管部门制定，报国务院批准公布。

地方重点保护野生动物，是指国家重点保护野生动物以外，由省、自治区、直辖市重点保护的野生动物。地方重点保护的野生动物名录，由省、自治区、直辖市政府制定并公布，报国务院备案。

国家保护的有益的或者有重要经济、科学研究价值的陆生野生动物名录及其调整，由国务院野生动物行政主管部门制定并公布。

第10条 国务院野生动物行政主管部门和省、自治区、直辖市政府，应当在国家和地方重点保护野生动物的主要生息繁衍的地区和水域,划定自然保护区,加强对国家和地方重点保护野生动物及其生存环境的保护管理。

自然保护区的划定和管理,按照国务院有关规定办理。

第11条 各级野生动物行政主管部门应当监视、监测环境对野生动物的影响。由于环境影响对野生动物造成危害时,野生动物行政主管部门应当会同有关部门进行调查处理。

第12条 建设项目对国家或者地方重点保护野生动物的生存环境产生不利影响的,建设单位应当提交环境影响报告书;环境保护部门在审批时,应当征求同级野生动物行政主管部门的意见。

第13条 国家和地方重点保护野生动物受到自然灾害威胁时,当地政府应当及时采取拯救措施。

第14条 因保护国家和地方重点保护野生动物,造成农作物或者其他损失的,由当地政府给予补偿。补偿办法由省、自治区、直辖市政府制定。

第3章 野生动物管理

第15条 野生动物行政主管部门应当定期组织对野生动物资源的调查,建立野生动物资源档案。

第16条 禁止猎捕、杀害国家重点保护野生动物。因科学研究、驯养繁殖、展览或者其他特殊情况,需要捕捉、捕捞国家一级保护野生动物的,必须向国务院野生动物行政主管部门申请特许猎捕证;猎捕国家二级保护野生动物的,必须向省、自治区、直辖市政府野生动物行政主管部门申请特许猎捕证。

第17条 国家鼓励驯养繁殖野生动物。

驯养繁殖国家重点保护野生动物的,应当持有许可证。许可证的管理办法由国务院野生动物行政主管部门制定。

第18条 猎捕非国家重点保护野生动物的,必须取得狩猎证,并且服从猎捕量限额管理。(持枪猎捕的,必须取得县、市公安机关核发的持枪证。)

第19条 猎捕者应当按照特许猎捕证、狩猎证规定的种类、数量、地点和期限进行猎捕。

第20条 在自然保护区、禁猎区和禁猎期内,禁止猎捕和其他妨碍野生动物生息繁衍的活动。(禁猎区和禁猎期以及禁止使用的猎捕工具和方法,由县级以上政府或者其野生动物行政主管部门规定。)

第21条 禁止使用军用武器、毒药、炸药进行猎捕。

猎枪及弹具的生产、销售和使用管理办法,由国务院林业行政主管部门会同公安部门制定,报国务院批准施行。

第22条 禁止出售、收购国家重点保护野生动物或者其产品。因科学研究、驯养繁殖、展览等特殊情况,需要出售、收购、利用国家一级保护野生动物或者其产品的,必须经国务院野生动物行政主管部门或者其授权的单位批准;需要出售、收购、利用国家二级保护野生动物或者其产品的,必须经省、自治区、直辖市政府野生动物行政主管部门或者其授权的单位批准。

驯养繁殖国家重点保护野生动物的单位和个人可以凭驯养繁殖许可证向政府指定的收购单位,按照规定出售国家重点保护野生动物或者其产品。

工商行政管理部门对进入市场的野生动物或者其产品,应当进行监督管理。

第23条 运输、携带国家重点保护野生动物或者其产品出县境的,必须经省、自治区、直辖市政府野生动物行政主管部门或者其授权的单位批准。

第24条 出口国家重点保护野生动物或者其产品的，进出口中国参加的国际公约所限制进出口的野生动物或者其产品的，必须经国务院野生动物行政主管部门或者国务院批准，并取得国家濒危物种进出口管理机构核发的允许进出口证明书。海关凭允许进出口证明书查验放行（涉及科学技术保密的野生动物物种的出口，按照国务院有关规定办理）。

第25条 禁止伪造、倒卖、转让特许猎捕证、狩猎证、驯养繁殖许可证和允许进出口证明书。

第26条 外国人在中国境内对国家重点保护野生动物进行野外考察或者在野外拍摄电影、录像，必须经国务院野生动物行政主管部门或者其授权的单位批准。

建立对外国人开放的猎捕场所，应当报国务院野生动物行政主管部门备案。

第27条 经营利用野生动物或者其产品的，应当缴纳野生动物资源保护管理费。收费标准和办法由国务院野生动物行政主管部门会同财政、物价部门制定，报国务院批准后施行。

第28条 因猎捕野生动物造成农作物或者其他损失的，由猎捕者负责赔偿。

第29条 有关地方政府应当采取措施，预防、控制野生动物所造成的危害，保障人畜安全和农业、林业生产。

第30条 地方重点保护野生动物和其他非国家重点保护野生动物的管理办法，由省、自治区、直辖市人民代表大会常务委员会制定。

第4章 法律责任

第31条 非法捕杀国家重点保护野生动物的，依照关于惩治捕杀国家重点保护的珍贵、濒危野生动物犯罪的补充规定追究刑事责任。

第32条 违反本法规定，在禁猎区、禁猎期或者使用禁用的工具、方法猎捕野生动物的，由野生动物行政主管部门没收猎获物、猎捕工具和违法所得，处以罚款；情节严重，构成犯罪的，依照刑法第130条的规定追究刑事责任。

第33条 违反本法规定，未取得狩猎证或者未按狩猎证规定猎捕野生动物的，由野生动物行政主管部门没收猎获物和违法所得，处以罚款，并可以没收猎捕工具，吊销狩猎证。

违反本法规定，未取得持枪证持枪猎捕野生动物的，由公安机关比照治安管理处罚条例的规定处罚。

第34条 违反本法规定，在自然保护区、禁猎区破坏国家或者地方重点保护野生动物主要生息繁衍场所的，由野生动物行政主管部门责令停止破坏行为，限期恢复原状，处以罚款。

第35条 违反本法规定，出售、收购、运输、携带国家或者地方重点保护野生动物或者其产品的，由工商行政管理部门没收实物和违法所得，可以并处罚款。

违反本法规定，出售、收购国家重点保护野生动物或者其产品，情节严重，构成投机倒把罪、走私罪的，依照刑法有关规定追究刑事责任。

没收的实物，由野生动物行政主管部门或者其授权的单位按照规定处理。

第36条 非法进出口野生动物或者其产品的，由海关依照海关法处罚；情节严重，构成犯罪的，依照刑法关于走私罪的规定追究刑事责任。

第37条 伪造、倒卖、转让特许猎捕证、狩猎证、驯养繁殖许可证或者允许进出口证明书的，由野生动物行政主管部门或者工商行政管理部门吊销证件，没收违法所得，可以并处罚款。

伪造、倒卖特许猎捕证或者允许进出口证明书，情节严重、构成犯罪的，比照刑法第167条的规定追究刑事责任。

第38条　野生动物行政主管部门的工作人员玩忽职守、滥用职权、徇私舞弊的，由其所在单位或者上级主管机关给予行政处分；情节严重，构成犯罪的，依法追究刑事责任。

第39条　当事人对行政处罚决定不服的，可以在接到处罚通知之日起15日内，向作出处罚决定机关的上一级机关申请复议；对上一级机关的复议决定不服的，可以在接到复议决定通知之日起15日内，向法院起诉。当事人也可以在接到处罚通知之日起15日内，直接向法院起诉。当事人逾期不申请复议或者不向法院起诉又不履行处罚决定的，由作出处罚决定的机关申请法院强制执行。

对海关处罚或者治安管理处罚不服的，依照海关法或者治安管理处罚条例的规定办理。

知识拓展

我国长期以来，嗜食野生动物是部分人群“锲而不舍”的不良嗜好，他们没有警醒，社会采取放任的默许态度，政府禁令形同空文。当然，这些有政治、经济保障的外食族群是主要的消费群体。所以，尽管国家一再宣传教育，尽管国内媒体时有曝光，尽管有关部门也做了些查处，但效果并不十分明显。因此，许多专家认为，打击需求者是最好的保护战略。非典在中国肆虐，我国的Sars病毒起源研究工作证实，非典病毒是来自于部分野生动物。更有人分析，广东地区喜欢吃穿山甲是非典的起因。由此，禁而不止的嗜食野生动物的顽固陋习将有望从根本上改变，餐饮业的陋习受到有力冲击。野生动物保护历来是环境保护领域里重要的一个部分。严禁采购野生动物作为吸引顾客的卖点，餐饮企业应明白自身在保护野生动物方面所承担的责任和义务。

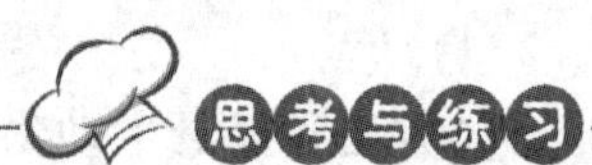

思考与练习

1. 食品生产经营应当符合食品安全哪些标准？
2. 消费者的权利有哪些？
3. 经营者侵犯消费者合法权益的主要行为表现有哪些？
4. 环境保护法的目的是什么？
5. 我国野生动物保护法的概念与目的是什么？

附　录

附录1　中国食物成分表

序号	名　称	可食部分	能量	水分	蛋白质	脂肪	膳食纤维	碳水化合物	维生素A	维生素B_1	维生素B_2	烟酸	维生素E	钠	钙	铁	类别	维生素C	胆固醇
1	大黄米(黍)	100	349	11.3	13.6	2.7	3.5	67.6	0	0.3	0.09	1.4	1.79	1.7	30	5.7	11	0	0
2	大麦(元麦)	100	307	13.1	10.2	1.4	9.9	63.4	0	0.14	0.05	5	0.25	1.6	13	5.1	11	0	0
3	稻谷(早籼)	64	359	10.2	9.9	2.2	1.4	74.8	0	0.14	0.05	5	0.25	1.6	13	5.1	11	0	0
4	稻米(大米)	100	346	13.3	7.4	0.8	0.7	77.2	0	0.11	0.05	1.9	0.46	3.8	13	2.3	11	0	0
5	稻米(粳,特级)	100	334	16.2	7.3	0.4	0.4	75.3	0	0.08	0.04	1.1	0.76	6.2	24	0.9	11	0	0
6	稻米(粳,标一)	100	343	13.7	7.7	0.6	0.6	76.8	0	0.16	0.08	1.3	1.01	2.4	11	1.1	11	0	0
7	稻米(粳,标二)	100	348	13.2	8	0.6	0	77.7	0	0.22	0.05	2.6	0.53	0.9	3	0.4	11	0	0
8	稻米(粳,标三)	100	345	13.9	7.2	0.8	0.4	77.2	0	0.33	0.03	3.6	0.38	1.3	5	0.7	11	0	0
9	稻米(粳,标四)	100	346	13.1	7.5	0.7	0.7	77.4	0	0.14	0.05	5.2	0.39	1.6	4	0.7	11	0	0
10	稻米(早籼,特等)	100	346	12.9	9.1	0.6	0.7	76	0	0.13	0.03	1.6	0	1.3	6	0.9	11	0	0
11	稻米(早籼,标一)	100	351	12.3	8.8	1	0.4	76.8	0	0.16	0.05	2	-0	1.9	10	1.2	11	0	0
12	稻米(早籼,标二)	100	345	13.7	9.5	1	0.5	74.6	0	0.2	0.09	3	0	0.8	6	1	11	0	0
13	稻米(晚籼,特)	100	342	14	8.1	0.3	0.2	76.7	0	0.09	0.1	1.5	0	0.8	6	0.7	11	0	0
14	稻米(晚籼,标一)	100	345	13.5	7.9	0.7	0.5	76.8	0	0.17	0.05	1.7	0.22	1.5	9	1.2	11	0	0
15	稻米(晚籼,标二)	100	343	14.2	8.6	0.8	0.4	75.3	0	0.18	0.06	2.6	0	0.9	6	2.8	11	0	0
16	稻米(籼)	100	347	12.6	7.9	0.6	0.8	77.5	0	0.09	0.04	1.4	0.54	1.7	12	1.6	11	0	0
17	稻米(优标)	100	349	12.8	8.3	1	0.5	76.8	-0	0.13	0.02	2.6	0	1.2	8	0.5	11	0	0
18	稻米(籼,标一)	100	346	13	7.7	0.7	0.6	77.3	0	0.15	0.06	2.1	0.43	2.7	7	1.3	11	0	0
19	稻谷(红)	64	344	13.4	7	2	2	74.4	0	0.15	0.03	5.1	0.19	22	0	5.5	11	0	0
20	稻米(香大米)	100	346	12.9	12.7	0.9	0.6	71.8	0	0	0.08	2.6	0.7	21.5	8	5.1	11	0	0
21	方便面	100	472	3.6	9.5	21.1	0.7	60.9	0	0.12	0.06	0.9	2.28	1144	25	4.1	11	0	0
22	麸皮	100	220	14.5	15.8	4	31.3	30.1	20	0.3	0.3	12.5	4.47	12.2	206	9.9	11	0	0
23	高粱米	100	351	10.3	10.4	3.1	4.3	70.4	0	0.29	0.1	1.6	1.88	6.3	22	6.3	11	0	0
24	挂面(赖氨酸)	100	347	11.9	11.2	0.5	0.2	74.5	0	0.18	0.03	2.5	0	292.8	26	2.3	11	0	0
25	挂面(标准粉)	100	344	12.4	10.1	0.7	1.6	74.4	0	0.19	0.04	2.5	1.11	15	14	3.5	11	0	0
26	挂面(精白粉)	100	347	12.7	9.6	0.6	0.3	75.7	0	0.2	0.04	2.4	0.88	110.6	21	3.2	11	0	0
27	谷子(龙谷)	100	383	0	10.9	0	3.1	84.8	0	0.42	0.17	0.6	3.3	0	0	0	11	0	0

续表

序号	名称	可食部分	能量	水分	蛋白质	脂肪	膳食纤维	碳水化合物	维生素A	维生素B_1	维生素B_2	烟酸	维生素E	钠	钙	铁	类别	维生素C	胆固醇
28	黑米[稻米(紫)]	100	333	14.3	9.4	2.5	3.9	68.3	0	0.33	0.13	7.9	0.22	7.1	12	1.6	11	0	0
29	花卷	100	217	45.7	6.4	1	0	45.6	0	0.02	0.02	1.1	0	95	19	0.4	11	0	0
30	黄米	100	342	11.1	9.7	1.5	4.4	72.5	0	0.09	0.13	1.3	4.61	3.3	0	0	11	0	0
31	煎饼	100	333	6.8	7.6	0.7	9.1	74.7	0	0.1	0.04	0.2	0	85.5	9	7	11	0	0
32	烤麸	100	121	68.6	20.4	0.3	0.2	9.1	0	0.04	0.05	1.2	0.42	230	30	2.7	11	0	0
33	苦荞麦粉	100	304	19.3	9.7	2.7	5.8	60.2	0	0.32	0.21	1.5	1.73	2.3	39	4.4	11	0	0
34	烙饼(标准粉)	100	255	36.4	7.5	2.3	1.9	51	0	0.02	0.04	0	1.03	149.3	20	2.4	11	0	0
35	馒头(蒸,标粉)	100	233	40.5	7.8	1	1.5	48.3	0	0.05	0.07	0	0.86	165.2	18	1.9	11	0	0
36	馒头(蒸,富强粉)	100	208	47.3	6.2	1.2	1	43.2	0	0.02	0.02	0	0.09	165	58	1.7	11	0	0
37	面筋(水)(水面筋)	100	140	63.5	23.5	0.1	0.9	11.4	0	0.1	0.07	1.1	0.65	15	76	4.2	11	0	0
38	面筋(油)(油面筋)	100	490	7.1	26.9	25.1	1.3	39.1	0	0.03	0.05	2.2	7.18	29.5	29	2.5	11	0	0
39	面条(富强粉)(切面)	100	285	29.2	9.3	1.1	0.4	59.5	0	0.18	0.04	2.2	0	1.5	24	2	11	0	0
40	面条(干)	100	355	10.5	11	0.1	0.2	77.5	0	0.28	0.05	2.7	0	60.9	8	9.6	11	0	0
41	面条(煮,富强粉)	100	109	72.6	2.7	0.2	0.1	24.2	0	0	0.01	1.8	0	26.9	4	0.5	11	0	0
42	面条(虾蓉面)	100	429	6.1	8.5	15.1	3.6	64.7	0	0	0.01	2.8	1.22	304.2	17	2	11	0	0
43	面条(标准粉)(切面)	100	280	29.7	8.5	1.6	1.5	58	0	0.3	0.1	3.1	0.47	3.4	13	2.6	11	0	0
44	米饭(蒸,籼米)	100	114	71.1	2.5	0.2	0.4	25.6	0	0.02	0.03	1.7	0	1.7	6	0.3	11	0	0
45	米饭(蒸,粳米)	100	117	70.6	2.6	0.3	0.2	26	0	0	0.03	2	0	3.3	7	2.2	11	0	0
46	米粉(干,细)	100	346	12.3	8	0.1	0.1	78.2	0	0.03	0	0.2	0	5.9	0	1.4	11	0	0
47	米粉(排米粉)	100	355	10.7	7.4	0.1	0.3	81.2	0	0.02	0.02	0.6	0	16.3	6	3.2	11	0	0
48	米粥(粳米)	100	46	88.6	1.1	0.3	0.1	9.8	0	0	0.03	0.2	0	2.8	7	0.1	11	0	0
49	糜子(带皮)	100	348	9.4	10.6	0.6	0	75.1	0	0.45	0.18	1.2	3.5	9.6	99	5	11	0	0
50	糜子米(炒米)	100	374	7.6	8.1	2.6	1	79.5	0	0.29	0.04	0.7	0	10.7	12	14.3	11	0	0
51	糯米(优糯米)	100	344	14.2	9	1	0.6	74.7	0	0.1	0.03	1.9	0.93	1.2	8	0.8	11	0	0
52	糯米(粳糯)	100	343	13.8	7.9	0.8	0.7	76	0	0.2	0.05	1.7	0.08	2.8	21	1.9	11	0	0
53	糯米(江米)	100	348	12.6	7.3	1	0.8	77.5	0	0.11	0.04	2.3	1.29	1.5	26	1.4	11	0	0
54	糯米(籼)	100	352	12.3	7.9	1.1	0.5	77.5	0	0.19	0.04	2.3	0	1.9	14	1.8	11	0	0
55	糯谷(早糯)	64	344	11.3	7.1	0	1.2	79	7	0.19	0.04	0.7	0.13	4.1	19	3	11	0	0
56	糯米(紫红,血糯米)	100	343	13.8	8.3	1.7	1.4	73.7	0	0.31	0.12	4.2	1.36	4	13	3.9	11	0	0
57	荞麦	100	324	13	9.3	2.3	6.5	66.5	3	0.28	0.16	2.2	4.4	4.7	47	6.2	11	0	0
58	青稞	100	298	12.1	10.2	1.2	13.4	61.6	0	0.32	0.21	3.6	1.25	0	0	0	11	0	0
59	烧饼(糖)	100	302	25.9	8	2.1	0	62.7	0	0	0.01	1.1	0.39	62.5	51	1.6	11	0	0
60	沙子面	100	362	10.6	9.9	1.1	0	78.2	0	0.01	0.08	1.1	0	0	19	0.9	11	0	0
61	通心面(通心粉)	100	350	11.8	11.9	0.1	0.4	75.4	0	0.12	0.03	1	0	35	14	2.6	11	0	0
62	五谷香	100	377	5.6	9.9	2.6	0.5	78.4	0	0.11	0.19	0	2.31	1	2	0.5	11	0	0
63	小麦(龙麦)	100	352	0	12	0	10.2	76.1	0	0.48	0.14	0	1.91	107.4	0	5.9	11	0	0
64	小麦粉(特二粉)	100	349	12	10.4	1.1	1.6	74.3	0	0.15	0.11	2	1.25	1.5	30	3	11	0	0
65	小麦粉(标准粉)	100	344	12.7	11.2	1.5	2.1	71.5	0	0.28	0.08	2	1.8	3.1	31	3.5	11	0	0
66	小麦粉(特一,精粉)	100	350	12.7	10.3	1.1	0.6	74.6	0	0.17	0.06	2	0.73	2.7	27	2.7	11	0	0

续表

序号	名 称	可食部分	能量	水分	蛋白质	脂肪	膳食纤维	碳水化合物	维生素A	维生素 B_1	维生素 B_2	烟酸	维生素E	钠	钙	铁	类别	维生素C	胆固醇
67	小麦胚粉	100	392	4.3	36.4	10.1	5.6	38.9	0	3.5	0.79	3.7	23.2	4.6	85	0.6	11	0	0
68	小米	100	358	11.6	9	3.1	1.6	73.5	17	0.33	0.1	1.5	3.63	4.3	41	5.1	11	0	0
69	小米粥	100	46	89.3	1.4	0.7	0	8.4	0	0.02	0.07	0.9	0.26	4.1	10	1	11	0	0
70	燕麦片	100	367	9.2	15	6.7	5.3	61.6	0	0.3	0.13	1.2	3.07	3.7	186	7	11	0	0
71	薏米(薏苡,回回米)	100	357	11.2	12.8	3.3	2	69.1	0	0.22	0.15	2	2.08	3.6	42	3.6	11	0	0
72	油饼	100	399	24.8	7.9	22.9	2	40.4	0	0.11	0.05	0	0	572.5	46	2.3	11	0	0
73	莜麦面	100	385	11	12.2	7.2	0	67.8	3	0.39	0.04	3.9	7.96	2.2	27	13.6	11	0	0
74	油条	100	386	21.8	6.9	17.6	0.9	50.1	0	0.01	0.07	0.7	3.19	585.2	6	1	11	0	0
75	玉米(白,包谷)	100	336	11.7	8.8	3.8	8	66.7	0	0.27	0.07	2.3	8.23	2.5	10	2.2	11	0	0
76	玉米(黄,包谷)	100	335	13.2	8.7	3.8	6.4	66.6	17	0.21	0.13	2.5	3.89	3.3	14	2.4	11	0	0
77	玉米(鲜,包谷)	46	106	71.3	4	1.2	2.9	19.9	0	0.16	0.11	1.8	0.46	1.1	0	1.1	11	0	0
78	玉米罐头(玉米笋)	100	4	93	1.1	0.2	4.9	0	7	0	0	0	0	170.9	6	0.1	11	0	0
79	玉米面(白)	100	340	13.4	8	4.5	6.2	66.9	0	0.34	0.06	3	6.89	0.5	12	1.3	11	0	0
80	玉米面(黄)	100	340	12.1	8.1	3.3	5.6	69.6	7	0.26	0.09	2.3	3.8	2.3	22	3.2	11	0	0
81	玉米面(黄豆玉米面)	100	339	13.6	11.8	4.9	6.4	61.9	0	0.21	0.04	3.1	7.13	1.6	18	3.4	11	0	0
82	玉米糁(黄)	100	347	12.8	7.9	3	3.6	72	0	0.1	0.08	1.2	0.57	1.7	49	2.4	11	0	0
83	玉米粥(即食)	100	390	6.3	7.2	3.7	0.4	81.9	0	0.02	0.03	2.2	0.08	1.7	11	9	11	0	0
84	糍粑[稞麦(熟品)]	100	257	49.3	4.1	13.1	1.8	30.7	0	0.05	0.15	1.9	2.68	8.9	71	13.9	11	0	0
85	扁豆	100	326	9.9	25.3	0.4	6.5	55.4	5	0.26	0.45	2.6	1.86	2.3	137	19.2	21	0	0
86	扁豆(白)	100	256	19.4	19	1.3	13.4	42.2	0	0.33	0.11	1.2	0.89	1	68	4	21	0	0
87	蚕豆(去皮)	100	304	11.5	24.6	1.1	10.9	49	8	0.13	0.23	2.2	4.9	21.2	49	2.9	21	0	0
88	蚕豆(带皮)	93	342	11.3	25.4	1.6	2.5	56.4	50	0.2	0.2	2.5	6.68	2.2	54	2.5	21	0	0
89	臭干	100	99	77.9	10.2	4.6	0.4	4.1	0	0.02	0.11	0.1	0	33.8	720	4.2	21	0	0
90	豆粕	100	310	11.5	42.6	2.1	7.6	30.2	0	0.49	0.2	2.5	5.81	76	154	14.9	21	0	0
91	豆腐	100	81	82.8	8.1	3.7	0.4	3.8	0	0.04	0.03	0.2	2.71	7.2	164	1.9	21	0	0
92	豆腐(内酯豆腐)	100	49	89.2	5	1.9	0.4	2.9	0	0.06	0.03	0.3	3.26	6.4	17	0.8	21	0	0
93	豆腐(南豆腐)	100	57	87.9	6.2	2.5	0.2	2.4	0	0.02	0.04	1	3.62	3.1	116	1.5	21	0	0
94	豆腐(北)	100	98	80	12.2	4.8	0.5	1.5	5	0.05	0.03	0.3	6.7	7.3	138	2.5	21	0	0
95	豆腐干	100	140	65.2	16.2	3.6	0.8	10.7	0	0.03	0.07	0.3	0	76.5	308	4.9	21	0	0
96	豆腐干(香干)	100	147	69.2	15.8	7.8	1.8	3.3	7	0.04	0.03	0.3	15.85	4.1	299	5.7	21	0	0
97	豆腐干(菜干)	100	136	71.3	13.4	7.1	0.3	4.7	0	0.01	0.01	0.3	0.62	633.6	179	3	21	0	0
98	豆腐干(酱油干)	100	158	70.2	14.9	9.1	0	4	0	0.02	0.03	0	16.41	90.3	413	5.9	21	0	0
99	豆腐干(小香干)	100	174	61	17.9	9.1	0.4	5	0	0.03	0.07	0	7.39	372.3	1 019	23.3	21	0	0
100	豆腐干(熏干)	100	153	67.5	15.8	6.2	0.3	8.5	2	0.03	0.01	1	7.03	232.7	173	3.9	21	0	0
101	豆腐花	100	401	1.6	10	2.6	0	84.3	42	0.02	0.03	0.4	5	0	175	3.3	21	0	0
102	豆腐卷(豆制五香卷)	100	200	59.2	17.8	13.9	4.5	1	0	0.02	0.04	0.2	46.66	537.2	6	6.2	21	0	0
103	豆腐卷	100	201	61.6	17.9	11.6	1	6.2	30	0.02	0.04	0.4	27.63	0	156	6.1	21	0	0
104	豆腐脑(老豆腐)	100	10	97.8	1.9	0.8	0	0	6	0.04	0.02	0.4	10.46	2.8	18	0.9	21	0	0
105	豆腐皮	100	409	16.5	44.6	17.4	0.2	18.6	0	0.31	0.11	1.5	20.63	9.4	116	30.8	21	0	0

续表

序号	名 称	可食部分	能量	水分	蛋白质	脂肪	膳食纤维	碳水化合物	维生素A	维生素B_1	维生素B_2	烟酸	维生素E	钠	钙	铁	类别	维生素C	胆固醇
106	豆腐丝	100	201	58.4	21.5	10.5	1.1	5.1	5	0.04	0.12	0.5	9.76	20.6	204	9.1	21	0	0
107	豆腐丝(干)	100	451	7.4	57.8	22.8	0	3.6	0	0.3	0.6	0	7.8	110	5	1.3	21	0	0
108	豆腐丝(油)	100	300	38.2	24.2	17.1	2.2	12.3	3	0.02	0.09	1.8	17.8	769.4	152	5	21	0	0
109	豆腐渣	100	35	89.2	3.2	0.8	2.6	3.7	0	0	0	0	0	0	0	0	21	0	0
110	豆肝尖	100	192	57.6	17.2	12	5.7	3.7	0	0.01	0.06	0.1	37.58	614.5	5	7.4	21	0	0
111	豆浆	100	13	96.4	1.8	0.7	1.1	0	15	0.02	0.02	0.1	0.8	3	10	0.5	21	0	0
112	豆浆粉	100	422	1.5	19.7	9.4	2.2	64.6	0	0.07	0.05	0.7	17.99	26.4	101	3.7	21	0	0
113	豆奶	100	30	94	2.4	1.5	0	1.8	0	0.02	0.06	0.3	4.5	3.2	23	0.6	21	0	0
114	豆沙	100	243	39.2	5.5	1.9	1.7	51	0	0.03	0.05	0.3	4.37	23.5	42	8	21	0	0
115	腐乳(白)	100	133	68.3	10.9	8.2	0.9	3.9	22	0.03	0.04	1	8.4	2 460	61	3.8	21	0	0
116	腐乳(臭,臭豆腐)	100	130	66.4	11.6	7.9	0.8	3.1	20	0.02	0.09	0.6	9.18	2 012	75	6.9	21	0	0
117	腐乳(桂林腐乳)	100	204	60.1	7.3	11.3	1	18.2	22	0.03	0.06	0.4	13.22	3 000	302	10.2	21	0	0
118	腐乳(红,酱豆腐)	100	151	61.2	12	8.1	0.6	7.6	15	0.02	0.21	0.5	7.24	3 091	87	11.5	21	0	0
119	腐乳(上海南乳)	100	138	64	9.9	8.1	0	6.4	0	0.04	0.12	0.8	7.75	2 110	142	2.9	21	0	0
120	腐乳(糟豆腐乳,糟乳)	100	158	57.5	11.7	7.4	0	11.2	0	0.02	0.02	0	8.99	7 410	62	22.5	21	0	0
121	腐竹	100	459	7.9	44.6	21.7	1	21.3	0	0.13	0.07	0.8	27.84	26.5	77	16.5	21	0	0
122	腐竹皮	100	489	8.2	56.6	26.3	0	6.5	0	0.13	0.04	0	18	119	48	11.2	21	0	0
123	高蛋白豆米粉	100	414	2	16.5	7.1	0	71	0	1.1	0.68	0	0	0	0	0	21	0	0
124	黑豆(黑大豆)	100	381	9.9	36.1	15.9	10.2	23.3	5	0.2	0.33	2	17.36	3	224	7	21	0	0
125	红豆馅	100	240	35.9	4.8	3.6	7.9	47.2	0	0.04	0.05	1.7	9.17	3.3	2	1	21	0	0
126	花豆(红)	100	317	14.8	19.1	1.3	5.5	57.2	72	0.25	0	3	6.13	12.5	38	0.3	21	0	0
127	花豆(紫)	97	315	13.2	17.2	1.4	7.4	58.4	47	0.14	0	2.7	9.64	19.6	221	5.9	21	0	0
128	黄豆(大豆)	100	359	10.2	35.1	16	15.5	18.6	37	0.41	0.2	2.1	18.9	2.2	191	8.2	21	0	0
129	黄豆粉	100	418	6.7	32.8	18.3	7	30.5	63	0.31	0.22	2.5	33.69	3.6	207	8.1	21	0	0
130	豇豆(紫)	100	315	11.2	18.9	0.4	6.9	58.9	3	0.22	0.09	2.4	11.42	4	67	7.9	21	0	0
131	豇豆	100	322	10.9	19.3	1.2	7.1	58.5	10	0.16	0.08	1.9	8.61	6.8	40	7.1	21	0	0
132	绿豆	100	316	12.3	21.6	0.8	6.4	55.6	22	0.25	0.11	2	10.95	3.2	81	6.5	21	0	0
133	绿豆饼(饼折)	100	122	69.7	15.2	1.2	0	12.7	0	0.07	0.02	0	0	3.1	18	1	21	0	0
134	绿豆面	100	330	9.6	20.8	0.7	5.8	60	15	0.45	0.12	0.7	0	3.3	134	8.1	21	0	0
135	卤干	100	336	32.4	14.5	16.7	1.6	31.8	0	0.03	0.14	0.2	0	40.9	731	3.9	21	0	0
136	眉豆(饭豇豆)	100	320	12	18.6	1.1	6.6	59	0	0.15	0.18	2.1	12.29	86.5	60	5.5	21	0	0
137	脑豆	100	360	10.7	23.4	3.8	1.5	58.1	0	0.35	0.28	2.9	19.21	12	327	7.7	21	0	0
138	膨化豆粕(大豆蛋白)	100	321	9.3	36.7	0.7	5.9	42	0	0	0.11	5.8	1.14	3.3	144	9.8	21	0	0
139	蒲包干	100	135	72.5	12.1	5.7	0	8.9	0	0.02	0.01	0	14.09	633.1	134	9.1	21	0	0
140	千张(百页)	100	260	52	24.5	16	1	4.5	5	0.04	0.05	0.2	23.38	20.6	313	6.4	21	0	0
141	青豆(青大豆)	100	373	9.5	34.6	16	12.6	22.7	132	0.41	0.18	3	10.09	1.8	200	8.4	21	0	0
142	酸豆乳	100	67	84.5	2.2	1.2	0	11.8	0	0.06	0	0.7	1.11	18.6	32	0.4	21	0	0
143	素大肠	100	153	63	18.1	3.6	1	12	0	0.02	0.02	0.1	0	144.7	445	3.8	21	0	0
144	素火腿	100	211	55	19.1	13.2	0.9	3.9	0	0.01	0.03	0.1	25.99	675.9	8	7.3	21	0	0

续表

序号	名称	可食部分	能量	水分	蛋白质	脂肪	膳食纤维	碳水化合物	维生素A	维生素B_1	维生素B_2	烟酸	维生素E	钠	钙	铁	类别	维生素C	胆固醇
145	素鸡	100	192	64.3	16.5	12.5	0.9	3.3	10	0.02	0.03	0.4	17.8	373.8	319	5.3	21	0	0
146	素虾(炸)	100	576	3.4	27.6	44.4	2.7	16.6	0	0.04	0.02	1.6	50.79	1 440	251	6.3	21	0	0
147	素鸡丝卷	100	186	63.5	11.2	13.7	5.6	4.5	5	0.03	0.04	0.5	27.72	0	103	6	21	0	0
148	素什锦	100	173	65.3	14	10.2	2	6.3	0	0.07	0.04	0.5	9.51	475.1	174	6	21	0	0
149	酥香兰花豆	100	416	9.2	12.8	13.6	1.2	60.5	0	0.26	0.17	1.5	8.13	109.8	59	2.3	21	0	0
150	豌豆	100	313	10.4	20.3	1.1	10.4	55.4	42	0.49	0.14	2.4	8.47	9.7	97	4.9	21	0	0
151	豌豆(花)	100	322	11.5	21.6	1	6.9	56.7	40	0.68	0.22	2.4	9.63	3.2	106	4.4	21	0	0
152	小豆(红,红小豆)	100	309	12.6	20.2	0.6	7.7	55.7	13	0.16	0.11	2	14.36	2.2	74	7.4	21	0	0
153	油豆腐(豆腐泡)	100	244	58.8	17	17.6	0.6	4.3	5	0.05	0.04	0.3	24.7	32.5	147	5.2	21	0	0
154	油炸豆瓣	100	405	8.1	25.1	9.8	0.7	54	0	0.11	0.2	1.8	7.88	359.4	63	1.9	21	0	0
155	油炸豆花	100	400	12.2	33.4	14.8	1.8	33.3	0	0.04	0.26	1.8	18.75	0	0	0	21	0	0
156	芸豆(白)	100	296	14.4	23.4	1.4	9.8	47.4	0	0.18	0.26	2.4	6.16	0	0	0	21	0	0
157	芸豆(红)	100	314	11.1	21.4	1.3	8.3	54.2	30	0.18	0.09	2	7.74	0.6	176	5.4	21	0	0
158	芸豆(虎皮)	100	334	10.2	22.5	0.9	3.5	59	0	0.37	0.28	2.1	6.02	3.3	156	1.7	21	0	0
159	芸豆(杂,带皮)	100	306	9.8	22.4	0.6	10.5	52.8	0	0	0	0	0	10.5	349	8.7	21	0	0
160	杂豆	100	316	11.4	8.2	1	6.8	68.6	0	0	0	0	0	0	0	0	21	0	0
161	枝竹	100	472	6.9	44.5	24.7	2.7	18	0	0.11	0.07	0.9	26.78	83	49	10.8	21	0	0
162	扁豆(鲜)	91	37	88.3	2.7	0.2	2.1	6.1	25	0.04	0.07	0.9	0.24	3.8	38	1.9	22	13	0
163	蚕豆(鲜)	31	104	70.2	8.8	0.4	3.1	16.4	52	0.37	0.1	1.5	0.83	4	16	3.5	22	16	0
164	刀豆	92	35	89	3.1	0.2	1.8	5.3	37	0.05	0.07	1	0.31	5.9	48	3.2	22	15	0
165	豆角	96	30	90	2.5	0.2	2.1	4.6	33	0.05	0.07	0.9	2.24	3.4	29	1.5	22	18	0
166	豆角(白)	97	30	89.7	2.2	0.2	2.6	4.8	97	0.06	0.04	0.9	2.38	9.5	26	0.8	22	39	0
167	发芽豆	83	128	66.1	12.4	0.7	1.3	18.1	0	0.3	0.17	2.3	2.8	3.9	41	5	22	4	0
168	荷兰豆	88	27	91.9	2.5	0.3	1.4	3.5	80	0.09	0.04	0.7	0.3	8.8	51	0.9	22	16	0
169	黄豆芽	100	44	88.8	4.5	1.6	1.5	3	5	0.04	0.07	0.6	0.8	7.2	21	0.9	22	8	0
170	豇豆(鲜)	97	29	90.3	2.9	0.3	2.3	3.6	42	0.07	0.09	1.4	4.39	2.2	27	0.5	22	19	0
171	豇豆(鲜,长)	98	29	90.8	2.7	0.2	1.8	4	20	0.07	0.07	0.8	0.65	4.6	42	1	22	18	0
172	绿豆芽	100	18	94.6	2.1	0.1	0.8	2.1	3	0.05	0.06	0.5	0.19	4.4	9	0.6	22	6	0
173	垅船豆	82	34	90.3	2	0.4	1.3	5.5	13	0.04	0.02	0.3	0.9	0.9	37	1.3	22	13	0
174	龙豆	98	32	90	3.7	0.5	1.9	3.1	87	0.04	0.06	1	0.77	4.1	147	1.3	22	11	0
175	龙牙豆(玉豆)	93	17	94.4	2.6	0.2	1.3	1.1	87	0.01	0.54	0.8	0	1.8	30	0.8	22	12	0
176	毛豆(青豆)	53	123	69.6	13.1	5	4	6.5	22	0.15	0.07	1.4	2.44	3.9	135	3.5	22	27	0
177	四季豆(菜豆)	96	28	91.3	2	0.4	1.5	4.2	35	0.04	0.07	0.4	1.24	8.6	42	1.5	22	6	0
178	豌豆(鲜)	42	105	70.2	7.4	0.3	3	18.2	37	0.43	0.09	2.3	1.21	1.2	21	1.7	22	14	0
179	豌豆苗	98	29	92.7	3.1	0.6	0	2.8	0	0	0	0	0	26.3	59	1.8	22	0	0
180	油豆角(多花菜豆)	99	22	92.2	2.4	0.3	1.6	2.3	27	0.07	0.08	1.4	2.39	3.3	69	1.9	22	11	0
181	芸豆(鲜)	96	25	91.1	0.8	0.1	2.1	5.3	40	0.33	0.06	0.8	0.07	4	88	1	22	9	0
182	百合	82	162	56.7	3.2	0.1	1.7	37.1	0	0.02	0.04	0.7	0	6.7	11	1	33	18	0
183	百合(干)	100	342	10.3	6.7	0.5	1.7	77.8	0	0.05	0.09	0.9	0	37.3	32	5.9	33	0	0

续表

序号	名　称	可食部分	能量	水分	蛋白质	脂肪	膳食纤维	碳水化合物	维生素A	维生素B_1	维生素B_2	烟酸	维生素E	钠	钙	铁	类别	维生素C	胆固醇
184	百合(脱水)	100	343	9.9	8.1	0.1	1.7	77.4	0	0	0.02	1.1	0	69.8	29	5	33	7	0
185	荸荠(马蹄,地栗)	78	59	83.6	1.2	0.2	1.1	13.1	3	0.02	0.02	0.7	0.65	15.7	4	0.6	33	7	0
186	慈菇(乌芋,白地果)	89	94	73.6	4.6	0.2	1.4	18.5	0	0.14	0.07	1.6	2.16	39.1	14	2.2	33	4	0
187	甘薯(红心,山芋红薯)	90	99	73.4	1.1	0.2	1.6	23.1	125	0.04	0.04	0.6	0.28	28.5	23	0.5	33	26	0
188	甘薯(白心,红皮山芋)	86	104	72.6	1.4	0.2	1	24.2	37	0.07	0.04	0.6	0.43	58.2	24	0.8	33	24	0
189	甘薯粉(地瓜粉)	100	336	14.5	2.7	0.2	0.1	80.8	3	0.03	0.05	0.2	26.4	26.4	33	10	33	0	0
190	甘薯片(白薯干)	100	340	12.1	4.7	0.8	2	78.5	25	0.15	0.11	1.1	0.38	26.4	112	3.7	33	9	0
191	胡萝卜(红)	96	37	89.2	1	0.2	1.1	7.7	688	0.04	0.03	0.6	0.41	71.4	32	1	33	13	0
192	胡萝卜(黄)	97	43	87.4	1.4	0.2	1.3	8.9	668	0.04	0.04	0.2	0	25.1	32	0.5	33	16	0
193	胡萝卜(脱水)	100	320	10.9	4.2	1.9	6.4	71.5	2 875	0.12	0.15	2.6	0	300.7	458	8.5	33	32	0
194	茭笋	77	25	91.1	1.7	0.2	2	4.2	0	0.05	0.04	0.8	0.42	39.8	2	0.5	33	12	0
195	姜	95	41	87	1.3	0.6	2.7	7.6	28	0.02	0.03	0.8	0	14.9	27	1.4	33	4	0
196	姜(干)	95	273	14.9	9.1	5.7	17.7	46.3	0	0	0.1	0	0.01	9.9	62	0	33	0	0
197	姜(子姜,嫩姜)	82	19	94.5	0.7	0.6	0.9	2.8	0	0	0.01	0.3	0	1.9	9	0.8	33	2	0
198	芥菜头(大头菜,水芥)	83	33	89.6	1.9	0.2	1.4	6	0	0.06	0.02	0.6	0.2	65.6	65	0.8	33	34	0
199	洋姜(洋生姜,菊芋)	100	56	80.8	2.4	0	4.3	11.5	0	0.01	0.01	1.4	0	11.5	23	7.2	33	0	0
200	玉兰片	100	43	78	2.6	0.4	11.3	7.3	0	0.04	0.07	0.1	1.9	1.9	42	3.6	33	1	0
201	芋头(芋艿,毛芋)	84	79	78.6	2.2	0.2	1	17.1	27	0.06	0.05	0.7	0.45	33.1	36	1	33	6	0
202	竹笋	63	19	92.8	2.6	0.2	1.8	1.8	0	0.08	0.08	0.6	0.05	0.4	9	0.5	33	5	0
203	竹笋(白笋,干)	64	196	10	26	4	43.2	13.9	2	0	0.32	0.2	0	0	31	4.2	33	0	0
204	竹笋(鞭笋,马鞭笋)	45	11	90.1	2.6	0	6.6	0.1	0	0.05	0.09	0.5	0	0	17	2.5	33	7	0
205	竹笋(春笋)	66	20	91.4	2.4	0.1	2.8	2.3	5	0.05	0.04	0.4	0	6	8	2.4	33	5	0
206	竹笋(黑笋,干)	76	213	14.4	17.6	2.4	27.2	30.3	0	0	0.41	1.9	0	6.2	30	18.9	33	0	0
207	竹笋(毛笋,毛竹笋)	67	21	93.1	2.2	0.2	1.3	2.5	0	0.04	0.05	0.3	0.15	5.2	16	0.9	33	9	0
208	白菜(脱水)	100	286	10	6.2	0.8	9.4	63.5	0	0.24	0	4.8	187	492.5	908	13.8	31	187	0
209	白菜(大白菜)	92	21	93.6	1.7	0.2	0.6	3.1	42	0.06	0.07	0.8	0.92	89.3	69	0.5	31	47	0
210	白菜薹(菜薹,菜心)	84	25	91.3	2.8	0.5	1.7	2.3	160	0.05	0.08	1.2	0.52	26	96	2.8	31	44	0
211	菠菜(赤根菜)	89	24	91.2	2.6	0.3	1.7	2.8	487	0.04	0.11	0.6	1.74	85.2	66	2.9	31	32	0
212	菠菜(脱水)	100	283	9.2	6.4	0.6	12.7	63	598	0.2	0.18	3.9	7.73	242	411	25.9	31	82	0
213	菜花(花椰菜)	82	24	92.4	2.1	0.2	1.2	3.4	5	0.03	0.08	0.6	0.43	31.6	23	1.1	31	61	0
214	菜花(脱水)	100	286	9.8	6.5	0.6	13.2	63.6	0	0.21	0	7.4	0	264.3	185	6.4	31	82	0
215	菜节(油菜薹,油菜心)	93	20	94.2	1.9	0.6	1	1.8	185	0.02	0.1	0.5	0.48	56.2	92	1.3	31	54	0
216	莼菜(瓶装,花案板)	100	20	94.5	1.4	0.1	0.5	3.3	55	0	0.01	0.1	0.9	7.9	42	2.4	31	0	0
217	葱茎(脱水)	100	303	9.7	6.3	0.4	11.4	68.6	35	0.07	0.06	3	0	44.9	49	22.1	31	89	0
218	葱头(洋葱)	90	39	89.2	1.1	0.2	0.9	8.1	3	0.03	0.03	0.3	0.14	4.4	24	0.6	31	8	0
219	葱头(白皮,脱水)	100	330	9.1	5.5	0.4	5.7	76.2	5	0.16	0.16	1	0	31.7	186	0.9	31	22	0
220	葱头(紫皮,脱水)	100	324	9.1	6.9	0.4	7.5	73.1	3	0.2	0.14	1	0	77.4	351	6.2	31	5	0
221	大白菜(青白口)	83	15	95.1	1.4	0.1	0.9	2.1	13	0.03	0.04	0.4	0.36	48.4	35	0.6	31	28	0
222	榨菜	100	29	75	2.2	0.3	2.1	4.4	83	0.03	0.06	0.5	0	4253	155	3.9	84	2	0

续表

序号	名称	可食部分	能量	水分	蛋白质	脂肪	膳食纤维	碳水化合物	维生素A	维生素B_1	维生素B_2	烟酸	维生素E	钠	钙	铁	类别	维生素C	胆固醇
223	草菇(大黑头,细花草)	100	23	92.3	2.7	0.2	1.6	2.7	0	0.08	0.34	8	0.4	73	17	1.3	34	0	0
224	大红菇(草质红菇)	100	200	15.5	24.4	2.8	31.6	19.3	13	0.26	6.9	19.5	0	1.7	1	7.5	34	2	0
225	地衣(水浸)	100	3	96.4	1.5	0	1.8	0	37	0.02	0.28	0.5	2.24	10.7	14	21.1	34	0	0
226	冬菇(干,毛柄金线菌)	86	212	13.4	17.8	1.3	32.3	32.3	5	0.17	1.4	24.4	3.47	20.4	55	10.5	34	5	0
227	发菜	100	246	10.5	22.8	0.8	21.9	36.8	0	0.23	0	0	21.7	103.3	875	99.3	34	0	0
228	海带(干,江白菜,昆布)	98	77	70.5	1.8	0.1	6.1	17.3	40	0.01	0.1	0.8	0.85	327.4	348	4.7	34	0	0
229	海带(鲜,江白菜,昆布)	100	17	94.4	1.2	0.1	0.5	1.6	0	0.02	0.15	1.3	1.85	8.6	46	0.9	34	0	0
230	海冻菜(石花菜,冻菜)	100	314	15.6	5.4	0.1	0	72.9	0	0.06	0.2	3.3	14.84	380.8	167	2	34	0	0
231	猴头菇(罐装)	100	13	92.3	2	0.2	4.2	0.7	0	0.01	0.04	0.2	0.46	175.2	19	2.8	34	4	0
232	黄蘑	89	166	39.3	16.4	1.5	18.3	21.8	12	0.15	1	5.8	1.26	0	11	22.5	34	0	0
233	金针菇(智力菇)	100	26	90.2	2.4	0.4	2.7	3.3	5	0.15	0.19	4.1	1.14	4.3	0	1.4	34	2	0
234	金针菇(罐装)	100	21	91.6	1	0	2.5	4.2	0	0.01	0.01	0.6	0.98	238.2	14	1.1	34	0	0
235	口蘑(白蘑)	100	242	9.2	38.7	3.3	17.2	14.4	0	0.07	0.08	44.3	8.57	5.2	169	19.4	34	0	0
236	蘑菇(干)	100	252	13.7	21	4.6	21	31.7	273	0.1	1.1	30.7	6.18	23.3	127	0	34	5	0
237	蘑菇(鲜,鲜蘑)	99	20	92.4	2.7	0.1	2.1	2	2	0.08	0.35	4	0.56	8.3	6	1.2	34	2	0
238	木耳(黑木耳,云耳)	100	205	15.5	12.1	1.5	29.9	35.7	17	0.17	0.44	2.5	11.34	48.5	247	97.4	34	0	0
239	木耳(水发,黑木耳,云耳)	100	21	91.8	1.5	0.2	2.6	3.4	3	0.01	0.05	0.2	7.51	8.5	34	5.5	34	1	0
240	平菇(鲜,糙皮)	93	20	92.5	1.9	0.3	2.3	2.3	2	0.06	0.16	3.1	0.79	3.8	5	1	34	4	0
241	普大香杏丁蘑	100	207	14.1	22.4	0.2	24.9	29	0	0	3.11	0	43.4	43.4	17	113.2	34	0	0
242	普中红蘑	100	214	12.3	18.4	0.7	24.6	33.5	0	0	1.16	0	0	4.3	14	235.1	34	0	0
243	琼脂(紫菜胶)	100	311	21.1	1.1	0.2	0.1	76.2	0	0	0	0	0	3.3	100	7	34	0	0
244	双孢蘑菇(洋蘑菇)	97	22	92.4	4.2	0.1	1.5	1.2	0	0	0.27	3.2	0	2	2	0.9	34	0	0
245	松蘑(松口蘑,松茸)	100	112	16.1	20.3	3.2	47.8	0.4	0	0.01	1.48	0	3.09	4.3	14	86	34	0	0
246	苔菜	100	148	23.7	19	0.4	9.1	17.2	0	0.35	0.4	4	0	4 956	185	283.7	34	0	0
247	香菇(干,香蕈,冬菇)	95	211	12.3	20	1.2	31.6	30.1	3	0.19	1.26	20.5	0.66	11.2	83	10.5	34	5	0
248	香菇(鲜,香蕈,冬菇)	100	19	91.7	2.2	0.3	3.3	1.9	0	0	0.08	2	0	1.4	2	0.3	34	1	0
249	香杏片口蘑	100	207	15.1	33.4	1.5	22.6	15	0	0	1.9	0	0	21	15	137.5	34	0	0
250	羊肚菌(干,狼肚)	100	295	14.3	26.9	7.1	12.9	30.8	209	0.1	2.25	8.8	3.58	33.6	87	30.7	34	3	0
251	银耳(白木耳)	96	200	14.6	10	1.4	30.4	36.9	8	0.05	0.25	5.3	1.26	82.1	36	4.1	34	0	0
252	榛蘑(假蜜环菌)	77	157	51.1	9.5	3.7	10.4	21.5	7	0.01	0.69	7.5	3.34	0	11	25.1	34	0	0
253	珍珠白蘑	100	212	12.1	18.3	0.7	23.3	33	228	0.27	0.02	7.3	1.82	4.4	24	189.8	34	0	0
254	紫菜	100	207	12.7	26.7	1.1	21.6	22.5	228	0.27	1.02	7.3	1.82	710.5	264	54.9	34	2	0
255	芭蕉(甘蕉,板蕉,牙蕉)	68	109	68.9	1.2	0.1	3.1	25.8	0	0.02	0.02	0.6	0	1.3	6	0.3	41	0	0
256	菠萝(凤梨,地菠萝)	68	41	88.4	0.5	0.1	1.3	9.5	33	0.04	0.02	0.2	0	0.8	12	0.6	41	18	0
257	菠萝蜜肉	43	103	73.2	0.2	0.3	0.8	24.9	0	0.06	0.05	0.7	0.52	11.4	9	0.5	41	9	0
258	菠萝蜜子	97	160	57	4.9	0.3	2.3	34.4	0	0.31	0.16	0.9	0.12	11.5	18	1.6	41	16	0
259	草莓	97	30	91.3	1	0.2	1.1	6	5	0.02	0.03	0.3	0.71	4.2	18	1.8	41	47	0
260	草莓酱	100	269	32.5	0.8	0.2	0.2	66.1	0	0.15	0.1	0.2	0.49	8.7	44	2.1	41	1	0
261	橙	74	47	87.4	0.8	0.2	0.6	10.5	27	0.05	0.04	0.3	0.56	1.2	20	0.4	41	33	0

续表

序号	名称	可食部分	能量	水分	蛋白质	脂肪	膳食纤维	碳水化合物	维生素A	维生素B_1	维生素B_2	烟酸	维生素E	钠	钙	铁	类别	维生素C	胆固醇
262	吊蛋	95	56	81.7	0.8	0.4	4.4	12.4	0	0.01	0	0	2.19	0.6	11	0.2	41	0	0
263	番石榴(鸡矢果,番桃)	97	41	83.9	1.1	0.4	5.9	8.3	53	0.02	0.05	0.3	0	3.3	13	0.2	41	68	0
264	柑	77	51	86.9	0.7	0.2	0.4	11.5	148	0.08	0.04	0.4	0.92	1.4	35	0.2	41	28	0
265	橄榄(白榄)	80	49	83.1	0.8	0.2	4	11.1	22	0.01	0.01	0.7	0	0	49	0.2	41	3	0
266	甘蔗汁	100	64	83.1	0.4	0.1	0.6	15.4	2	0.01	0.02	0.2	0	3	14	0.4	41	2	0
267	桂圆(鲜)	50	70	81.4	1.2	0.1	0.4	16.2	3	0.01	0.14	1.3	0	3.9	6	0.2	41	43	0
268	桂圆(干,龙眼,圆眼)	37	273	26.9	5	0.2	2	62.8	0	0	0.39	1.3	0	3.3	38	0.7	41	12	0
269	桂圆肉	100	313	17.7	4.6	1	2	71.5	0	0.04	1.03	8.9	0	7.3	39	3.9	41	27	0
270	果丹皮	100	321	16.7	1	0.8	2.6	77.4	25	0.02	0.03	0.7	1.85	115.5	52	11.6	41	3	0
271	海棠果	86	73	79.9	0.3	0.2	1.8	17.4	118	0.05	0.03	0.2	0.25	0.6	15	0.4	41	20	0
272	海棠脯	100	286	25.8	0.6	0.2	2.2	70.4	10	0.02	0.05	0.3	1.11	200.5	19	3.1	41	0	0
273	海棠罐头	100	53	85.4	0.5	0.2	1.3	12.3	0	0	0	0	0	8.8	43	2.3	41	0	0
274	黑枣(无核,乌枣,软枣)	98	228	39	1.7	0.3	2.6	54.7	7	0	0	2.1	1.88	6.3	108	1.2	41	0	0
275	红果(山里红,大山楂)	76	95	73	0.5	0.6	3.1	22	17	0.02	0.02	0.4	7.32	5.4	52	0.9	41	53	0
276	红果(干)	100	152	11.1	4.3	2.2	49.7	28.7	10	0.02	0.18	0.7	0.47	9.9	144	0.4	41	2	0
277	黄皮果(黄皮)	59	31	87.6	1.6	0.2	4.3	5.6	0	0.13	0.06	0	0	6.5	0	0.4	41	35	0
278	金糕	100	176	55	0.2	0	0.6	43.7	3	0.18	0.07	0.1	0.42	34.3	49	1.8	41	4	0
279	金糕条	100	300	22.6	0.6	0.6	1.6	73	10	0.02	0.08	0.3	4.54	192.1	42	6.3	41	10	0
280	金橘(金枣)	89	55	84.7	1	0.2	1.4	12.3	62	0.04	0.03	0.3	1.58	3	56	1	41	35	0
281	橘柑子(宽皮桂)	78	43	88.6	0.8	0.1	0.5	9.7	82	0.04	0.03	0.2	1.22	0.8	24	0.2	41	35	0
282	橘(福橘)	67	45	88.1	1	0.2	0.4	9.9	100	0.05	0.02	0.3	0	0.5	27	0.8	41	11	0
283	橘(芦柑)	77	43	88.5	0.6	0.2	0.6	9.7	87	0.02	0.03	0.2	0	1.3	45	1.4	41	19	0
284	橘(三湖红橘)	68	41	88.5	0.8	0.3	1.3	8.7	0	0.03	0.02	0.3	0.3	1.4	33	0.2	41	3	0
285	橘(四川红橘)	78	40	89.1	0.7	0.1	0.7	9.1	30	0.24	0.04	0.3	0.27	1.7	42	0.5	41	33	0
286	橘(小叶橘)	81	38	89.5	1.1	0.2	0.9	7.9	0	0.25	0.03	0.7	0.74	2.1	72	0.2	41	0	0
287	橘(早橘)	82	57	85.6	1.2	0.2	0.1	12.5	857	0.09	0.03	0.3	1.45	0.9	21	0.9	41	25	0
288	橘(蜜橘)	76	42	88.2	0.8	0.4	1.4	8.9	277	0.05	0.04	0.2	0.45	1.3	19	0.2	41	19	0
289	橘饼	100	364	5.4	0.6	0.4	3.5	89.4	43	0.03	0.19	0.6	0	485.9	125	0.8	41	0	0
290	李(玉皇李)	91	36	90	0.7	0.2	0.9	7.8	25	0.03	0.02	0.4	0.74	3.8	8	0.6	41	5	0
291	梨	75	32	90	0.4	0.1	2	7.3	0	0.01	0.04	0.1	0	3.9	11	0	41	1	0
292	梨(巴梨)	79	46	86.1	0.4	0.2	2.2	10.7	2	0.03	0.05	0.2	0.52	1	6	0.2	41	11	0
293	梨(冬果梨)	87	37	86.2	0.4	0.2	4.3	8.5	3	0	0.03	0.2	0	0	0	0	41	6	0
294	梨(鹅黄梨)	68	37	88.6	0.3	0.1	1.9	8.8	0	0.03	0.02	0	1.77	1.7	1	0	41	8	0
295	梨(早酥梨)	92	43	85.8	0.2	0.2	3.6	10	7	0	0	0	0	0.2	12	0.2	41	12	0
296	梨(红肖梨)	87	30	89.1	0.2	0	3.2	7.3	2	0.07	0.46	0.6	0.46	3.4	11	0.4	41	4	0
297	梨(锦丰梨)	92	44	85.5	0.2	0.1	3.2	10.7	3	0	0	0	0	0	0	0	41	6	0
298	梨(京白梨)	79	54	85.3	0.2	0.5	1.4	12.3	0	0.02	0.02	0.2	0.08	0.7	7	0.3	41	3	0
299	梨(库尔勒梨)	91	28	85.9	0.1	0.1	6.7	6.7	0	0	0	0	0	3.7	22	1.2	41	0	0
300	梨(莱阳梨)	80	49	84.8	0.3	0.2	2.6	11.5	0	0.03	0.02	0.3	0.61	1.8	10	0.4	41	3	0

续表

序号	名 称	可食部分	能量	水分	蛋白质	脂肪	膳食纤维	碳水化合物	维生素A	维生素B_1	维生素B_2	烟酸	维生素E	钠	钙	铁	类别	维生素C	胆固醇
301	梨(砀山梨)	91	48	83.7	0.2	0.2	4.2	11.4	0	0	0	0	0	0	0	0	41	0	0
302	梨(马蹄黄梨)	74	47	86.8	0.3	0.1	1.3	11.2	0	0.03	0.03	0	1.8	3.3	2	0.1	41	10	0
303	梨(明月梨)	81	53	85.9	0.3	0.2	0.9	12.4	0	0.02	0.03	0	2.09	1.4	2	0.4	41	6	0
304	梨(木梨)	80	28	91	0.4	0.1	1.9	6.3	0	0.01	0.04	0.1	0.47	3	4	0.1	41	5	0
305	梨(苹果梨)	94	48	85.4	0.2	0.1	2.3	11.6	5	0	0.01	0.5	0	2.4	4	0.4	41	4	0
306	梨(软梨)	68	14	87.4	0.4	0.2	9.1	2.6	3	0	0	0	0	1	25	0.9	41	0	0
307	梨(苏木梨)	88	48	85.6	0.6	0.3	2.5	10.6	0	0.01	0.02	0.4	0	0	0	0	41	5	0
308	梨(酥梨)	72	43	88	0.3	0.1	1.2	10.2	0	0.03	0.02	0	1.82	2.3	2	0	41	11	0
309	梨(酸梨)	85	26	89.6	0.1	0.1	3.7	6.1	0	0.03	0.22	0.8	1.28	8.5	12	0.6	41	14	0
310	梨(香梨)	89	46	85.8	0.3	0.1	2.7	10.9	12	0	0	0.1	0	0.8	6	0.4	41	0	0
311	梨(雪花梨)	86	41	88.8	0.2	0.1	0.8	9.8	17	0.01	0.01	0.3	0.19	0.6	5	0.3	41	4	0
312	梨(鸭梨)	82	43	88.3	0.2	0.2	1.1	10	2	0.03	0.03	0.2	0.31	1.5	4	0.9	41	4	0
313	梨(鸭广梨,广梨)	76	50	82.4	0.6	0.2	5.1	11.4	0	0	0.02	0.3	0.48	1	18	0.2	41	4	0
314	梨(专把梨)	74	35	87.7	0.5	1.3	4.9	5.3	0	0.01	0.12	0.1	0	5.3	5	0.2	41	4	0
315	梨(紫酥梨)	59	47	86	0.3	0.1	2	11.3	0	0.03	0.04	0	3.64	1.7	1	0	41	9	0
316	梨(冬果梨罐头)	100	47	83.6	0.3	0	4.5	11.4	0	0.01	0	0	2	2	16	1.4	41	0	0
317	梨(糖水罐头)	100	33	90.4	0.5	0.2	1.4	7.4	0	0.02	0.04	0.2	0.02	2.1	2	0.3	41	0	0
318	荔枝(鲜)	73	70	81.9	0.9	0.2	0.5	16.1	2	0.1	0.04	1.1	0	1.7	2	0.4	41	41	0
319	芒果(抹猛果,望果)	60	32	90.6	0.6	0.2	1.3	7	1 342	0.01	0.04	0.3	1.21	2.8	0	0.2	41	23	0
320	面蛋	60	84	74.5	1.6	0.5	3.3	18.4	22	0.03	0	0	4.11	3.8	206	4.3	41	0	0
321	南瓜果脯	100	336	15.4	0.9	0.2	0.7	82.6	0	0.01	0	0	0	16.4	176	0	41	7	0
322	柠檬	66	35	91	1.1	1.2	1.3	4.9	0	0.05	0.02	0.6	1.14	1.1	101	0.8	41	22	0
323	柠檬汁	100	26	93.1	0.9	0.2	0.3	5.2	0	0.01	0.02	0.1	0	1.2	24	0.1	41	11	0
324	枇杷	62	39	89.3	0.8	0.2	0.8	8.5	117	0.01	0.03	0.3	0.24	4	17	1.1	41	8	0
325	苹果	76	52	85.9	0.2	0.2	1.2	12.3	3	0.06	0.02	0.2	2.12	1.6	4	0.6	41	4	0
326	苹果(伏苹果)	86	45	87.3	0.5	0.1	1.2	10.6	0	0.04	0.04	0.4	0.15	1.3	15	0.3	41	2	0
327	苹果(红星苹果)	85	57	85	0.4	0.1	0.8	13.5	2	0	0.02	0	0.21	2.3	2	0.2	41	1	0
328	苹果(黄元帅苹果)	80	55	84.6	0.2	0.3	1.8	12.9	15	0.02	0.02	0.1	0.21	0.6	5	0.3	41	4	0
329	苹果(国光苹果)	78	54	85.9	0.3	0.3	0.8	12.5	10	0.02	0.03	0.2	0.11	1.3	8	0.3	41	4	0
330	苹果(旱)	96	30	90.8	0.4	0.2	1.7	6.7	0	0.01	0.03	0.1	0	0	0	0	41	0	0
331	苹果(红富士苹果)	85	45	86.9	0.7	0.4	2.1	9.6	100	0.01	0	0	1.46	0.7	3	0.7	41	2	0
332	苹果(红香蕉苹果)	87	49	86.9	0.4	0.2	0.9	11.4	17	0.01	0.02	0.1	0.36	2	5	0.6	41	3	0
333	苹果(金元帅苹果)	78	50	86.2	0.2	0.1	1.1	12.2	15	0.05	0.01	0.1	0.61	1.7	2	0.2	41	4	0
334	苹果(黄香蕉苹果)	88	49	85.6	0.3	0.2	2.2	11.5	3	0	0.03	0.3	0.79	0.8	10	0.3	41	4	0
335	苹果(香玉苹果)	69	59	83.4	0.5	0.1	1.7	14	10	0.03	0.02	0	0.84	2.6	3	0.3	41	6	0
336	苹果(印度苹果)	90	44	84	0.6	0.2	4.9	9.9	3	0.04	0.02	0.1	0	0	0	0	41	0	0
337	苹果(红元帅苹果)	84	59	84.9	0.2	0.4	0.6	13.7	7	0.02	0.01	0.2	0.02	0.7	2	0.3	41	3	0
338	苹果(祝光苹果)	86	46	86.7	0.4	0.1	1.5	11	2	0.05	0.01	0	0.07	1.7	3	0.3	41	2	0
339	苹果(青香蕉苹果)	80	49	86.3	0.3	0.1	1.3	11.8	3	0.02	0.02	0.2	0.37	1.3	9	0.2	41	3	0

续表

序号	名 称	可食部分	能量	水分	蛋白质	脂肪	膳食纤维	碳水化合物	维生素A	维生素B_1	维生素B_2	烟酸	维生素E	钠	钙	铁	类别	维生素C	胆固醇
340	苹果(秋里蒙苹果)	85	35	87.5	0.2	0.2	3.7	8.2	0	0.03	0.01	0.8	0	0	0	0	41	0	0
341	苹果(倭锦苹果)	86	50	85.8	0.2	0.2	1.7	11.9	8	0	0.01	0.2	0	0.6	4	0.6	41	1	0
342	苹果(红玉苹果)	84	43	84.7	0.2	0.2	4.7	10	2	0.02	0.02	0.5	0	0	0	0	41	0	0
343	苹果罐头	100	39	89.2	0.2	0.2	1.3	9	0	0	0	0	0	6.2	26	0.7	41	0	0
344	苹果酱	100	277	30.4	0.4	0.1	0.3	68.7	0	0.28	0.02	0	0	11	2	1.3	41	1	0
345	苹果脯	100	336	14.2	0.6	0.1	1.6	83.3	12	0.01	0.09	0.1	0.44	12.8	9	1.6	41	0	0
346	葡萄	86	43	88.7	0.5	0.2	0.4	9.9	8	0.04	0.02	0.2	0.7	1.3	5	0.4	41	25	0
347	葡萄(紫)	88	43	88.4	0.7	0.3	1	9.3	10	0.03	0.01	0.3	0	1.8	10	0.5	41	3	0
348	葡萄(红玫瑰)	96	37	88.5	0.4	0.2	2.2	8.5	0	0.03	0.02	0	1.66	1.5	17	0.3	41	5	0
349	葡萄(巨峰)	84	50	87	0.4	0.2	0.4	11.6	5	0.03	0.01	0.1	0.34	2	7	0.6	41	4	0
350	葡萄(马奶子)	84	40	89.6	0.5	0.4	0.4	8.7	8	0	0.03	0.8	0	0	0	0	41	0	0
351	葡萄(玫瑰香)	86	50	86.9	0.4	0.4	1	11.1	3	0.02	0.02	0.2	0.86	2.4	8	0.1	41	4	0
352	葡萄干	100	341	11.6	2.5	0.4	1.6	81.8	0	0.09	0	0	0	19.1	52	9.1	41	5	0
353	青梅果脯	100	308	20	1.2	0.6	2.9	74.5	2	0	0.33	0.1	88	222.8	106	4	41	4	0
354	人参果	88	80	77.1	0.6	0.7	3.5	17.7	8	0	0.25	0.3	0	7.1	13	0.2	41	12	0
355	桑葚	100	49	82.8	1.7	0.4	4.1	9.7	5	0.02	0.06	0	9.87	2	37	0.4	41	0	0
356	桑葚(干)	100	239	10.7	21.1	6.1	29.3	24.9	0	0.35	0.61	4.8	32.68	28.1	622	42.5	41	7	0
357	柿	87	71	80.6	0.4	0.1	1.4	17.1	20	0.02	0.02	0.3	1.12	0.8	9	0.2	41	30	0
358	柿(磨盘)	98	76	79.4	0.7	0.1	1.5	18.1	17	0.01	0	0.2	1.33	4.7	5	0.2	41	10	0
359	柿(荷柿)	98	57	81.7	0.6	0.2	3.8	13.3	73	0.03	0.04	0.3	2.95	1.1	9	0.2	41	11	0
360	柿饼	97	250	33.8	1.8	0.2	2.6	60.2	48	0.01	0	0.5	0.63	6.4	54	2.7	41	0	0
361	石榴(红粉皮石榴)	57	64	78.7	1.3	0.1	4.9	14.5	0	0.05	0.03	0	3.72	0.8	16	0.2	41	13	0
362	石榴(玛瑙石榴)	60	63	79.2	1.6	0.2	4.7	13.7	0	0.05	0.03	0	2.28	0.7	6	0.4	41	5	0
363	石榴(青皮石榴)	55	61	79.5	1.2	0.2	4.9	13.6	0	0.05	0.03	0	4.53	1.3	6	0.2	41	8	0
364	酸刺	16	107	70.7	2.8	0.3	2.2	23.3	25	0.02	0.04	0.2	1.52	8.3	105	11.7	41	74	0
365	酸枣棘	52	278	18.3	3.5	1.5	10.6	62.7	0	0.01	0.02	0.9	0	3.8	435	6.6	41	0	0
366	桃	86	48	86.4	0.9	0.1	1.3	10.9	3	0.01	0.03	0.7	1.54	5.7	6	0.8	41	7	0
367	桃(白粉桃)	93	24	92.7	1.3	0.1	0.9	4.6	0	0.01	0.04	0.2	0	0	0	0	41	9	0
368	桃(高山白桃)	69	40	88.5	0.7	0.2	1.3	8.8	3	0.04	0.01	0	1.05	0.7	7	0.8	41	10	0
369	桃(旱久保)	89	46	87.3	0.9	0.1	0.8	10.5	2	0.03	0.02	0.8	0.53	1.8	12	0.2	41	10	0
370	桃(黄桃)	93	54	85.2	0.5	0.1	1.2	12.8	15	0	0.01	0.3	0.92	0	0	0	41	9	0
371	桃(金红桃)	88	26	92.2	0.7	0.1	1	5.6	0	0	0.03	0.2	0	0	0	0	41	9	0
372	桃(久保桃)	94	41	89	0.6	0.1	0.6	9.4	0	0.04	0.04	1.2	1.15	2	10	0.4	41	8	0
373	桃(蒲桃)	69	33	88.7	0.5	0.2	2.8	7.4	0	0	0.02	0.1	0.7	1	4	0.3	41	25	0
374	桃(蜜桃)	88	41	88.7	0.9	0.2	0.8	9	2	0.02	0.03	1	1	2.9	10	0.5	41	4	0
375	桃(晚,黄)	75	39	89	0.7	0.2	1	8.6	3	0.05	0.01	0	0.21	0.5	6	0.3	41	11	0
376	桃(庆丰)	93	44	88.8	0.6	0.1	0	10.1	0	0.01	0.21	0.1	0.76	2.1	0	0.3	41	0	0
377	桃(五月鲜)	93	42	89.4	0.4	0.1	0	10	0	0	0.29	0	0.67	0	7	0.3	41	0	0
378	桃(早,黄)	73	38	89	0.4	0.1	1.1	9	10	0.05	0.02	0	0.71	1.3	4	0.4	41	12	0

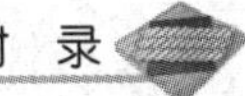

续表

序号	名 称	可食部分	能量	水分	蛋白质	脂肪	膳食纤维	碳水化合物	维生素A	维生素B_1	维生素B_2	烟酸	维生素E	钠	钙	铁	类别	维生素C	胆固醇
379	桃(糖水罐头)	100	58	84.9	0.3	0	0.4	14.3	0	0	0.04	0.2	0.75	28	16	0.4	41	0	0
380	桃酱	100	273	31.2	0.4	0.2	0.5	67.5	0	0.01	0.01	0.5	0.43	14.2	5	1.3	41	3	0
381	桃脯	100	310	19.2	1.4	0.4	2.4	75.2	8	0.01	0.12	0.8	6.25	243	96	10.4	41	6	0
382	无花果	100	59	81.3	1.5	0.1	3	13	5	0.03	0.02	0.1	1.82	5.5	67	0.1	41	2	0
383	香蕉	59	91	75.8	1.4	0.2	1.2	20.8	10	0.02	0.04	0.7	0.24	0.8	7	0.4	41	8	0
384	西瓜脯	100	305	18.7	0.7	0.2	2	75.5	3	0.01	0.03	0.4	0	529.3	253	11	41	13	0
385	杏	91	36	89.4	0.9	0.1	1.3	7.8	75	0.02	0.03	0.6	0.95	2.3	14	0.6	41	4	0
386	杏(李子杏)	92	35	89.9	1	0.1	1.1	7.5	13	0.03	0.01	0.5	0	1.5	3	0.2	41	16	0
387	杏干	25	330	8.8	2.7	0.4	4.4	78.8	102	0	0.01	1.2	0	40.4	147	0.3	41	0	0
388	杏酱	100	286	28.3	0.2	0.3	0.4	70.5	5	0.1	0.07	0.2	0.31	5	6	0.4	41	1	0
389	杏脯	100	329	15.3	0.8	0.6	1.8	80.2	157	0.02	0.09	0.6	0.61	213.3	68	4.8	41	6	0
390	杏脯(李广杏)	100	284	23.7	2.8	0.3	4.6	67.5	80	0	0.03	1.5	0	146.5	397	12.3	41	8	0
391	杏子罐头	100	37	89.2	0.6	0.2	1.4	8.3	72	0	0	0	1.32	22.3	6	2.1	41	0	0
392	杨梅(树梅,山杨梅)	82	28	92	0.8	0.2	1	5.7	7	0.01	0.05	0.3	0.81	0.7	14	1	41	9	0
393	桃(杨桃)	88	29	91.4	0.6	0.2	1.2	6.2	3	0.02	0.03	0.7	0	1.4	4	0.4	41	7	0
394	椰子	33	231	51.8	4	12.1	4.7	26.6	0	0.01	0.01	0.5	0	55.6	2	1.8	41	6	0
395	樱桃(野,白刺)	23	288	18.8	11.4	3.9	7.9	51.9	0	0.12	0.22	3.5	0	98.5	59	11.4	41	0	0
396	樱桃	80	46	88	1.1	0.2	0.3	9.9	35	0.02	0.02	0.6	2.22	8	11	0.4	41	10	0
397	柚(文旦)	69	41	89	0.8	0.2	0.4	9.1	2	0	0.03	0.3	0	3	4	0.3	41	23	0
398	余甘子(油甘子)	80	38	86.6	0.3	0.1	3.4	9	8	0	0.01	0.5	0	0	6	0.2	41	62	0
399	枣(鲜)	87	122	67.4	1.1	0.3	1.9	28.6	40	0.06	0.09	0.9	0.78	1.2	22	1.2	41	243	0
400	枣(干)	80	264	26.9	3.2	0.5	6.2	61.6	2	0.04	0.16	0.9	3.04	6.2	64	2.3	41	14	0
401	枣(干,大)	88	298	14.5	2.1	0.4	9.5	71.6	0	0.08	0.15	1.6	0	8.3	54	2.1	41	7	0
402	枣(金丝小枣)	81	322	19.3	1.2	1.1	0	76.7	0	0.04	0.5	0.4	1.31	7.4	23	1.5	41	0	0
403	枣(酒枣)	91	145	61.7	1.6	0.2	1.4	34.3	0	0.05	0.04	0.4	0	0.8	75	1.4	41	0	0
404	枣(蜜枣,无核)	100	320	16.6	1	0.1	3	78.9	5	0	0.14	0.4	0.3	15.8	24	2.4	41	104	0
405	枣(蜜枣)	100	321	13.4	1.3	0.2	5.8	78.6	0	0.01	0.1	0.4	0	25.1	59	3.5	41	55	0
406	枣(密云小枣)	92	214	38.7	3.9	0.8	7.3	47.9	0	0.06	0.04	0.9	0	9.3	80	2.7	41	0	0
407	枣(沙枣)	41	200	30.5	5.9	0.8	18.4	42.4	0	0	0	0	0	0	0	0	41	0	0
408	枣(乌枣)	59	228	32.6	3.7	0.5	9.2	52.2	0	0.07	0.09	1.1	1.24	1.2	42	3.7	41	6	0
409	猕猴桃(中华猕猴桃,羊桃)	83	56	83.4	0.8	0.6	2.6	11.9	22	0.05	0.02	0.3	2.43	10	27	1.2	41	62	0
410	白果	100	355	9.9	13.2	1.3	0	72.6	0	0	0	0	0.73	17.5	54	0.2	42	0	0
411	白果(干,银杏)	67	355	9.9	13.2	1.3	0	72.6	0	0	0.1	0	24.7	17.5	54	0.2	42	0	0
412	核桃(干,胡桃)	43	627	5.2	14.9	58.8	9.5	9.6	5	0.15	0.14	0.9	43.21	6.4	56	2.7	42	1	0
413	核桃(鲜)	43	327	49.8	12.8	29.9	4.3	1.8	0	0.07	0.14	1.4	41.17	0	0	0	42	10	0
414	花生(生,落花生,长生果)	53	298	48.3	12.1	25.4	7.7	5.2	2	0	0.04	14.1	2.93	3.7	8	3.4	42	14	0
415	花生(炒)	71	589	4.1	21.9	48	6.3	17.3	10	0.13	0.12	18.9	12.94	34.8	47	1.5	42	0	0
416	肠(茶肠)	100	329	52.4	9	29.6	0	6.7	0	0.14	0.08	3.1	0.21	723.2	2	2.1	51	0	72

续表

序号	名　称	可食部分	能量	水分	蛋白质	脂肪	膳食纤维	碳水化合物	维生素A	维生素B_1	维生素B_2	烟酸	维生素E	钠	钙	铁	类别	维生素C	胆固醇
417	肠(大腊肠)	100	267	54.9	12.9	20.1	0	8.6	0	0.67	0.07	10	0	1 099	24	1.5	51	0	0
418	肠(大肉肠)	100	272	57	12	22.9	0	4.6	0	0.24	0.06	7.4	0	1 370	67	3.1	51	0	72
419	肠(蛋清肠)	100	278	55.1	12.5	22.8	0	5.8	20	0.65	0.06	10.7	0	1 143	26	2.2	51	0	61
420	肠(儿童肠)	100	290	49.8	13.1	19.6	0	15.3	0	0.26	0.09	3	1.11	0	12	3.2	51	0	61
421	肠(风干肠)	100	283	55.8	12.4	23.3	0	5.9	0	0.12	0.09	12.6	0	618	18	3.5	51	0	47
422	肠(广东香肠)	100	433	33.5	18	37.3	0	6.4	0	0.42	0.07	5.7	0	1 478	5	2.8	51	0	94
423	肠(红果肠)	100	260	51.4	10.2	15.3	0	20.3	0	0.05	0.11	11.3	0.41	781.3	22	4.7	51	0	23
424	肠(火腿肠)	100	212	57.4	14	10.4	0	15.6	5	0.26	0.43	2.3	0.71	771.2	9	4.5	51	0	57
425	肠(腊肠)	100	584	8.4	22	48.3	0	15.3	0	0.04	0.12	3.8	0	1 420	24	3.2	51	0	88
426	肠(松江肠)	100	402	30.4	12.3	26.5	0	28.5	10	0.2	0.1	3.1	0.09	759	5	2.8	51	0	38
427	肠(蒜肠)	100	297	52.5	7.5	25.4	0	9.5	5	0.06	0.15	1	0.27	561.5	13	1.9	51	0	51
428	肠(午餐肠)	100	261	52.4	2.9	16.6	0	24.9	65	0.1	0.71	0.4	0.18	552.8	2	4.7	51	0	47
429	肠(香肠)	100	508	19.2	24.1	40.7	0	11.2	0	0.48	0.11	4.4	1.05	2 309	14	5.8	51	0	82
430	肠(小红肠)	100	280	56.2	11.8	23.2	0	6	158	0.27	0.14	2.6	0.17	682.2	10	2.2	51	0	72
431	肠(小泥肠)	100	295	56.4	11.3	26.3	0	3.2	0	0.16	0.07	13.4	0	648.2	20	1.1	51	0	59
432	肠(猪肉香肠,罐头)	100	290	60.7	7.9	28.1	0	1.3	0	0.23	0.18	1.9	0.85	874.3	6	0.6	51	0	0
433	叉烧肉	100	279	49.2	23.8	16.9	0	7.9	16	0.66	0.23	7	0.68	818.8	8	2.6	51	0	68
434	方腿	100	117	73.9	16.2	5	0	1.9	0	0.5	0.2	17.4	0.15	424.5	1	3	51	0	45
435	宫爆肉丁(罐头)	100	336	44.5	17.7	27.6	0	4.2	31	0.37	0.11	10.4	1.51	471.9	47	2	51	0	62
436	狗肉	80	116	76	16.8	4.6	0	1.8	157	0.34	0.2	3.5	1.4	47.4	52	2.9	51	0	62
437	火腿后坐(火腿)	100	330	47.9	16	27.4	0	4.9	46	0.28	0.09	8.6	0.8	1 086	3	2.2	51	0	120
438	火腿(金华火腿)	100	318	48.7	16.4	28	0	0	20	0.51	0.18	4.8	0.18	233.4	9	2.1	51	0	98
439	火腿(熟)	100	529	24.6	12.4	50.4	0	6.4	0	0.17	0	0	0	0	0	0	51	0	166
440	酱驴肉	100	246	50.7	31.4	11.9	0	3.2	11	0.05	0.22	4.4	1.25	869.2	20	4	51	0	116
441	酱牛肉	100	246	50.7	31.4	11.9	0	3.2	11	0.05	0.22	4.4	1.25	869.2	20	4	51	0	76
442	酱羊肉	100	272	45.7	25.4	13.7	0	11.8	0	0.07	0.06	8.3	1.28	937.8	43	4.1	51	0	92
443	酱汁肉	96	549	24	15.5	50.4	0	8.4	4	0.07	0.14	2.5	0.49	257.4	9	1.5	51	0	92
444	腊肉(培根)	100	181	63.1	22.3	9	0	2.6	0	0.9	0.11	4.5	0.11	51.2	2	2.4	51	0	46
445	腊肉(生)	100	498	31.1	11.8	48.8	0	2.9	96	0	0	0	6.23	763.9	22	7.5	51	0	123
446	腊肉(熟)	100	587	10.9	13.2	48.9	0	23.6	0	0.23	0	0	0	0	0	0	51	0	135
447	腊羊肉	100	246	47.8	26.1	10.6	0	11.5	0	0.03	0.5	3.4	7.26	8 991	14	6.6	51	0	100
448	驴鞭(生)	100	143	60.4	29.7	0.8	0	4.3	0	0	0	0	0.57	698.1	51	6.8	51	0	186
449	驴鞭(熟,金钱肉)	100	186	51.8	39	2.3	0	2.3	0	0.05	0	0	0	0	0	0	51	0	356
450	骆驼蹄	100	116	72.2	25.6	1.4	0	0.2	9	0.01	0	0	0	210.3	36	4	51	0	55
451	骆驼掌	100	310	21.9	72.8	2	0	0.3	26	0.03	0	0	0	170.6	152	0.3	51	0	360
452	驴肉(瘦)	100	116	73.8	21.5	3.2	0	0.4	72	0.03	0.16	2.5	2.76	46.9	2	4.3	51	0	74
453	驴肉(熟)	100	251	57.7	32.3	13.5	0	0	25	0	0.1	0	0.39	207.4	13	8.3	51	0	0
454	卤猪杂	100	186	57.5	24.6	4.8	0	11	0	0.01	0.1	2.2	0	881.4	14	3	51	0	208
455	马肉	100	122	74.1	20.1	4.6	0	0.1	28	0.06	0.25	2.2	1.42	115.8	5	5.1	51	0	84

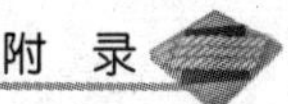

续表

序号	名　称	可食部分	能量	水分	蛋白质	脂肪	膳食纤维	碳水化合物	维生素A	维生素B_1	维生素B_2	烟酸	维生素E	钠	钙	铁	类别	维生素C	胆固醇
456	马心	100	104	76.3	18.9	2.7	0	1	32	0.22	0.29	2.9	1.99	66.2	25	11.9	51	0	119
457	牛大肠	100	66	85.9	11	2.3	0	0.4	0	0.03	0.08	1.2	0	28	12	2	51	0	124
458	牛肚	100	72	83.4	14.5	1.6	0	0	2	0.03	0.13	2.5	0.51	60.6	40	1.8	51	0	104
459	牛肺	100	94	78.6	16.5	2.5	0	1.5	12	0.04	0.21	3.4	0.34	154.8	8	11.7	51	0	306
460	牛肝	100	139	68.7	19.8	3.9	0	6.2	20 220	0.16	1.3	11.9	0.13	45	4	6.6	51	0	297
461	牛脑	100	149	75.1	12.5	11	0	0.1	0	0.15	0.25	4	0	185.6	583	4.7	51	0	2 447
462	牛肉(肥瘦)	100	190	68.1	18.1	13.4	0	0	9	0.03	0.11	7.4	0.22	57.4	8	3.2	51	0	84
463	牛肉(五花,肋条)	100	123	75.1	18.6	5.4	0	0	7	0.06	0.13	3.1	0.37	66.6	19	2.7	51	0	84
464	牛肉(后腿)	100	98	77.1	19.8	2	0	0.1	2	0.02	0.18	5.7	0.81	30.6	7	2.1	51	0	58
465	牛肉(后腱)	94	93	78.1	18	1.8	0	1.1	3	0.02	0.18	3.7	0.74	70.6	6	2.3	51	0	58
466	牛肉(前腱)	95	100	76.6	18.4	2.1	0	1.8	2	0.02	0.18	4.1	0.42	61.2	6	3	51	0	58
467	牛肉(前腿)	100	95	78	15.7	2.4	0	2.7	2	0.02	0.19	3.9	0.71	54.6	7	1.6	51	0	58
468	牛肉(瘦)	100	106	75.2	20.2	2.3	0	1.2	6	0.07	0.13	6.3	0.35	53.6	9	2.8	51	0	58
469	牛肉干	100	550	9.3	45.6	40	0	1.9	0	0.06	0.26	15.2	0	412.4	43	15.6	51	0	120
470	牛肉松	100	445	2.7	8.2	15.7	0	67.7	90	0.04	0.11	0.9	18.24	1 946	76	4.6	51	0	169
471	牛舌	100	196	66.7	17	13.3	0	2	8	0.1	0.16	3.6	0.55	58.4	6	3.1	51	0	92
472	牛肾	89	94	78.3	15.6	2.4	0	2.6	88	0.24	0.85	7.7	0.19	180.8	8	9.4	51	0	295
473	牛蹄筋	100	151	62	38.4	0.5	0	0	0	0.07	0.13	0.7	0	153.6	5	3.2	51	0	0
474	牛蹄筋(熟)	100	147	64	35.2	0.6	0	0.1	0	0	0	0	0	99.3	13	1.7	51	0	51
475	牛心	100	106	77.2	15.4	3.5	0	3.1	17	0.26	0.39	6.8	0.19	47.9	4	5.9	51	0	115
476	牛血	100	52	86.1	12.6	0	0	0.5	0	0	0	0	0	0	0	0	51	0	71
477	兔肉	100	102	76.2	19.7	2.2	0	0.9	212	0.11	0.1	5.8	0.42	45.1	12	2	51	0	59
478	兔肉(野)	100	84	80.6	16.6	2	0	0	0	0.21	0	0	0	88.3	23	7.4	51	0	0
479	煨牛肉(罐头)	100	166	70.1	16.7	11	0	0.1	0	0.04	0.09	6.5	1.22	609.4	66	2.7	51	0	84
480	午餐肚	100	181	50.5	9.3	0.5	0	34.7	4	0.01	0.31	0.1	0.32	294.4	36	4.7	51	0	0
481	午餐肉	100	229	59.9	9.4	15.9	0	12	0	0.24	0.05	11.1	0	981.9	57	0	51	0	56
482	咸肉	100	385	40.4	16.5	36	0	0	20	0.77	0.21	3.5	0.1	195.6	10	2.6	51	0	72
483	小肚	100	225	57.8	7.2	14.2	0	17.2	6	0.1	0.1	0.8	0.24	872.1	8	3.6	51	0	51
484	羊大肠	100	70	84.7	13.4	2.4	0	0	0	0	0.14	1.8	0	79	25	1.9	51	0	150
485	羊肚	100	87	81.7	12.2	3.4	0	1.8	23	0.03	0.17	1.8	0.33	66	38	1.4	51	0	124
486	羊肺	100	96	77.7	16.2	2.4	0	2.5	0	0.05	0.14	1.1	1.43	146.2	12	7.8	51	0	319
487	羊肝	100	134	69.7	17.9	3.6	0	7.4	20 972	0.21	1.75	22.1	29.93	123	8	7.5	51	0	349
488	羊肝(青羊)	100	143	69.5	23.2	5	0	1.2	0	0	0	0	0	0	0	0	51	0	349
489	羊脑	100	142	76.3	11.3	10.7	0	0.1	0	0.17	0.27	3.5	0	151.8	61	0	51	0	2 004
490	羊肉(肥,瘦)	90	198	66.9	19	14.1	0	0	22	0.05	0.14	4.5	0.26	80.6	6	2.3	51	0	92
491	羊肉(瘦)	90	118	74.2	20.5	3.9	0	0.2	11	0.15	0.16	5.2	0.31	69.4	9	3.9	51	0	60
492	羊肉(冻,山羊)	100	293	56.4	8.7	24.5	0	9.4	0	0.06	0.12	4.7	0	160.6	135	13.7	51	0	148
493	羊肉(冻,绵羊)	100	285	58.4	12.6	24.4	0	3.8	0	0.02	0.12	4.4	0	122.2	17	5.2	51	0	148
494	羊肉(后腿)	77	102	78.8	15.5	4	0	0.9	8	0.06	0.22	4.8	0.37	90.6	11	1.7	51	0	60

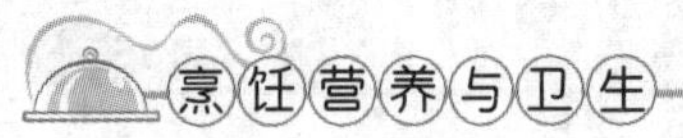

续表

序号	名　称	可食部分	能量	水分	蛋白质	脂肪	膳食纤维	碳水化合物	维生素A	维生素B_1	维生素B_2	烟酸	维生素E	钠	钙	铁	类别	维生素C	胆固醇
495	羊肉(里脊)	100	94	78.1	17.1	2	0	2	6	0.05	0.29	5.2	0.53	92.1	14	1.7	51	0	60
496	羊肉(颈,羊脖)	74	109	79.1	20.9	2.8	0	0	7	0.06	0.25	3.9	0.45	79.1	15	2.1	51	0	71
497	羊肉(前腿)	71	111	78.3	19.7	3.6	0	0	11	0.06	0.24	4.8	0.49	92	12	1.5	51	0	60
498	羊肉(青羊)	100	99	75.3	21.3	1.1	0	1	0	0.08	0.14	5.6	0	41.7	9	4.5	51	0	60
499	羊肉(熟)	100	215	61.7	23.2	13.8	0	0	18	0.01	0.2	3.7	0.33	408	13	1.9	51	0	88
500	羊肉(胸脯,腰窝)	81	109	77.6	17.2	4.5	0	0	16	0.04	0.22	4	0.43	81.9	12	2.3	51	0	60
501	羊肉串(炸)	100	217	57.4	18.3	11.5	0	10	40	0.04	0.41	4.7	6.56	580.8	38	4.2	51	0	93
502	羊肉串(电烤)	100	234	52.8	26.4	11.6	0	6	42	0.03	0.32	5.8	1.8	796.3	52	6.7	51	0	109
503	羊肉干(绵羊)	100	588	9.1	28.2	46.7	0	13.7	0	0.14	0.26	10.6	0	184	77	10.1	51	0	166
504	羊舌	100	225	60.9	19.4	14.2	0	4.8	0	0	0.23	3	0	0	0	0	51	0	148
505	羊肾	100	90	79.2	16.7	2.5	0	0.1	152	0.3	1.78	8.8	0	195.2	9	5.2	51	0	289
506	羊肾(青羊)	100	166	71.8	15.9	11.3	0	0.1	0	0	0	0	0	0	0	0	51	0	289
507	羊蹄筋(生)	100	177	62.8	38.8	2.4	0	0	0	0	0.1	1.2	0	149.7	16	3.1	51	0	58
508	羊心	100	113	77.7	13.8	5.5	0	2	16	0.28	0.4	5.6	1.75	100.8	10	4	51	0	104
509	羊心(青羊)	100	86	79.8	17	1.9	0	0.2	0	0	0	0	0	0	0	0	51	0	104
510	羊血	100	57	85	6.8	0.2	0	6.9	0	0.04	0.09	0.2	0	0	0	0	51	0	92
511	圆腿	100	138	70.9	18.4	6.5	0	1.6	1	0.61	0.13	20.4	0.19	373.4	3	1.4	51	0	54
512	珍珠里脊丝(罐头)	100	215	63.6	6.7	17.3	0	8.1	0	0.09	0.04	5.4	0.67	572.3	34	1.4	51	0	120
513	猪大肠	100	191	74.8	6.9	18.7	0	0	7	0.06	0.11	1.9	0.5	116.3	10	1	51	0	137
514	猪胆肝	100	336	16.3	44.2	6.4	0	25.3	3 582	0.41	2.5	11	0	3 625	12	181.3	51	0	1 017
515	猪大排	68	264	58.8	18.3	20.4	0	1.7	12	0.8	0.15	5.3	0.11	44.5	8	0.8	51	0	165
516	猪肚	96	110	78.2	15.2	5.1	0	0.7	3	0.07	0.16	3.7	0.32	75.1	11	2.4	51	0	165
517	猪耳	100	190	69.4	22.5	11.1	0	0	0	0.05	0.12	3.5	0.85	68.2	6	1.3	51	0	92
518	猪肺	97	84	83.1	12.2	3.9	0	0.1	10	0.04	0.18	1.8	0.45	81.4	6	5.3	51	0	290
519	猪肝	99	129	70.7	19.3	3.5	0	5	4 972	0.21	2.08	15	0.86	68.6	6	22.6	51	0	288
520	猪肝(卤煮)	100	203	56.4	26.4	8.3	0	5.6	37	0.36	0.42	0	0.14	674.7	68	2	51	0	469
521	猪脑	100	131	78	10.8	9.8	0	0	0	0.11	0.19	2.8	0.96	130.7	30	1.9	51	0	2 571
522	猪脾	100	94	79.4	13.2	3.2	0	3.1	0	0.09	0.26	0.6	0.33	26.1	1	11.3	51	0	461
523	猪肉(脖子,猪脖)	90	576	35.8	8	60.5	0	0	18	0.21	0.07	1.7	0.61	54	4	1.2	51	0	94
524	猪肉(肥)	100	816	8.8	2.4	90.4	0	0	29	0.08	0.05	0.9	0.24	19.5	3	1	51	0	109
525	猪肉(肥,瘦)	100	395	46.8	13.2	37	0	2.4	0	0.22	0.16	3.5	0.49	59.4	6	1.6	51	0	80
526	猪肉(后臀尖)	97	331	55.1	14.6	30.8	0	0	16	0.26	0.11	2.8	0.95	57.5	5	1	51	0	0
527	猪肉(后蹄膀,后肘)	73	320	57.6	17	28	0	0	8	0.37	0.18	2.6	0.48	76.8	6	1	51	0	79
528	猪肉(脊背,里脊)	100	155	70.3	20.2	7.9	0	0.7	5	0.47	0.12	5.2	0.59	43.2	6	1.5	51	0	81
529	猪肉(肋条肉)	96	568	34	9.3	59	0	0	10	0.09	0.04	2.4	0.05	80	6	1	51	0	98
530	猪肉(奶脯,软五花)	85	349	56.8	7.7	35.3	0	0	39	0.14	0.06	2	0.49	36.7	5	0.8	51	0	98
531	猪肉(奶面,硬五花,猪排骨肉)	79	339	53	13.6	30.6	0	2.2	10	0.36	0.15	3.1	0.2	52	6	1.3	51	0	79
532	猪肉(前蹄膀,前肘)	67	338	54.3	15.1	31.5	0	0	13	0.23	0.14	2	0.71	66.1	5	1.2	51	0	79
533	猪肉(清蒸)	100	118	71.4	18.4	13.8	0	0	0	0.09	0.07	2.8	0	210.6	4	3.4	51	0	62

续表

序号	名称	可食部分	能量	水分	蛋白质	脂肪	膳食纤维	碳水化合物	维生素A	维生素 B_1	维生素 B_2	烟酸	维生素E	钠	钙	铁	类别	维生素C	胆固醇
534	猪肉(腿)	100	190	67.6	17.9	12.8	0	0.8	3	0.53	0.24	4.9	0.3	63	6	0.9	51	0	79
535	猪肉(瘦)	100	143	71	20.3	6.2	0	1.5	44	0.54	0.1	5.3	0.34	57.5	6	3	51	0	81
536	猪肉松	100	396	9.4	23.4	11.5	0	49.7	44	0.04	0.13	3.3	10.02	469	41	6.4	51	0	111
537	猪肉松(福建式肉松)	100	493	3.6	25.1	26	0	39.7	0	0.03	0.19	2.7	0.78	1 420	3	7.7	51	0	111
538	猪肉松(老年保健肉松)	100	451	5.1	35.8	20.5	0	30.9	0	0.17	0.19	3.6	15.09	2 302	33	3	51	0	111
539	猪肉松(太仓肉松)	100	229	24.4	38.6	8.3	0	21.6	0	0.05	0.16	2.9	0.41	1 880	53	8.2	51	0	111
540	猪舌(口条)	94	233	63.7	15.7	18.1	0	1.7	15	0.13	0.3	4.6	0.73	79.4	13	2.8	51	0	158
541	猪肾(猪腰子)	93	96	78.8	15.4	3.2	0	1.4	41	0.31	1.14	8	0.34	134.2	12	6.1	51	0	354
542	猪蹄(爪尖)	60	266	58.2	22.6	20	0	3	0.05	0.1	1.5	0.01	101	33	1.1	0	51	0	192
543	猪蹄(爪尖)	60	266	58.2	22.6	20	0	0	3	0.05	0.1	1.5	0.01	101	33	1.1	51	0	192
544	猪蹄(熟,爪尖)	43	260	55.8	23.6	17	0	3.2	0	0.13	0.04	2.8	0	363.2	32	2.4	51	0	86
545	猪蹄筋	100	156	62.4	35.3	1.4	0	0.5	0	0.01	0.09	2.9	0.1	178	15	2.2	51	0	79
546	猪头皮	100	499	30.6	11.8	44.6	0	12.7	0	0.1	0.05	0	0.15	72.4	13	1.7	51	0	304
547	猪小肠	100	65	85.4	10	2	0	1.7	6	0.12	0.11	3.1	0.13	204.8	7	2	51	0	183
548	猪小排(排骨)	72	278	58.1	16.7	23.1	0	0.7	5	0.3	0.16	4.5	0.11	62.6	14	1.4	51	0	146
549	猪心	97	119	76	16.6	5.3	0	1.1	13	0.19	0.48	6.8	0.74	71.2	12	4.3	51	0	151
550	猪血	100	55	85.8	12.2	0.3	0	0.9	0	0.03	0.04	0.3	0.2	56	4	8.7	51	0	51
551	猪肘棒	67	248	55.5	16.5	16	0	9.4	0	0.1	0.09	6.6	0	80	19	1.5	51	0	65
552	猪肘棒(熟)	72	314	49.5	21.3	24.5	0	2.1	0	0.04	0.09	3.8	0	753.9	55	1.6	51	0	108
553	鹌鹑	58	110	75.1	20.2	3.1	0	0.2	40	0.04	0.32	6.3	0.44	48.4	48	2.3	52	0	157
554	扒鸡	66	215	56.5	29.6	11	0	0	32	0.02	0.17	9.2	0	1 001	31	2.9	52	0	211
555	斑鸠肉(麒麟鸟)	100	171	66.8	21.4	8.5	0	2.2	0	0	0	0	0	0	0	0	52	0	125
556	北京烤鸭	80	436	38.2	16.6	38.4	0	6	36	0.04	0.32	4.5	0.97	83	35	2.4	52	0	91
557	鹅	63	245	62.9	17.9	19.9	0	0	42	0.07	0.23	4.9	0.22	58.8	4	3.8	52	0	74
558	鹅肝	100	129	70.7	15.2	3.4	0	9.3	6 100	0.27	0.25	0	5.29	70.2	2	7.8	52	0	285
559	鹅肫	100	100	76.3	19.6	1.9	0	1.1	51	0.05	0.06	0	0	58.2	2	4.7	52	0	153
560	鸽	42	201	66.6	16.5	14.2	0	1.7	53	0.06	0.2	6.9	0.99	63.6	30	3.8	52	0	99
561	火鸡肝	100	143	69.9	20	5.6	0	3.1	0	0.06	1.21	43	1.13	128.6	3	20.7	52	0	294
562	火鸡腿	100	90	77.8	20.1	1.2	0	0	0	0.07	0.06	8.3	0.07	168.4	12	5.2	52	0	58
563	火鸡胸脯肉	100	103	73.6	22.4	0.2	0	2.8	0	0.04	0.03	16.2	0.35	93.7	39	1.1	52	0	49
564	火鸡肫	100	91	76.5	18.9	0.3	0	3.1	0	0.02	0.08	7.8	0.33	57	44	3.7	52	0	342
565	鸡	66	167	69	19.3	9.4	0	1.3	48	0.05	0.09	5.6	0.67	63.3	9	1.4	52	0	106
566	鸡(母,一年内)	66	256	56	20.3	16.8	0	5.8	139	0.05	0.09	5.6	0.67	63.3	9	1.4	52	0	106
567	鸡(肉鸡,肥)	74	389	46.1	16.7	35.4	0	0.9	226	0.07	0.07	13.1	0	47.8	37	1.7	52	0	106
568	鸡(沙鸡)	41	147	70.5	20	6.7	0	1.6	1	0.36	0.04	5.4	0	81.93	0	24.8	52	0	106
569	鸡(土鸡,家养)	58	124	73.5	21.6	4.5	0	0	64	0.09	0.08	15.7	2.02	74.1	9	2.1	52	0	106
570	鸡(乌骨鸡)	48	111	73.9	22.3	2.3	0	0.3	0	0.02	0.2	7.1	1.77	64	17	2.3	52	0	106
571	酱鸭	80	266	53.6	18.9	18.4	0	6.3	11	0.06	0.22	3.7	0	981.3	14	4.1	52	0	107
572	鸡翅	69	194	65.4	17.4	11.8	0	4.6	68	0.01	0.11	5.3	0.25	50.8	8	1.3	52	0	113

续表

序号	名称	可食部分	能量	水分	蛋白质	脂肪	膳食纤维	碳水化合物	维生素A	维生素B_1	维生素B_2	烟酸	维生素E	钠	钙	铁	类别	维生素C	胆固醇
573	鸡肝	100	121	74.4	16.6	4.8	0	2.8	10 414	0.33	1.1	11.9	1.88	92	7	12	52	0	356
574	鸡肝(肉鸡)	100	121	74	16.7	4.5	0	3.5	2 867	0.32	0.58	0	0.75	98.2	4	9.6	52	0	476
575	鸡肝(土鸡)	100	118	74	17.1	3.6	0	4.2	0	0	0	0	0	0	0	0	52	0	385
576	鸡肉松	100	440	4.9	7.2	16.4	0	65.8	90	0.03	0.11	1	14.58	1 688	76	7.1	52	0	81
577	鸡腿	69	181	70.2	16.4	13	0	0	44	0.02	0.14	6	0.03	64.4	6	1.5	52	0	162
578	鸡心	100	172	70.8	15.9	11.8	0	0.6	910	0.46	0.26	11.5	0	108.4	54	4.7	52	0	194
579	鸡胸脯肉	100	133	72	19.4	5	0	2.5	16	0.07	0.13	10.8	0.22	34.4	3	0.6	52	0	82
580	鸡血	100	49	87	7.8	0.2	0	4.1	56	0.05	0.04	0.1	0.21	208	10	25	52	0	170
581	鸡爪	60	254	56.4	23.9	16.4	0	2.7	37	0.01	0.13	2.4	0.32	169	36	1.4	52	0	103
582	鸡肫(鸡胗)	100	118	73.1	19.2	2.8	0	4	36	0.04	0.09	3.4	0.87	74.8	7	4.4	52	0	174
583	烤鸡	73	240	59	22.4	16.7	0	0.1	37	0.05	0.19	3.5	0.22	472.3	25	1.7	52	0	99
584	卤煮鸡	70	212	54.4	29.4	7.9	0	5.8	76	0.02	0.35	0.2	0.9	221.7	71	5.4	52	0	0
585	瓦罐鸡汤(肉)	100	190	63.3	20.9	9.5	0	5.2	63	0.01	0.21	0.5	1.08	201.2	16	1.9	52	0	0
586	烧鹅	73	289	52.8	19.7	21.5	0	4.2	9	0.09	0.11	3.6	0.07	240	91	3.8	52	0	116
587	瓦罐鸡汤(汤)	100	408	0	1.3	2.4	0	95.2	0	0.01	0.07	0	0.21	251.4	2	0.3	52	0	24
588	乌鸦肉(老鸦)	100	136	70.7	21	4.6	0	2.6	0	0.02	0	0	0	0	0	0	52	0	131
589	喜鹊肉	100	128	71.3	23.2	3.6	0	0.8	0	0	0	0	0	0	0	0	52	0	112
590	鸭	68	240	63.9	15.5	19.7	0	0.2	52	0.08	0.22	4.2	0.27	69	6	2.2	52	0	94
591	鸭(北京填鸭)	75	424	45	9.3	41.3	0	3.9	30	0	0	4.2	0.53	45.5	15	1.6	52	0	96
592	鸭(公麻鸭)	63	360	47.9	14.3	30.9	0	6.1	238	0.05	0.11	0	0.13	61.6	4	3	52	0	143
593	鸭(母麻鸭)	75	461	40.2	13	44.8	0	1.4	476	0.06	0.09	0	0.6	48.8	9	2.9	52	0	132
594	鸭肠	53	129	77	14.2	7.8	0	0.4	0	0.02	0.22	3.1	0	32	31	2.3	52	0	187
595	鸭翅	67	146	70.6	16.5	6.1	0	6.3	0	0.02	0.16	2.4	0	53.6	20	2.1	52	0	49
596	鸭肝	100	128	76.3	14.5	7.5	0	0.5	1 040	0.26	1.05	6.9	1.41	87.2	18	23.1	52	0	341
597	鸭肝(公麻鸭)	100	136	69.8	14.7	4.1	0	10.1	0	0.15	0.34	0	0.25	99.3	1	35.1	52	0	313
598	鸭肝(母麻鸭)	100	113	73.5	16.8	2.5	0	5.9	4 675	0.35	0.65	0	1.11	107.5	1	50.1	52	0	252
599	盐水鸭(熟)	81	312	51.7	16.6	26.1	0	2.8	35	0.07	0.21	2.5	0.42	1 558	10	0.7	52	0	81
600	鸭皮	100	538	28.1	6.5	50.2	0	15.1	21	0.01	0.04	1	0	26.2	6	3.1	52	0	46
601	鸭肉(胸脯肉)	100	90	78.6	15	1.5	0	4	0	0.01	0.07	4.2	1.98	60.2	6	4.1	52	0	0
602	鸭舌(鸭条)	61	245	62.6	16.6	19.7	0	0.4	35	0.01	0.21	1.6	0.23	81.5	13	2.2	52	0	118
603	鸭肫	93	92	77.8	17.9	1.3	0	2.1	6	0.04	0.15	4.4	0.21	69.2	12	4.3	52	0	153
604	鸭肫(公麻鸭)	100	112	72.6	19.8	1.2	0	5.4	0	0.05	0.08	0	0.12	70.1	2	3.9	52	0	291
605	鸭肫(母麻鸭)	100	126	72.9	20.4	4.2	0	1.6	102	0.04	0.09	0	0.12	69	1	4	52	0	191
606	鸭心	100	143	74.5	12.8	8.9	0	2.9	24	0.14	0.87	8	0.81	86.2	20	5	52	0	120
607	鸭血(白鸭)	100	58	85	13.6	0.4	0	0	0	0.06	0.06	0	0.34	173.6	5	30.5	52	0	95
608	鸭血(公麻鸭)	100	56	85.1	13.2	0.4	0	0	57	0.05	0.03	0	0.1	198.6	3	31.8	52	0	95
609	鸭血(母麻鸭)	100	55	85.6	13.1	0.3	0	0	110	0.05	0.07	0	0.1	175.2	2	39.6	52	0	95
610	鸭胰	97	117	72.6	21.7	2.9	0	1	6	0.02	0.78	3.2	0	55.7	20	1.9	52	0	230
611	鸭掌	59	150	64.7	13.4	1.9	0	19.7	11	0	0.17	1.1	0	61.1	24	1.3	52	0	36

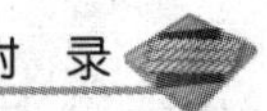

续表

序号	名 称	可食部分	能量	水分	蛋白质	脂肪	膳食纤维	碳水化合物	维生素A	维生素B_1	维生素B_2	烟酸	维生素E	钠	钙	铁	类别	维生素C	胆固醇
612	炸鸡(肯德基)	70	279	49.4	20.3	17.3	0	10.5	23	0.03	0.17	16.7	6.44	755	109	2.2	52	0	198
613	白脱(食用,牛油黄油)	100	742	17.7	0	82.7	0	0	534	0.01	0.06	0.1	3.71	18	1	1	53	0	152
614	冰淇淋粉	100	396	2.5	14.5	3.5	0	76.7	62	0.08	0.41	0.3	0	180.6	539	1.2	53	0	86
615	果味奶	100	20	95.5	1.9	0.8	0	1.4	0	0.01	0.02	0	0	37.4	88	0.1	53	0	18
616	黄油	100	892	0.5	1.4	98.8	0	0	0	0	0.02	0	0	40.3	35	0.8	53	0	296
617	黄油渣	100	599	4.7	11.1	43.8	0	40	0	0.03	0.47	0.4	0	60.2	597	2.6	53	0	150
618	炼乳(罐头,甜)	100	332	26.2	8	8.7	0	55.4	41	0.03	0.16	0.3	0.28	211.9	242	0.4	53	0	36
619	奶豆腐(鲜)	100	305	31.9	46.2	7.8	0	12.5	0	0.01	0.69	0.7	0	90.2	597	3.1	53	0	36
620	奶豆腐(脱脂)	100	343	14.7	53.7	2.5	0	26.5	0	0.03	0.27	0.4	0	55.4	360	12.4	53	0	36
621	奶疙瘩(奶酪干,干酸奶)	100	426	8.9	55.1	15	0	17.7	0	0.05	0.24	0.8	0	79.3	730	18.7	53	0	51
622	奶酪(干酪)	100	328	43.5	25.7	23.5	0	3.5	152	0.06	0.91	0.6	0.6	584.6	799	2.4	53	0	11
623	奶片	100	472	3.7	13.3	20.2	0	59.3	75	0.05	0.2	1.6	0.05	179.7	269	1.6	53	0	65
624	奶皮子	100	460	36.9	12.2	42.9	0	6.3	0	0.02	0.23	0.2	0	2.3	818	1.3	53	0	78
625	奶油	100	720	18	2.5	78.6	0	0.7	1 042	0	0.05	0.1	66.01	29.6	1	0.7	53	0	168
626	奶油(焦克)	100	447	48.1	3.6	48.3	0	0	0	0.05	0.16	0.2	0	41.1	202	1	53	0	92
627	奶油(食用工业)	100	503	43.4	1.1	55.5	0	0	345	0.01	0.16	0.1	2.19	190.8	20	0.1	53	0	103
628	牛乳(牦牛乳)	100	112	75.3	2.7	3.3	0	17.9	0	0.03	0	0	0	0	0	0	53	0	76
629	牛乳	100	54	89.8	3	3.2	0	3.4	24	0.03	0.14	0.1	0.21	37.2	104	0.3	53	0	15
630	牛乳(西德牛)	100	60	88.1	3.1	3	0	5.1	13	0.12	0.16	0	0	45.8	114	0.1	53	0	32
631	牛乳(强化 VA,VD)	100	51	89	2.7	2	0	5.6	66	0.02	0.08	0.1	0	42.6	140	0.2	53	0	0
632	牛乳(美国牛)	100	59	88.6	2.9	3.2	0	4.6	9	0.13	0.18	0	0	40.2	108	0.1	53	0	26
633	牛乳(原料奶)	100	50	90	4.1	2.5	0	2.7	0	0.02	0.09	0.2	0	28.8	77	0.7	53	0	9
634	牛乳粉(母乳化奶粉)	100	510	2.9	14.5	27.1	0	51.9	303	0.35	1.16	0.5	0.18	168.7	251	8.3	53	0	0
635	牛乳粉(强化维生素,多维奶粉)	100	484	2.8	19.9	22.7	0	49.9	77	0.28	6.68	0.5	0.48	567.8	1 797	1.4	53	0	68
636	牛乳粉(全脂)	100	478	2.3	20.1	21.2	0	51.7	141	0.11	0.73	0.9	0.48	260.1	676	1.2	53	0	110
637	牛乳粉(全脂,速溶)	100	466	2.3	19.9	18.9	0	54	272	0.08	0.8	0.5	1.29	247.6	659	2.9	53	0	71
638	牛乳粉(婴儿奶粉)	100	443	3.7	19.8	15.1	0	57	28	0.12	1.25	0.4	3.29	9.4	998	5.2	53	0	91
639	酸酪蛋	100	443	11.2	40.4	20.4	0	24.4	0	0.05	0.44	1	0	130.8	756	20.6	53	0	120
640	酸奶	100	72	84.7	2.5	2.7	0	9.3	26	0.03	0.15	0.2	0.12	39.8	118	0.4	53	0	15
641	酸奶(高蛋白)	100	62	86.6	3.2	2.2	0	7.3	0	0.07	0.08	0.1	0	43	161	0	53	0	15
642	酸奶(果料酸奶)	100	67	84.4	3.1	1.4	0	10.4	19	0.03	0.19	0.1	0.68	32.5	140	0.4	53	0	15
643	酸奶(桔味,脱脂)	100	48	87.6	3.2	0.3	0	8.2	1	0.02	0.21	0.1	0.03	2.6	89	0.2	53	0	15
644	酸奶(脱脂酸奶)	100	57	85.5	3.3	0.4	0	10	0	0.02	0.1	0.1	0	27.7	146	0.1	53	0	15
645	酸奶(中脂)	100	64	85.8	2.7	1.9	0	9	32	0.02	0.13	0.1	0.13	13	81	0	53	0	15
646	羊乳(鲜)	100	59	88.9	1.5	3.5	0	5.4	84	0.04	0.12	2.1	0.19	20.6	82	0.5	53	0	31
647	羊乳粉(全脂)	100	498	1.4	18.8	25.2	0	49	0	0.06	1.6	0.9	0.2	0	0	0	53	0	75
648	鹌鹑蛋	86	160	73	12.8	11.1	0	2.1	337	0.11	0.49	0.1	3.08	106.6	47	3.2	54	0	515
649	鹌鹑蛋(五香罐头)	89	152	74.4	11.6	11.7	0	0	98	0.01	0.06	0.3	5.34	711.5	157	2.6	54	0	480

续表

序号	名 称	可食部分	能量	水分	蛋白质	脂肪	膳食纤维	碳水化合物	维生素A	维生素B_1	维生素B_2	烟酸	维生素E	钠	钙	铁	类别	维生素C	胆固醇
650	鹅蛋	87	196	69.3	11.1	15.6	0	2.8	192	0.08	0.3	0.4	4.5	90.6	34	4.1	54	0	704
651	鹅蛋白	100	48	87.2	8.9	0	0	3.2	7	0.03	0.04	0.3	0.34	77.3	4	2.8	54	0	0
652	鹅蛋黄	100	324	50.1	15.5	26.4	0	6.2	1 977	0.06	0.59	0.6	95.7	24.4	13	2.8	54	0	1 696
653	鸡蛋(白皮)	87	138	75.8	12.7	9	0	1.5	310	0.09	0.31	0.2	1.23	94.7	48	2	54	0	585
654	鸡蛋(红皮)	88	156	73.8	12.8	11.1	0	1.3	194	0.13	0.32	0.2	2.29	125.7	44	2.3	54	0	585
655	鸡蛋白	100	60	84.4	11.6	0.1	0	3.1	0	0.04	0.31	0.2	0.01	79.4	9	1.6	54	0	0
656	鸡蛋白(乌骨鸡)	87	44	88.4	9.8	0.1	0	1	0	0	0.31	0.1	0	165.1	9	0	54	0	0
657	鸡蛋蛋白粉	100	367	7.2	47.5	4.8	0	33.5	0	0	0	0	0	0	0	0	54	0	0
658	鸡蛋粉(全蛋粉)	100	545	2.5	43.4	36.2	0	11.3	525	0.05	0.4	0	11.56	393.2	954	10.5	54	0	2 251
659	鸡蛋黄	100	328	51.5	15.2	28.2	0	3.4	438	0.33	0.29	0.1	5.06	54.9	112	6.5	54	0	1 510
660	鸡蛋黄(乌骨鸡)	100	263	57.8	15.2	19.9	0	5.7	179	0.07	0.36	0.1	7.64	57.2	107	0.5	54	0	2 057
661	鸡蛋黄粉(蛋黄粉)	100	644	4.6	31.6	55.1	0	5.3	776	0	0.25	0	14.43	89.8	266	10.6	54	0	2 850
662	松花蛋(鸡)	83	178	66.4	14.8	10.6	0	5.8	310	0.02	0.13	0.2	1.06	0	26	3.9	54	0	595
663	松花蛋(鸭,皮蛋)	90	171	68.4	14.2	10.7	0	4.5	215	0.06	0.18	0.1	3.05	542.7	63	3.3	54	0	608
664	鸭蛋	87	180	70.3	12.6	13	0	3.1	261	0.17	0.35	0.2	4.98	106	62	2.9	54	0	565
665	鲍鱼(杂色鲍)	65	84	77.5	12.6	0.8	0	6.6	24	0.01	0.16	0.2	2.2	2 012	266	22.6	62	0	242
666	鲍鱼(干)	100	322	18.3	54.1	5.6	0	13.7	28	0.02	0.13	7.2	0.85	2 316	143	6.8	62	0	0
667	蛏干(蛏子缢,蛏青子)	100	340	12.2	46.5	4.9	0	27.4	20	0.07	0.31	5.1	0.41	1 175	107	88.8	62	0	469
668	蛏子	57	40	88.4	7.3	0.3	0	2.1	59	0.02	0.12	1.2	0.59	175.9	134	33.6	62	0	131
669	淡菜(干)	100	355	15.6	47.8	9.3	0	20.1	36	0.04	0.32	4.3	7.35	779	157	12.5	62	0	493
670	淡菜(鲜)	49	80	79.9	11.4	1.7	0	4.7	73	0.12	0.22	1.8	14.02	451.4	63	6.7	62	0	123
671	干贝	100	264	27.4	55.6	2.4	0	5.1	11	0	0.21	2.5	1.53	306.4	77	5.6	62	0	348
672	海蛎肉	100	66	85.6	8.4	2.3	0	2.9	0	0.03	0.07	1.7	7.66	194	167	5.4	62	0	0
673	海参	93	262	18.9	50.2	4.8	0	4.5	39	0.04	0.13	1.3	0	4 968	0	9	62	0	62
674	海参(水浸)	100	24	93.5	6	0.1	0	0	11	0	0.03	0.3	0	80.9	240	0.6	62	0	51
675	海参(鲜)	100	71	77.1	16.5	0.2	0	0.9	0	0.03	0.04	0.1	3.14	502.9	285	13.2	62	0	51
676	海蜇皮	100	33	76.5	3.7	0.3	0	3.8	0	0.03	0.05	0.2	2.13	325	150	4.8	62	0	8
677	海蜇头	100	74	69	6	0.3	0	11.8	14	0.07	0.04	0.3	2.82	467.7	120	5.1	62	0	10
678	蛤蜊	45	31	91	5.8	0.4	0	1.1	19	0.01	0.1	0.5	0.86	317.3	138	2.9	62	0	156
679	蛤蜊(花蛤)	46	45	87.2	7.7	0.6	0	2.2	23	0	0.13	1.9	0.51	309	59	6.1	62	0	63
680	蛤蜊(毛蛤蜊)	25	97	75.6	15	1	0	7.1	0	0.01	0.14	1.4	3.54	363	137	15.3	62	0	113
681	蛤蜊(秋)	26	89	76.4	15.6	0.7	0	5	0	0.03	0.2	1.8	17.9	492.3	177	22	62	0	180
682	蛤蜊(沙蛤)	50	56	86.6	8.9	1.9	0	0.8	0	0.01	0.01	1.7	2.26	577.7	111	6.5	62	0	74
683	蛤蜊(杂色蛤)	40	53	87.7	7.5	2.2	0	0.8	0	0.01	0.21	1.5	3.86	494.6	177	12.7	62	0	106
684	蚶子(银蚶)	27	71	82.7	12.2	1.4	0	2.3	0	0	0.06	0.9	0.55	280.1	49	7.3	62	0	89
685	河蚌	23	36	89.8	6.8	0.6	0	0.8	202	0.01	0.13	1	1.36	28.7	306	3.1	62	0	57
686	河蚬(蚬子)	35	47	88.5	7	1.4	0	1.7	37	0.08	0.13	1.4	0.38	18.4	39	11.4	62	0	257
687	螺(东风螺,黄螺)	43	106	70.7	19.8	1	0	4.5	2	0.06	1.02	2.1	0.33	129.4	55	3.3	62	0	0
688	螺(红螺)	55	119	68.7	20.2	0.9	0	7.6	50	0	0.46	0.2	20.7	219.6	539	5.3	62	0	0

续表

序号	名 称	可食部分	能量	水分	蛋白质	脂肪	膳食纤维	碳水化合物	维生素A	维生素B_1	维生素B_2	烟酸	维生素E	钠	钙	铁	类别	维生素C	胆固醇
689	螺蛳	37	59	83.3	7.5	0.6	0	6	0	0	0.28	2	0.43	252.6	156	1.4	62	0	86
690	螺(石螺)	27	91	75.2	12.8	0.7	0	8.2	0	0.02	0.2	0.7	1.57	13	2 458	9	62	0	198
691	螺(田螺)	26	60	82	11	0.2	0	3.6	0	0.02	0.19	2.2	0.75	26	0	19.7	62	0	154
692	螺(香海螺)	59	163	61.6	22.7	3.5	0	10.1	0	0	0.24	3.3	7.17	278.9	91	3.2	62	0	195
693	墨鱼	69	82	79.2	15.2	0.9	0	3.4	0	0.02	0.04	1.8	1.49	165.5	15	1	62	0	226
694	墨鱼(干,曼氏无针乌贼)	82	287	24.8	65.3	1.9	0	2.1	0	0.02	0.05	3.6	6.73	1 744	82	23.9	62	0	316
695	牡蛎	100	73	82	5.3	2.1	0	8.2	27	0.01	0.13	1.4	0.81	462.1	131	7.1	62	0	100
696	泥蚶(珠蚶,血蚶)	30	71	81.8	10	0.8	0	6	6	0.01	0.07	1.1	0.28	354.9	59	11.4	62	0	124
697	生蚝	100	57	87.1	10.9	1.5	0	0	0	0.04	0.13	1.5	0.13	270	35	5.5	62	0	94
698	乌鱼蛋	73	66	85.3	14.1	1.1	0	0	0	0.01	0.04	2	10.54	126.8	11	0.3	62	0	243
699	乌贼(鲜,枪乌贼,台湾枪乌贼)	97	84	80.4	17.4	1.6	0	0	35	0.02	0.06	1.6	1.68	110	44	0.9	62	0	268
700	鲜贝	100	77	80.3	15.7	0.5	0	2.5	0	0	0.21	2.5	1.46	120	28	0.7	62	0	116
701	鲜赤贝	34	61	84.9	13.9	0.6	0	0	0	0	0.1	0.2	13.22	266.1	35	4.8	62	0	0
702	鲜扇贝	35	60	84.2	11.1	0.6	0	2.6	0	0	0.1	0.2	11.85	339	142	7.2	62	0	0
703	鱿鱼(干,台湾枪乌贼)	98	313	21.8	60	4.6	0	7.8	0	0.02	0.13	4.9	9.72	965.3	87	4.1	62	0	871
704	鱿鱼(水浸)	98	75	81.4	18.3	0.8	0	0	16	0	0.03	0	0.94	134.7	43	0.5	62	0	0
705	章鱼(真蛸)	100	52	86.4	10.6	0.4	0	1.4	7	0.07	0.13	1.4	0.16	288.1	22	1.4	62	0	114
706	螯虾	31	93	80.1	14.8	3.8	0	0	1	0.02	0.18	2.7	4.31	225.2	85	6.4	63	0	0
707	白米虾(水虾米)	57	81	77.3	17.3	0.4	0	2	54	0.05	0.03	0	3.34	90.7	403	2.1	63	0	103
708	斑节对虾(草虾)	59	103	73.6	17.6	0.8	0	5.4	81	0	0	2.4	1.64	168.8	59	2	63	0	148
709	长毛对虾(大虾,白露虾)	65	90	76.4	18.5	0.4	0	3	79	0.03	0.06	3.1	3.52	208.8	36	2.9	63	0	136
710	刺姑(红大虾)	14	77	83.3	16	1.4	0	0	0	0.03	0.18	3	0	86.8	0	14.5	63	0	98
711	东方对虾(中国对虾)	67	84	78	18.3	0.5	0	1.6	87	0.02	0.11	0.9	3.92	133.6	35	1	63	0	183
712	对虾	61	93	76.5	18.6	0.8	0	2.8	15	0.01	0.07	1.7	0.62	165.2	62	1.5	63	0	193
713	海虾	51	79	79.3	16.8	0.6	0	1.5	0	0.01	0.05	1.9	2.79	302.2	146	3	63	0	117
714	菠萝豆	100	392	4.1	10.4	2.1	0.1	82.8	0	0	0.04	0.1	0.41	30	19	9	71	0	0
715	蚕豆(烤)	100	372	4.3	27	2	2.2	61.6	18	0.22	0.12	4.8	5.16	10.9	229	5.3	71	0	0
716	蚕豆(炸,开花豆)	100	446	10.5	26.7	20	0.5	39.9	5	0.16	0.12	7.7	5.15	547.9	207	3.6	71	0	0
717	炒肝	100	96	84.8	2.8	8	0	3.3	150	0.01	0.02	2.1	0	259.6	22	2.9	71	0	91
718	茶汤	100	92	75.2	1.5	0.1	0.1	21.4	0	0.05	0.04	0.4	0.25	23.6	17	1.1	71	0	0
719	春卷	100	463	23.5	6.1	33.7	1	33.8	0	0.01	0.01	3	3.89	485.8	10	1.9	71	0	0
720	蛋糕(蛋清)	100	339	17.8	6.5	2.4	0	72.9	55	0.18	0.31	0	1.6	49	30	1.6	71	0	0
721	蛋糕(老年,烤)	100	383	14.6	13	9.6	0.6	61.2	75	0.17	0.31	2	3.72	118.5	96	4.4	71	0	0
722	蛋糕(奶油)	100	378	21.9	7.2	13.9	0.6	55.9	175	0.13	0.11	1.4	3.31	80.7	38	2.3	71	0	161
723	蛋糕	100	347	18.6	8.6	5.1	0.4	66.7	86	0.09	0.09	0.8	2.8	67.8	39	2.5	71	0	0
724	蛋糕(蒸,黄蛋糕)	100	320	27	9.5	6	0.2	56.9	48	0.13	0.03	0.8	3.05	32	27	2.2	71	0	0
725	蛋黄酥	100	386	6.3	11.7	3.9	0.8	76.1	33	0.15	0.04	4.2	1.08	100	47	3	71	0	0
726	蛋麻脆	100	452	5.2	9	17.4	1.8	64.9	174	0.01	0	4.4	3.11	67.9	59	2.4	71	0	0

续表

序号	名称	可食部分	能量	水分	蛋白质	脂肪	膳食纤维	碳水化合物	维生素A	维生素B_1	维生素B_2	烟酸	维生素E	钠	钙	铁	类别	维生素C	胆固醇
727	德庆酥	100	456	4.4	5.9	18.7	3.9	66.1	0	0	0	5	0	599	38	1	71	0	50
728	豆腐脑(带卤)	100	47	88.1	2.6	1.8	0.2	5.2	0	0.01	0.01	0.4	0.87	235.6	301	1.7	71	0	0
729	豆汁(生)	100	10	97.4	0.9	0.1	0.1	1.3	0	0.02	0.02	0.1	0.34	6.5	8	0.4	71	0	0
730	鹅油卷	100	461	10	8.4	22.7	1.7	55.7	17	0.08	0.35	10.3	2.25	23.8	53	3.2	71	0	0
731	凤尾酥	100	511	3.3	6.6	25.3	0	64.2	57	0	0.02	0.6	1.54	0	40	0	71	0	0
732	福来酥	100	465	7.4	6.2	21.4	2.2	62	54	0	0	1.9	0.98	44.6	54	5	71	0	0
733	茯苓夹饼	100	332	10	4.4	0.4	6.5	77.8	0	0.11	0.14	1.3	4.73	103.4	65	5.7	71	0	0
734	灌肠	100	134	66.1	0.2	0.3	0.3	32.5	0	0.01	0.13	0.1	0	12.5	11	5.8	71	0	0
735	黑麻香酥	100	436	6.8	5.6	16.1	3.3	67.3	274	0.03	0.01	0.6	3.74	36.5	89	7.1	71	0	0
736	黑洋酥	100	417	2.3	4.2	12.4	7.5	72.2	0	0	0	0	0	3.1	8	6.1	71	0	0
737	核桃薄脆	100	480	3.3	9.8	24.6	6.2	54.9	10	0.12	0.03	5.8	4.34	251.3	54	4.4	71	0	0
738	黄酒肉(羊肉)	100	277	59.6	23.8	20.2	0	0	0	0	0	0	0	0	0	0	71	0	82
739	混糖糕点	100	453	5.3	7.9	16.3	0.8	68.7	7	0.08	0.18	3	6.33	135.2	77	3.9	71	0	0
740	江米条	100	439	4	5.7	11.7	0.4	77.7	0	0.18	0.03	2.5	14.32	46.5	33	2.5	71	0	0
741	焦圈	100	544	5.7	6.9	34.9	1.8	50.7	0	0	0.01	8.4	1.36	762.2	24	0	71	0	0
742	京八件	100	435	8.3	7.2	16.4	3	64.6	7	0.08	0.03	4.2	5.5	16.6	15	2.6	71	0	0
743	金钱酥	100	504	1.4	11.4	23.1	0	62.4	0	0.07	0.07	2.4	5.63	60	508	8.8	71	0	107
744	京式黄酥	100	490	4.1	6	21.8	0.3	67.4	17	0.13	0.04	2.2	3.66	52.7	30	1.9	71	0	0
745	鸡腿酥	100	436	7.1	6.2	13.4	0	72.7	0	0	0	0.9	1.53	406.8	19	1.1	71	0	0
746	开口笑(麻团)	100	512	5.3	8.4	30	3.1	52.2	12	0.05	0.06	5.9	27.79	68.2	39	4.4	71	0	0
747	空心果	100	451	5.6	6.8	15.2	0.2	71.8	0	0.06	0	0	1.4	5.8	114	4.9	71	0	27
748	凉粉(带调料)	100	50	87.8	0.3	0.5	0.1	11.2	0	0	0	0	0	0	9	0.8	71	0	0
749	绿豆糕	100	349	11.5	12.8	1	1.2	72.2	47	0.23	0.02	6.1	3.68	11.6	24	7.3	71	0	0
750	栗羊羹	100	301	24.1	3.7	0.6	0.8	70.1	0	0.06	0.12	0.4	0.93	6.1	80	0.9	71	0	0
751	驴打滚	100	194	48.5	8.2	0.2	1.9	39.9	0	0.05	0.07	0.3	2.33	192.4	34	8.6	71	0	0
752	麻烘糕	100	397	4.4	3.8	3.8	0.3	86.9	0	0.01	0	2.5	0.34	1.8	59	6	71	0	0
753	麻花	100	524	6	8.3	31.5	1.5	51.9	0	0.05	0.01	3.2	21.6	99.2	26	0	71	0	0
754	麻香糕	100	401	3.5	3.9	3.6	0.5	88.2	0	0.01	0.01	2.4	1.08	2.5	23	1.2	71	0	0
755	美味香酥卷	100	368	10.7	7.5	3.6	0.4	76.3	18	0.12	0.52	1.6	4.54	185.8	0	2.4	71	0	0
756	面包	100	312	27.4	8.3	5.1	0.5	58.1	0	0.03	0.06	1.7	1.66	230.4	49	2	71	0	0
757	面包(多维)	100	318	30.9	8.8	8.4	0	51.9	0	0.01	0.01	2.6	0.65	652.7	0	2.9	71	0	0
758	面包(法式配餐)	100	282	28.3	10	1.2	1	57.7	0	0.02	0	6.1	1.44	478.4	127	1.9	71	0	0
759	面包(法式牛角)	100	375	21.3	8.4	14.3	1.5	53.1	0	0.05	0.01	5	3.75	352.3	83	1.7	71	0	0
760	面包(果料)	100	278	31.2	8.5	2.1	0.8	56.2	0	0.07	0.07	4.6	1.31	210.5	124	2	71	0	0
761	面包(麦胚)	100	246	38	8.5	1	0.1	50.8	0	0.03	0.01	6.2	0.88	457	75	1.5	71	0	0
762	面包(麦维)	100	270	37.7	8.3	4.7	0.1	48.5	0	0.25	0.68	5.2	0	151	35	2	71	0	0
763	面包(维生素)	100	279	36.1	8.8	5.6	0.3	48.3	0	0.02	0.58	5.9	0.28	256.4	0	1.6	71	0	0
764	面包(武斯羹)	100	273	34.1	9.2	2.8	0.8	52.8	0	0	0.13	1.1	0.4	54.9	22	2.1	71	0	0
765	面包(咸)	100	274	34.1	9.2	3.9	0.5	50.5	0	0.02	0.01	4.3	1.07	526	89	2.8	71	0	0

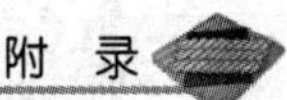

续表

序号	名 称	可食部分	能量	水分	蛋白质	脂肪	膳食纤维	碳水化合物	维生素A	维生素B_1	维生素B_2	烟酸	维生素E	钠	钙	铁	类别	维生素C	胆固醇
766	面包(椰圈)	100	320	25.1	9.5	4.8	0.3	59.6	0	0.02	0.02	0.7	2.31	106.2	0	1.7	71	0	0
767	面窝	100	293	38.1	5.2	10.7	0	44	0	0.01	0.01	0.7	1.53	154.8	38	0.4	71	0	0
768	蜜麻花(糖耳朵)	100	367	19.4	4.8	11	0.9	62.3	0	0.01	0.01	8.6	7.93	361.5	99	4.5	71	0	0
769	年糕	100	154	60.9	3.3	0.6	0.8	33.9	0	0.03	0	1.9	1.15	56.4	31	1.6	71	0	0
770	酿皮子	100	132	71.6	1.6	5.1	0.4	19.9	0	0	0	0	0	0	0	0	71	0	0
771	牛杂割	100	156	69.7	22	8	0	0	0	0	0	0	0	0	0	0	71	0	163
772	青稞(甜胚子)	100	130	66.9	5.2	0.2	0.4	26.8	0	0	0	0	0	0	0	0	71	0	0
773	起酥	100	499	12.9	8.7	31.7	0.3	44.8	55	0.07	0.05	1.8	5.73	493.9	0	2.5	71	0	0
774	热干面	100	152	63	4.2	2.4	0.2	28.5	0	0	0	0	0.29	165.8	67	2.8	71	0	0
775	肉香饼	100	435	7.8	6.2	16	1.4	66.5	0	0	0	3.2	2.17	493.1	29	3	71	0	0
776	三刀蜜	100	383	15.5	4.1	10.5	1.4	67.9	0	0.07	0	0	11.69	20	97	4.6	71	0	56
777	三鲜豆皮	100	240	51.2	6	10.2	0	31	74	0.05	0.08	1.1	2.83	207	4	1.3	71	0	70
778	烧饼	100	326	27.3	11.5	9.9	2.5	47.6	0	0.03	0.01	0	5.19	84.1	40	6.9	71	0	0
779	烧卖	100	238	51	9.2	11	2.3	25.6	0	0.07	0.07	14.6	0.68	0	10	2.1	71	0	0
780	水晶饼	100	436	10.8	0.2	17.4	0.8	68.7	0	0.05	0	0	0.81	31.5	49	3.6	71	0	51
781	酥皮糕点	100	426	10.7	8.1	15.5	1.4	63.6	12	0.1	0.1	3.2	1.01	55.7	24	2.7	71	0	0
782	汤包	100	238	54.2	8.1	11.6	0	25.2	0	0.07	0.07	1.4	0.9	219	18	3.5	71	0	21
783	桃酥	100	481	5.4	7.1	21.8	1.1	64	0	0.02	0.05	2.3	14.14	7.73	33.9	48	71	0	0
784	豌豆黄	100	133	63.7	7.5	0.6	2.2	24.5	5	0.04	0.04	1.7	2.91	151.7	141	5.1	71	0	0
785	碗糕	100	332	22	4.8	4.8	0.4	67.4	82	0.15	0.04	4	1.06	42.2	41	2.4	71	0	0
786	香油炒面	100	407	1.9	12.4	4.8	1.5	78.6	17	0.25	0.09	2.9	2.81	46.4	16	2.9	71	0	0
787	小豆粥	100	61	84.4	1.2	0.4	0.6	13.1	0	0	0	0.2	0.19	62.3	13	0.6	71	0	0
788	羊法子	100	61	84.4	1.2	0.4	0.6	13.1	0	0	0	0	0	0	0	0	71	0	240
789	羊面肠	100	152	64	2.7	3.5	0.9	27.3	0	0	0	0	0	0	0	0	71	0	38
790	硬皮糕点	100	463	7.3	8.4	20.1	1.3	62.2	40	0.23	0.05	3.1	10.27	97.4	42	1.1	71	0	0
791	油茶	100	94	76.3	2.4	0.9	0.9	19.1	0	0.01	0.06	0.4	0.06	19.6	22	1.1	71	0	0
792	月饼(百寿宴点)	100	428	16.9	5.1	22.1	3	52.3	85	0.13	0.04	2.8	0.79	11.1	31	2.1	71	0	0
793	月饼(豆沙)	100	405	11.7	8.2	13.6	3.1	62.5	7	0.05	0.05	1.9	8.06	22.4	64	3.1	71	0	0
794	月饼(奶油果馅)	100	441	9.4	5.7	16.9	1	66.6	23	0.08	0.04	2.9	0.21	28.2	12	3.5	71	0	0
795	月饼(奶油松仁)	100	438	12.6	6.4	21.4	4.1	54.9	62	0.35	0.16	3.1	2.06	17.7	26	2.5	71	0	0
796	月饼(唐王赏月)	100	429	15.1	8	18.4	0	57.8	17	0.07	0	2.9	9.83	56.8	29	2	71	0	0
797	月饼(五仁)	100	416	11.3	8	16	3.9	60.1	7	0	0.08	4	8.82	18.5	54	2.8	71	0	0
798	月饼(香油果馅)	100	449	8.3	6.3	19.7	3.5	61.7	17	0.18	0.03	3.3	2.69	28.2	18	3	71	0	0
799	月饼(枣泥)	100	424	11.7	7.1	15.7	1.4	63.5	8	0.11	0.05	2.7	1.49	24.3	66	2.8	71	0	0
800	炸糕	100	280	43.6	6.1	12.3	1.2	36.1	0	0.03	0.02	3.6	3.61	96.6	24	2.4	71	0	0
801	状元饼	100	435	8	8.6	14.7	1	67.1	13	0.05	0.3	0.8	1.92	13.6	0	4.9	71	0	0
802	宝宝福	100	390	2.1	0.2	0	0	97.3	0	0.13	1.19	0.2	0	22.6	29	12.6	85	31	0
803	冰川可乐	100	45	88.7	0	0	0	11.2	0.2	0	0	0	0	11.4	0	0.1	85	0	0
804	冰棍	100	47	88.3	0.8	0.2	0	10.5	0	0.01	0.01	0.2	0.11	20.4	31	0.9	85	0	45

续表

序号	名称	可食部分	能量	水分	蛋白质	脂肪	膳食纤维	碳水化合物	维生素A	维生素B_1	维生素B_2	烟酸	维生素E	钠	钙	铁	类别	维生素C	胆固醇
805	冰淇淋	100	126	74.4	2.4	5.3	0	17.3	48	0.01	0.03	0.2	0.24	54.2	126	0.5	85	0	51
806	冰砖	100	153	69.6	2.9	6.8	0	20	20	0.01	0.04	0.2	0.73	43.5	140	0.4	85	0	35
807	橙珍(易拉罐)	100	25	93.8	0.1	0	0	6.1	8	0.08	0.13	1.3	0	5.3	8	0.1	85	0	0
808	刺玫汁(纸盒)	100	32	91.9	0	0	0	8.1	0	0.02	0.01	0	0	4.4	6	0	85	0	0
809	红果汁	100	157	61	0	0.2	0	38.7	0	0.15	0	0.1	0	19.1	5	0.3	85	0	0
810	胡萝卜素王	100	130	67.1	0.1	0.2	0.5	32	450	0	0.62	1	0	72.5	7	0.2	85	12	0
811	橘子晶	100	390	2.8	0.2	0.4	0	96.5	3	0.18	1.45	0.4	0	33	14	0.7	85	3	0
812	橘汁(浓缩蜜橘)	100	235	41.3	0.8	0.3	0	57.3	122	0.04	0.02	0.3	0.04	4.4	21	0.7	85	80	0
813	橘汁(VC 蜜橘)	100	95	76.4	0.1	0.2	0	23.2	0	0	0	0	0	4.4	4	0.3	85	187	0
814	凉薯	91	55	85.2	0.9	0.1	0.8	12.6	0	0.03	0.03	0.3	0.86	5.5	21	0.6	33	13	0
815	萝卜	94	20	93.9	0.8	0.1	0.6	4	3	0.03	0.06	0.6	1	60	56	0.3	33	18	0
816	萝卜(白,莱菔)	95	20	93.4	0.9	0.1	1	4	3	0.02	0.03	0.3	0.92	61.8	36	0.5	33	21	0
817	萝卜(红皮萝卜)	94	26	91.6	1.2	0.1	1.2	5.2	3	0.03	0.04	0.6	1.8	68	45	0.6	33	24	0
818	萝卜(算盘子,红皮萝卜)	66	19	93.9	1.1	0.2	1	3.2	3	0.02	0.04	0.4	0.78	33.5	32	0.4	33	22	0
819	萝卜(红心萝卜)	94	39	88	1.2	0	1.4	8.4	13	0.02	0.02	0.1	0	49.1	86	0.9	33	20	0
820	萝卜(青萝卜)	95	31	91	1.3	0.2	0.8	6	10	0.04	0.06	0	0.22	69.9	40	0.8	33	14	0
821	萝卜(水萝卜,脆萝卜)	93	20	92.9	0.8	0	1.4	4.1	42	0.03	0.05	0	0	9.7	0	0	33	45	0
822	萝卜(心里美)	88	21	93.5	0.8	0.2	0.8	4.1	2	0.02	0.04	0.4	0	85.4	68	0.5	33	23	0
823	马铃薯(土豆,洋芋)	94	76	79.8	2	0.2	0.7	16.5	5	0.08	0.04	1.1	0.34	2.7	8	0.8	33	27	0
824	马铃薯粉(土豆粉)	100	337	12	7.2	0.5	1.4	76	20	0.08	0.06	5.1	0.28	4.7	171	10.7	33	0	0
825	马铃薯片(油炸土豆片)	100	612	4.1	4	48.4	1.9	40	8	0.09	0.05	6.4	5.22	60.9	11	1.2	33	0	0
826	马铃薯丁(脱水)	100	337	11.4	5.7	0.5	3.3	77.4	0	0.14	0	0	0	22.6	39	2.4	33	20	0
827	马铃薯丝(脱水)	100	343	10.1	5.2	0.6	3.3	79.2	0	0.14	0.05	1	0	21.1	41	3.4	33	17	0
828	魔芋精粉(鬼芋粉,南星粉)	100	37	12.2	4.6	0.1	74.4	4.4	0	0	0.1	0.4	0	49.9	45	1.6	33	0	0
829	苴莲(甘蓝)	61	29	88	2.3	0	3.6	5	5	0.06	0.04	0.6	0	0	0	0	33	13	0
830	藕(连藕)	88	70	80.5	1.9	0.2	1.2	15.2	3	0.09	0.03	0.3	0.73	44.2	39	1.4	33	44	0
831	藕粉	100	372	6.4	0.2	0	0.1	92.9	0	0	0.01	0.4	0	10.8	8	41.8	33	0	0
832	藕粉(桂花藕粉)	100	344	13.6	0.4	0.1	0	85.3	0	0	0.01	0.2	0	6.5	36	20.8	33	0	0
833	苤蓝(玉蔓菁)	78	30	90.8	1.3	0.2	1.3	5.7	3	0.04	0.02	0.5	0.13	29.8	25	0.3	33	41	0
834	山药(薯蓣)	83	56	84.8	1.9	0.2	0.8	11.6	7	0.05	0.02	0.3	0.24	18.6	16	0.3	33	5	0
835	山药(干)	100	324	15	9.4	1	1.4	69.4	0	0.25	0.28	0	0.44	104.2	62	0.4	33	0	0
836	甜萝卜(甜菜头,糖萝卜)	90	75	74.8	1	0.1	5.9	17.6	0	0.05	0.04	0.2	1.85	20.8	56	0.9	33	8	0
837	大白菜	100	14	95.2	1.1	0.2	0.5	1.9	5	0.02	0.02	0.6	0.86	43.1	48	1.6	31	2	0
838	大白菜(小白口)	85	14	95.2	1.3	0.1	0.9	1.9	5	0.02	0.03	0.5	0.21	34.8	45	0.9	31	19	0
839	大葱(鲜)	82	30	91	1.7	0.3	1.3	5.2	10	0.03	0.05	0.5	0.3	4.8	29	0.7	31	17	0
840	大蒜(蒜头)	85	126	66.6	4.5	0.2	1.1	26.5	5	0.04	0.06	0.6	1.07	19.6	39	1.2	31	7	0
841	大蒜(脱水)	100	339	7.3	13.2	0.3	4.5	70.9	0	0.29	0	0	0	36.8	65	6.6	31	79	0

续表

序号	名 称	可食部分	能量	水分	蛋白质	脂肪	膳食纤维	碳水化合物	维生素A	维生素B_1	维生素B_2	烟酸	维生素E	钠	钙	铁	类别	维生素C	胆固醇
842	大蒜(紫皮)	89	136	63.8	5.2	0.2	1.2	28.4	3	0.29	0.06	0.8	0.68	8.3	10	1.3	31	7	0
843	冬寒菜(冬苋菜,冬葵)	58	30	89.6	3.9	0.4	2.2	2.7	1158	0.15	0.05	0.6	0	14	82	2.4	31	20	0
844	枸杞菜(枸杞,地骨)	49	44	87.8	5.6	1.1	1.6	2.9	0	0.08	0.32	1.3	2.99	29.8	36	2.4	31	58	0
845	观达菜(根达菜,恭菜)	83	14	95.1	1.7	0.3	1	1.1	63	0.01	0.1	0.4	0	260	70	1	31	23	0
846	红菜苔	52	29	91.1	2.9	0	0.9	4.3	13	0.05	0.04	0.9	0.51	1.5	26	2.5	31	57	0
847	红胡萝卜缨	100	73	82.2	1.7	0.4	0	15.7	162	0.04	0	0	3.65	74.6	350	8.1	31	41	0
848	红皮葱	68	46	86.2	2.4	0.1	1.3	8.9	8	0.01	0.12	0.5	0	3.4	24	0	31	8	0
849	茴香菜(小茴香)	86	24	91.2	2.5	0.4	1.6	2.6	402	0.06	0.09	0.8	0.94	186.3	154	1.2	31	26	0
850	茭白(茭笋,茭粑)	74	23	92.2	1.2	0.2	1.9	4	5	0.02	0.03	0.5	0.99	5.8	4	0.4	31	5	0
851	芥菜(大叶芥菜)	71	14	94.6	1.8	0.4	1.2	0.8	283	0.02	0.11	0.5	0.64	29	28	1	31	72	0
852	芥蓝(甘蓝菜)	78	19	93.2	2.8	0.4	1.6	1	575	0.02	0.09	1	0.96	50.5	128	2	31	51	0
853	茎用芥菜(青菜头)	92	5	95.4	1.3	0.2	2.8	0	47	0	0.02	0.3	1.29	41.1	23	0.7	31	76	0
854	芥菜(小叶芥菜)	88	24	92.6	2.5	0.4	1	2.6	242	0.05	0.1	0.7	2.06	38.9	80	1.5	31	7	0
855	金针菜(黄花菜)	98	199	40.3	19.4	1.4	7.7	27.2	307	0.05	0.21	3.1	4.92	59.2	301	8.1	31	10	0
856	韭菜	90	26	91.8	2.4	0.4	1.4	3.2	235	0.02	0.09	0.8	0.96	8.1	42	1.6	31	24	0
857	韭芽(韭黄)	88	22	93.2	2.3	0.2	1.2	2.7	43	0.03	0.05	0.7	0.34	6.9	25	1.7	31	15	0
858	蕨菜(脱水)	100	251	7.2	6.6	0.9	25.5	54.2	0	0	0.16	2.7	0.53	0	851	23.7	31	3	0
859	苦菜(节节花,拒马菜)	100	35	85.3	2.8	0.6	5.4	4.6	90	0.09	0.11	0.6	2.93	8.7	66	9.4	31	19	0
860	苦苦菜	100	38	88.2	2.5	0.9	1.8	5	357	0	0	0	0	0	0	0	31	62	0
861	萝卜缨(白)	100	14	90.7	2.6	0.3	1.4	0.3	0	0.02	0	0	0	0	0	0	31	77	0
862	萝卜缨(青)	100	32	87.2	3.1	0.1	2.9	4.7	33	0.07	0.08	0.2	0.48	91.4	110	1.4	31	41	0
863	萝卜缨(小,红)	93	20	92.8	1.6	0.3	1.4	2.7	118	0.03	0.13	0.4	0.87	43.1	238	0.2	31	51	0
864	落葵(木耳菜,软浆叶)	76	20	92.8	1.6	0.3	1.5	2.8	337	0.06	0.06	0.6	1.66	47.2	166	3.2	31	34	0
865	芦笋(石叼柏,龙须菜)	90	18	93	1.4	0.1	1.9	3	17	0.04	0.05	0.7	0	3.1	10	1.4	31	45	0
866	马兰头(马兰,鸡儿肠)	100	25	91.4	2.4	0.4	1.6	3	340	0.06	0.13	0.8	0.72	15.2	67	2.4	31	26	0
867	苜蓿(草头,金花菜)	100	60	81.8	3.9	1	2.1	8.8	440	0.1	0.73	2.2	0	5.8	713	9.7	31	118	0
868	牛俐生菜(油麦菜)	81	15	95.7	1.4	0.4	0.6	1.5	60	0	0.1	0.2	0	80	70	1.2	31	20	0
869	瓢儿白(瓢儿菜)	79	15	94.1	1.7	0.2	1.6	1.6	200	0	0.03	0.5	0	56.9	59	1.8	31	10	0
870	荞菜(野荞)	65	11	95.6	0.7	0.2	1.2	1.5	48	0.02	0.02	1.8	0.27	109.4	89	1.1	31	5	0
871	荠菜(蓟菜)	88	27	90.6	2.9	0.4	1.7	3	432	0.04	0.15	0.6	1.01	31.6	294	5.4	31	43	0
872	芹菜(白茎,旱芹,药芹)	66	14	94.2	0.8	0.1	1.4	2.5	10	0.01	0.08	0.4	2.21	73.8	48	0.8	31	12	0
873	芹菜(茎)	67	20	93.1	1.2	0.2	1.2	3.3	57	0.02	0.06	0.4	1.32	159	80	1.2	31	8	0
874	芹菜(水芹菜)	60	13	96.2	1.4	0.2	0.9	1.3	63	0.01	0.19	1	0.32	40.9	38	6.9	31	5	0
875	芹菜(叶)	100	31	89.4	2.6	0.6	2.2	3.7	488	0.08	0.15	0.9	2.5	83	40	0.6	31	22	0
876	青蒜	84	30	90.4	2.4	0.3	1.7	4.5	98	0.06	0.04	0.6	0.8	9.3	24	0.8	31	16	0
877	生菜	94	13	95.8	1.3	0.3	0.7	1.3	298	0.03	0.06	0.4	1.02	32.8	34	0.9	31	13	0
878	蒜(小蒜)	82	30	90.4	1	0.4	2	5.7	113	0.03	0.12	0.5	0.24	17.2	89	1.2	31	28	0
879	蒜黄	97	21	93	2.5	0.2	1.4	2.4	47	0.05	0.07	0.6	0.53	7.8	24	1.3	31	18	0
880	蒜苗(蒜薹)	82	37	88.9	2.1	0.4	1.8	6.2	47	0.11	0.08	0.5	0.81	5.1	29	1.4	31	35	0

续表

序号	名称	可食部分	能量	水分	蛋白质	脂肪	膳食纤维	碳水化合物	维生素A	维生素B_1	维生素B_2	烟酸	维生素E	钠	钙	铁	类别	维生素C	胆固醇
881	汤菜	86	22	93.2	1.8	0.5	0.8	2.6	68	0	0.68	0.6	1.55	28	131	5.8	31	57	0
882	茼蒿(蓬蒿菜,艾菜)	82	21	93	1.9	0.3	1.2	2.7	252	0.04	0.09	0.6	0.92	161.3	73	2.5	31	18	0
883	蕹菜(空心菜)	76	20	92.9	2.2	0.3	1.4	2.2	253	0.03	0.08	0.8	1.09	94.3	99	2.3	31	25	0
884	乌菜(塌菜,塌棵菜)	89	25	91.8	2.6	0.4	1.4	2.8	168	0.06	0.11	1.1	1.16	115.5	186	3	31	45	0
885	莴苣笋(莴苣)	62	14	95.5	1	0.1	0.6	2.2	25	0.02	0.02	0.5	0.19	36.5	23	0.9	31	4	0
886	莴苣叶(莴笋叶)	89	18	94.2	1.4	0.2	1	2.6	147	0.06	0.1	0.4	0.58	39.1	34	1.5	31	13	0
887	苋菜(青,绿苋菜)	74	25	90.2	2.8	0.3	2.2	2.8	352	0.03	0.12	0.8	0.36	32.4	187	5.4	31	47	0
888	苋菜(紫,紫苋菜,红苋)	73	31	88.8	2.8	0.4	1.8	4.1	248	0.03	0.1	0.6	1.54	42.3	178	2.9	31	30	0
889	香椿(香椿头)	76	47	85.2	1.7	0.4	1.8	9.1	117	0.07	0.12	0.9	0.99	4.6	96	3.9	31	40	0
890	小白菜(青菜,白菜)	81	15	94.5	1.5	0.3	1.1	1.6	280	0.02	0.09	0.7	0.7	73.5	90	1.9	31	28	0
891	小葱	73	24	92.7	1.6	0.4	1.4	3.5	140	0.05	0.06	0.4	0.59	10.4	72	1.3	31	21	0
892	西兰花(绿菜花)	83	33	90.3	4.1	0.6	1.6	2.7	1 202	0.09	0.13	0.9	0.91	18.8	67	1	31	51	0
893	西洋菜(豆瓣菜,水田芥)	73	17	94.5	2.9	0.5	1.2	0.3	1 592	0.01	0.11	0.3	0.59	61.2	30	1	31	52	0
894	雪里蕻(雪菜,雪里红)	94	24	91.5	2	0.4	1.6	3.1	52	0.03	0.11	0.3	0.74	30.5	230	3.2	31	31	0
895	油菜	87	23	92.9	1.8	0.5	1.1	2.7	103	0.04	0.11	0.7	0.88	55.8	108	1.2	31	36	0
896	油菜(脱水)	100	299	9	7.6	0.6	8.6	65.7	577	0.33	0	10.5	7.73	405.3	596	19.3	31	124	0
897	油菜薹	82	20	92.4	3.2	0.4	2	1	90	0.08	0.07	0.8	0.89	83.2	156	2.8	31	65	0
898	圆白菜(甘蓝,卷心菜)	86	22	93.2	1.5	0.2	1	3.6	12	0.03	0.03	0.4	0.5	27.2	49	0.6	31	40	0
899	芫荽(香菜,香荽)	81	31	90.5	1.8	0.4	1.2	5	193	0.04	0.14	2.2	0.8	48.5	101	2.9	31	48	0
900	芫荽(脱水)	100	293	9.3	7.4	1.3	8.2	63	472	0.17	0	6	22.15	0	1 723	22.3	31	0	0
901	榆钱	100	36	85.2	4.8	0.4	4.3	3.3	122	0.04	0.12	0.9	0.54	0.7	62	7.9	31	11	0
902	白瓜	83	10	96.2	0.9	0	0.9	1.7	0	0.02	0.04	0.1	0.2	1	6	0.1	32	16	0
903	白金瓜	70	24	93	0.4	0	0.5	5.7	17	0.05	0.08	0.7	17	1.6	12	0.4	32	17	0
904	白兰瓜	55	21	93.2	0.6	0.1	0.8	4.5	7	0.02	0.03	0.6	14	0	0	0	32	14	0
905	菜瓜(生瓜,白瓜)	88	18	95	0.6	0.2	0.4	3.5	3	0.02	0.01	0.2	0.03	1.6	20	0.5	32	12	0
906	冬瓜	80	11	96.6	0.4	0.2	0.7	1.9	13	0.01	0.01	0.3	0.08	1.8	19	0.2	32	18	0
907	方瓜	82	13	95.8	0.8	0	0.6	2.5	23	0.01	0.01	0.6	0.37	4.4	40	0.2	32	2	0
908	佛手瓜(棒瓜,菜肴梨)	100	16	94.3	1.2	0.1	1.2	2.6	3	0.01	0.01	0.1	0	1	17	0.1	32	8	0
909	哈密瓜	71	34	91	0.5	0.1	0.2	7.7	153	0	0.01	0	0	26.7	4	0	32	12	0
910	黄瓜(胡瓜)	92	15	95.8	0.8	0.2	0.5	2.4	15	0.02	0.03	0.2	0.46	4.9	24	0.5	32	9	0
911	黄河蜜瓜	56	5	95	0.4	0	3.2	0.8	30	0.02	0.01	0.5	0	0	0	0	32	15	0
912	葫芦条(干)	100	219	25.4	4.3	1.8	18.1	46.5	0	0.05	0.03	1.4	0	36.3	114	8	32	0	0
913	葫芦(长瓜,蒲瓜,瓠瓜)	87	14	95.3	0.7	0.1	0.8	2.7	7	0.02	0.01	0.4	0	0.6	16	0.4	32	11	0
914	节瓜(毛瓜)	92	12	95.6	0.6	0.1	1.2	2.2	0	0.02	0.05	0.4	0.27	0.2	4	0.1	32	39	0
915	金瓜	82	14	95.6	0.5	0.1	0.7	2.7	10	0.02	0.02	0.6	0.43	0.9	17	0.9	32	2	0
916	金丝瓜(裸瓣瓜)	80	37	91.7	3.3	2	0.8	1.4	2	0.02	0.03	0.7	0.01	0	25	0.3	32	0	0
917	金塔寺瓜	81	8	96.9	0.6	0.1	0.7	1.3	0	0	0.03	0.5	0	0	0	0	32	18	0
918	苦瓜(凉瓜,赖葡萄)	81	19	93.4	1	0.1	1.4	3.5	17	0.03	0.03	0.4	0.85	2.5	14	0.7	32	56	0

续表

序号	名 称	可食部分	能量	水分	蛋白质	脂肪	膳食纤维	碳水化合物	维生素A	维生素B_1	维生素B_2	烟酸	维生素E	钠	钙	铁	类别	维生素C	胆固醇
919	灵蜜瓜	71	6	98.1	1.2	0.1	0.4	0	0	0	0.04	0	0	5.2	12	0.5	32	0	0
920	麻醉瓜	66	16	95.2	0.7	0.1	0.4	3.2	0	0	0.03	0.4	0	0	0	0	32	17	0
921	面西胡瓜	88	10	97	0.8	0	0	1.8	97	0.01	0.02	0.1	0	0.6	14	0.8	32	0	0
922	木瓜	86	27	92.2	0.4	0.1	0.8	6.2	145	0.01	0.02	0.3	0.3	28	17	0.2	32	43	0
923	南瓜(饭瓜,番瓜,倭瓜)	85	22	93.5	0.7	0.1	0.8	4.5	148	0.03	0.04	0.4	0.36	0.8	16	0.4	32	8	0
924	蛇瓜(蛇豆,大豆角)	89	15	94.1	1.5	0.1	2	1.7	3	0.1	0.03	0.1	0	2.2	191	1.2	32	4	0
925	丝瓜	83	20	94.3	1	0.2	0.6	3.6	15	0.02	0.04	0.4	0.22	2.6	14	0.4	32	5	0
926	笋瓜(生瓜)	91	12	96.1	0.5	0	0.7	2.4	17	0.04	0.02	0	0.29	0	14	0.6	32	5	0
927	甜瓜(香瓜)	78	26	92.9	0.4	0.1	0.4	5.8	5	0.02	0.03	0.3	0.47	8.8	14	0.7	32	15	0
928	小西胡瓜	79	22	94.4	0.7	0	0	4.8	0	0	0.01	0	0	1.7	5	0.2	32	0	0
929	西瓜(寒瓜)	56	25	93.3	0.6	0.1	0.3	5.5	75	0.02	0.03	0.2	0.1	3.2	8	0.3	32	6	0
930	西瓜(忠于6号,黑皮)	64	32	92.3	0.5	0.5	0.1	6.4	38	0.01	0.03	0.2	0.16	0	0	0	32	6	0
931	西瓜(京欣1号)	59	34	91.2	0.5	0	0.2	7.9	13	0.02	0.04	0.4	0.03	4.2	10	0.5	32	7	0
932	西瓜(郑州3号)	59	25	93.4	0.6	0.1	0.2	5.5	35	0.02	0.04	0.3	0.13	2.4	4	0.2	32	4	0
933	西葫芦	73	18	94.9	0.8	0.2	0.6	3.2	5	0.01	0.03	0.2	0.34	5	15	0.3	32	6	0
934	籽瓜	46	4	98.7	0.2	0.3	0.5	0.1	0	0	0.03	0.1	0	0	0	0	32	10	0
935	茄子(长)	96	19	93.1	1	0.1	1.9	3.5	30	0.03	0.03	0.6	0.2	6.4	55	0.4	31	7	0
936	青椒(灯笼椒,柿子椒,大椒)	82	22	93	1	0.2	1.4	4	57	0.03	0.03	0.9	0.59	3.3	14	0.8	31	72	0
937	番茄(西红柿,番柿)	97	19	94.4	0.9	0.2	0.5	3.5	92	0.03	0.03	0.6	0.57	5	10	0.4	31	19	0
938	番茄(整,罐头)	100	21	93.5	2	0.6	0.8	1.8	192	0.03	0.02	0.8	1.66	246.9	31	0.4	31	5	0
939	番茄酱(罐头)	100	81	75.8	4.9	0.2	2.1	14.8	0	0.03	0.03	5.6	4.45	37.1	28	1.1	31	0	0
940	葫子(茄科)	85	27	92.2	0.7	0.1	0.9	5.9	163	0.01	0.06	0.7	1.14	1.2	49	0	31	29	0
941	辣椒(红尖,干)	88	212	14.6	15	12	41.7	11	0	0.53	0.16	1.2	8.76	1.8	12	6	31	0	0
942	辣椒(红小)	80	32	88.8	1.3	0.4	3.2	5.7	232	0.03	0.06	0.8	0.44	2.6	37	1.4	31	144	0
943	辣椒(尖,青)	84	23	91.9	1.4	0.3	2.1	3.7	57	0.03	0.04	0.5	0.88	2.2	15	0.7	31	62	0
944	奶柿子西红柿	100	13	95.6	0.6	0.1	0.8	2.4	88	0.05	0.02	1	1.19	0	15	0.4	31	8	0
945	茄子	93	21	93.4	1.1	0.2	1.3	3.6	8	0.02	0.04	0.6	1.13	5.4	24	0.5	31	5	0
946	茄子(绿皮)	90	25	92.8	1	0.6	1.2	4	20	0.02	0.2	0.6	0.55	6.8	12	0.1	31	7	0
947	秋葵(黄秋葵,羊角豆)	88	37	86.2	2	0.1	3.9	7.1	52	0.05	0.09	1	1.03	3.9	45	0.1	31	4	0
948	甜椒(脱水)	100	307	10.5	7.6	0.4	8.3	68.3	2 818	0.23	0.18	4	6.05	126	130	7.4	31	846	0
949	八宝菜(酱)	100	72	72.3	4.6	1.4	3.2	10.2	0	0.17	0.03	0.2	1.11	2 843	110	4.8	84	0	0
950	菜干(芥菜)	100	141	24.9	13.3	0.8	27.4	20.1	150	0	0.4	0.6	0	3 333	0	0	84	0	0
951	大头菜(酱)	100	36	74.8	2.4	0.3	2.4	6	0	0.03	0.08	0.8	0.16	4 624	77	6.7	84	5	0
952	大头菜(桂花,佛手疙瘩)	100	51	65.3	3.2	0.4	1.8	8.6	0	0.03	0.06	0.8	0	6 061	257	7.5	84	0	0
953	大头菜(五香)	100	48	72	4.6	0.2	4.5	7	10	0.11	0	0	0	0	0	0	84	0	0
954	洋姜(咸,地姜,鬼子姜)	100	34	74	2.6	0	1	5.8	0	0.17	0.06	1.4	0	5 443	244	6.8	84	0	0
955	冬菜	100	46	68.4	3.5	0.3	2.8	7.3	12	0.02	0.09	0.9	7 229	7 229	135	11.4	84	0	0

续表

序号	名　称	可食部分	能量	水分	蛋白质	脂肪	膳食纤维	碳水化合物	维生素A	维生素B_1	维生素B_2	烟酸	维生素E	钠	钙	铁	类别	维生素C	胆固醇
956	甘露(酱腌,甘露子,地蚕)	100	37	75.6	2.2	0.3	1.9	6.3	0	0.03	0.08	0.7	0.83	2 839	54	6.4	84	5	0
957	狗芽菜	100	22	81.3	1.3	0.1	2.4	4.1	0	0.06	0.03	0	0.21	2 777	125	4.4	84	0	0
958	合锦菜	100	75	68.3	6	0	3.9	12.8	3	0.08	0.02	2	0.99	3 977	102	2.6	84	0	0
959	黄瓜(甜辣黄瓜)	100	99	62.7	2.8	0.2	1.2	21.6	0	0.07	0.03	0.4	0	0	96	4.1	84	0	0
960	黄瓜(酱黄瓜)	100	24	76.2	3	0.3	1.2	2.2	30	0.06	0.01	0.9	0	3 770	52	3.7	84	0	0
961	姜(糟)	100	27	67.7	1.6	0.8	1.4	3.4	0	0	0.13	0.8	0	9 686	39	4.4	84	0	0
962	酱包瓜	100	107	59.2	4.7	0	2.8	22	0	0.01	0.05	0.6	1.93	2 523	15	4.2	84	0	0
963	芥菜(酸)	100	25	90.3	1.2	0.1	0	4.9	0	0.01	0.1	0.6	0.88	1 164	51	1.4	84	0	0
964	芥菜头(腌,水菜,水疙瘩)	100	38	70.5	2.8	0.1	2.7	6.6	0	0.07	0.02	0.8	0	7 251	87	2.9	84	0	0
965	芥菜头(腌煮,煮菜,煮疙瘩)	100	26	70.7	2.1	0.2	2	3.9	2	0	0.02	0.7	0	6 835	174	5.8	84	0	0
966	金钱萝卜	100	41	73.5	1.6	0.3	2.1	8	43	0.01	0.02	0.3	0.99	3 233	158	0	84	0	0
967	韭苔花(腌)	100	17	79.6	1.3	0.3	1.1	2.2	25	0.01	0.06	0.6	0	5 031	84	6.5	84	0	0
968	蕨菜(腌)	100	22	89.9	2.5	0.3	2.2	2.2	53	0	0.05	1.6	0	990.6	115	4.5	84	0	0
969	龙须菜(腌制)	100	75	67.7	1.4	0	0	17.3	0	0.01	0.04	0.4	0.93	1 103	8	6.4	84	0	0
970	萝卜(酱)	100	30	76.1	3.5	0.4	1.3	3.2	0	0.05	0.09	0.8	0	6 881	102	3.8	84	0	0
971	萝卜干	100	60	67.7	3.3	0.2	3.4	11.2	0	0.04	0.09	0.9	0	4 203	53	3.4	84	17	0
972	萝卜条(辣)	100	37	77.8	1.4	0.5	1.8	6.7	17	0.03	0.06	0.5	0	2 651	118	3.3	84	0	0
973	蘑菇(酱)	100	121	59	5.4	0.2	0.7	24.3	0	0.05	0.15	2	1.79	400	30	1.8	84	0	0
974	苤蓝丝(酱)	100	39	73.4	5.5	0	1.5	4.2	0	0.08	0.05	0.9	0.15	4 981	38	2.7	84	0	0
975	乳黄瓜(腌,嫩黄瓜)	100	32	81.3	1.7	0.3	1.8	5.6	0	0.03	0.03	0.3	0.21	3 087	44	3.1	84	7	0
976	什锦菜	100	34	78.9	2.9	0.5	1.6	4.6	0	0.03	0.02	0	0.18	4 093	21	4.5	84	0	0
977	蒜头(糖)	74	114	66.1	2.1	0.2	1.7	25.9	0	0.04	0.06	0.2	0.71	692.2	38	1.3	84	0	0
978	蒜头(酱)	73	104	67.2	4.4	0.1	2.6	21.3	0	0.04	0.04	0	0.5	3 503	6	3.6	84	0	0
979	甜酸皎头	100	97	73.7	0.5	0.5	0.4	22.6	0	0	0	0.4	0.01	809	68	4.2	84	0	0
980	莴笋(酱)	100	23	83	2.3	0.2	1	3.1	0	0.06	0.05	0.6	0	4 665	28	3.1	84	0	0
981	咸沙葱(蒙古韭)	100	25	88.2	2.4	0.8	1.8	2	0	0.05	0.18	0.4	0	1 712	457	0	84	0	0
982	雪里蕻(腌,腌雪里红)	100	25	77.1	2.4	0.2	2.1	3.3	8	0.05	0.07	0.7	0.24	3 304	294	5.5	84	4	0
983	花生仁(生)	100	563	6.9	25	44.3	5.5	16	5	0.72	0.13	17.9	18.09	3.6	39	2.1	42	2	0
984	花生仁(炒)	100	581	1.8	24.1	44.4	4.3	21.2	0	0.12	0.1	18.9	14.97	445.1	284	6.9	42	0	0
985	葵花子(生)	50	597	2.4	23.9	49.9	6.1	13	5	0.36	0.2	4.8	34.53	5.5	72	5.7	42	0	0
986	葵花子(炒)	52	616	2	22.6	52.8	4.8	12.5	5	0.43	0.26	4.8	26.46	1 322	72	6.1	42	0	0
987	葵花子仁	100	606	7.8	19.1	53.4	4.5	12.2	0	1.8	0.16	4.5	79.09	50	1	2.9	42	0	0
988	莲子(糖水)	100	201	49.2	2.8	0.5	0.7	46.2	0	0.04	0.09	1.5	0	8.7	24	0	42	0	0
989	莲子(干)	100	344	9.5	17.2	2	3	64.2	0	0.16	0.08	4.2	2.71	5.1	97	3.6	42	5	0
990	栗子(干)	73	345	13.4	5.3	1.7	1.2	77.2	5	0.08	0.15	0.8	11.45	8.5	0	1.2	42	25	0
991	栗子(鲜,板栗)	80	185	52	4.2	0.7	1.7	40.5	32	0.14	0.17	0.8	4.56	13.9	17	1.1	42	24	0
992	毛核桃(鲜)	38	174	57.6	12	6.7	5.4	16.3	0	0.09	0.1	1.5	0	0	0	0	42	40	0
993	南瓜子(炒,白瓜子)	68	574	4.1	36	46.1	4.1	3.8	0	0.08	0.16	3.3	27.28	15.8	37	6.5	42	0	0

续表

序号	名 称	可食部分	能量	水分	蛋白质	脂肪	膳食纤维	碳水化合物	维生素A	维生素B_1	维生素B_2	烟酸	维生素E	钠	钙	铁	类别	维生素C	胆固醇
994	南瓜子仁	100	566	9.2	33.2	48.1	4.9	0	0	0.2	0.09	1.8	13.25	20.6	16	1.5	42	0	0
995	芡实米(鸡头米)	100	351	11.4	8.3	0.3	0.9	78.7	0	0.3	0.09	0.4	0	28.4	37	0.5	42	0	0
996	山核桃(熟,小核桃)	30	596	2.2	7.9	50.8	7.8	26.8	0	0.02	0.09	1	14.08	430.3	133	5.4	42	0	0
997	山核桃(干)	24	601	2.2	18	50.4	7.4	18.8	5	0.16	0.09	0.5	65.55	250.7	57	6.8	42	0	0
998	松子(炒)	31	619	3.6	14.1	58.5	12.4	9	5	0	0.11	3.8	25.2	3	161	5.2	42	0	0
999	松子(生)	32	640	3	12.6	62.6	12.4	8.6	7	0.41	0.09	3.8	34.47	0	3	5.9	42	0	0
1000	松子仁	100	698	0.8	13.4	70.6	10	2.2	2	0.19	0.25	4	32.79	10.1	78	4.3	42	0	0
1001	西瓜子(话梅)	38	541	5	30.3	46.5	13.2	0.2	0	0.03	0.05	3.2	2.71	133.7	392	4.4	42	0	0
1002	西瓜子(炒)	43	573	4.3	32.7	44.8	4.5	9.7	0	0.04	0.08	3.4	1.23	187.7	28	8.2	42	0	0
1003	西瓜子仁	100	555	9.2	32.4	45.9	5.4	3.2	0	0.2	0.08	1.4	27.37	9.4	0	4.7	42	0	0
1004	杏仁	100	514	5.6	24.7	44.8	19.2	2.9	0	0.08	1.25	0	18.53	7.1	71	1.3	42	26	0
1005	榛子(干)	27	542	7.4	20	44.8	9.6	14.7	8	0.62	0.14	2.5	36.43	4.7	104	6.4	42	0	0
1006	榛子(炒)	21	594	2.3	30.5	50.3	8.2	4.9	12	0.21	0.22	9.8	25.2	153	815	5.1	42	0	0
1007	鸭蛋(咸)	88	190	61.3	12.7	12.7	0	6.3	134	0.16	0.33	0.1	6.25	2 706	118	3.6	54	0	647
1008	鸭蛋白	100	47	87.7	9.9	0	0	1.8	23	0.01	0.07	0.1	0.16	71.2	18	0.1	54	0	0
1009	鸭蛋黄	100	378	44.9	14.5	33.8	0	4	1 980	0.28	0.62	0	12.72	30.1	123	4.9	54	0	1 576
1010	白姑鱼(白米子鱼)	67	150	71.5	19.1	8.2	0	0	0	0.02	0.08	3.3	1.49	152.7	23	0.3	61	0	0
1011	鲅鱼(马鲛鱼,燕鲅鱼,巴鱼)	80	122	72.5	21.2	3.1	0	2.2	19	0.03	0.04	2.1	0.71	74.2	35	0.8	61	0	75
1012	鲅鱼(咸,咸马鲛)	67	157	52.8	23.3	1.6	0	12.4	0	0.04	0	2.7	4.6	5 350	0	6.2	61	0	0
1013	八爪鱼(八角鱼)	78	135	65.4	18.9	0.4	0	14	0	0.04	0.06	5.4	1.34	65.4	21	0.6	61	0	0
1014	鳊鱼(鲂鱼,武昌鱼)	59	135	73.1	18.3	6.3	0	1.2	28	0.02	0.07	1.7	0.52	41.1	89	0.7	61	0	94
1015	餐条鱼	78	165	72.7	18.3	10.2	0	0	0	0.07	0	0	0	0	0	0	61	0	103
1016	草鱼(白鲩,草包鱼)	58	112	77.3	16.6	5.2	0	0	11	0.04	0.11	2.8	2.03	46	38	0.8	61	0	86
1017	鲳鱼(平鱼,银鲳,刺鲳)	70	142	72.8	18.5	7.8	0	0	24	0.04	0.07	2.1	1.26	62.5	46	1.1	61	0	77
1018	赤眼鳟(金目鱼)	59	114	76.5	18.1	5	0	0	12	0.02	0.08	4.7	1.7	87	59	6.4	61	0	121
1019	大黄鱼(大黄花鱼)	66	96	77.7	17.7	2.5	0	0.8	10	0.03	0.1	1.9	1.13	120.3	53	0.7	61	0	86
1020	带鱼(白带鱼,刀鱼)	76	127	73.3	17.7	4.9	0	3.1	29	0.02	0.06	2.8	0.82	150.1	28	1.2	61	0	76
1021	大麻哈鱼(大马哈鱼)	72	143	74.1	17.2	8.6	0	0	45	0.07	0.18	4.4	0.78	0	13	0.3	61	0	101
1022	鲷鱼(黑鲷,铜盆鱼,大目鱼)	65	106	75.2	17.9	2.6	0	2.7	12	0.02	0.1	3.5	1.08	103.9	186	2.3	61	0	65
1023	鲽(比目鱼,凸眼鱼)	72	107	74.6	21.1	2.3	0	0.5	117	0.03	0.04	1.5	2.35	150.4	107	0.4	61	0	73
1024	丁香鱼(干)	100	196	36.3	37.5	3.1	0	4.6	119	0.01	0.17	2	0.3	4 375	590	4.3	61	0	379
1025	堤鱼(海河乌江)	64	191	66.9	17.6	12.8	0	1.3	5	0.19	0.12	6.5	0.33	65	15	2.2	61	0	0
1026	颚针鱼(针量鱼)	75	180	66.5	20.2	10.4	0	1.4	0	0.01	0.02	0	3.36	73.3	58	1.2	61	0	101
1027	狗母鱼(大头狗母鱼)	67	100	76.5	16.7	2.3	0	3	11	0.05	0.1	3.7	0.07	156.3	95	2.2	61	0	71
1028	鳜鱼(桂鱼)	61	117	74.5	19.9	4.2	0	0	12	0.02	0.07	5.9	0.87	68.6	63	1	61	0	124
1029	海鲫鱼(九九鱼)	60	206	64.3	17	13.7	0	3.6	0	0.02	0.02	4.3	1.06	15.8	69	1.9	61	0	70
1030	海鳗(海鳗鱼,鲫勾)	67	122	74.6	18.8	5	0	0.5	22	0.06	0.07	3	1.7	95.8	28	0.7	61	0	71
1031	红娘鱼(冀红娘鱼)	55	105	76.1	18	2.8	0	1.9	6	0.03	0.07	4.9	0.7	163.9	160	1.2	61	0	120

续表

序号	名 称	可食部分	能量	水分	蛋白质	脂肪	膳食纤维	碳水化合物	维生素A	维生素B_1	维生素B_2	烟酸	维生素E	钠	钙	铁	类别	维生素C	胆固醇
1032	黄姑鱼(黄婆鸡鱼)	63	133	74	18.4	7	0	0	0	0.04	0.09	3.6	1.09	101.9	94	0.9	61	0	166
1033	黄颡鱼(戈牙鱼,黄鳍鱼)	52	124	71.6	17.8	2.7	0	7.1	0	0.01	0.06	3.7	1.48	250.4	59	6.4	61	0	90
1034	黄鳝(鳝鱼)	67	89	78	18	1.4	0	1.2	50	0.06	0.98	3.7	1.34	70.2	42	2.5	61	0	126
1035	黄鳝(鳝丝)	88	61	85.2	15.4	0.8	0	0	0	0.04	2.08	1.8	1.1	131	57	2.8	61	0	0
1036	胡子鲇(塘虱鱼)	50	146	72.6	15.4	8	0	3.1	8	0.05	0.11	4.3	0.09	45.5	18	0.6	61	0	53
1037	尖嘴白	80	137	68.6	22.7	3.3	0	4.1	0	0.05	0.02	0	0.27	48.3	27	0.6	61	0	73
1038	鲒花	63	117	79.9	15.6	6.1	0	0	0	0.01	0.25	0.9	2.51	0	0	0	61	0	34
1039	静鱼	80	126	73.9	19.5	6	0	0	0	0	0	0	0	0	0	0	61	0	0
1040	金线鱼(红三鱼)	40	100	77.1	18.6	2.9	0	0	20	0.01	0.03	4.8	0.61	118	102	1.4	61	0	54
1041	鲚鱼(大凤尾鱼)	79	106	77.5	13.2	5.5	0	0.8	15	0	0.08	1	0.84	53.1	114	1.7	61	0	93
1042	鲚鱼(小凤尾鱼)	90	124	72.7	15.5	5.1	0	4	14	0.06	0.06	0.9	0.74	38.5	78	1.6	61	0	0
1043	鲫鱼(喜头鱼,海鲋鱼)	54	108	75.4	17.1	2.7	0	3.8	17	0.04	0.09	2.5	0.68	41.2	79	1.3	61	0	130
1044	口头鱼	56	134	70.3	19.6	4.2	0	4.5	0	0.01	0.04	2.4	0	47.7	103	2	61	0	0
1045	鳓鱼(快鱼,力鱼)	71	159	71.9	20.7	8.5	0	0	0	0	0.02	0	1.83	47.8	39	1.3	61	0	76
1046	鲢鱼(白鲢,胖子,连子鱼)	61	102	77.8	17.8	3.6	0	0	20	0.03	0.07	2.5	1.23	57.5	53	1.4	61	0	99
1047	鲮鱼(雪鲮)	57	95	77.7	18.4	2.1	0	0.7	125	0.01	0.04	3	1.54	40.1	31	0.9	61	0	86
1048	鲮鱼(罐头)	100	399	27	30.7	26.9	0	8.5	0	0.04	0.09	2.3	5.56	2 310	598	6.1	61	0	162
1049	鲤鱼(鲤拐子)	54	109	76.7	17.6	4.1	0	0.5	25	0.03	0.09	2.7	1.27	53.7	50	1	61	0	84
1050	罗非鱼(越南鱼,非洲黑鲫鱼)	53	77	80.9	16	1	0	1	7	0	0.28	2.5	0.1	66.8	24	1.1	61	0	54
1051	罗非鱼	55	98	76	18.4	1.5	0	2.8	0	0.11	0.17	3.3	1.91	19.8	12	0.9	61	0	78
1052	鲈鱼(鲈花)	58	100	77.7	18.6	3.4	0	0	19	0.03	0.17	3.1	0.75	144.1	138	2	61	0	86
1053	鳗鲡(鳗鱼,河鳗)	84	181	67.1	18.6	10.8	0	2.3	0	0.02	0.02	3.8	3.6	58.8	42	1.5	61	0	177
1054	梅童鱼(大头仔鱼,丁珠鱼)	63	113	76.7	18.9	5	0	0	25	0.02	0.06	2.1	0.81	106.1	34	1.8	61	0	88
1055	鮸鱼(鳘鱼)	76	82	79.3	20.2	0.9	0	0	33	0.01	0.05	3	0	54.8	21	1.1	61	0	62
1056	鲇鱼(胡子鲇,鲢胡,旺虾)	65	102	78	17.3	3.7	0	0	0	0.03	0.1	2.5	0.54	49.6	42	2.1	61	0	163
1057	泥鳅	60	96	76.6	17.9	2	0	1.7	14	0.1	0.33	6.2	0.79	74.8	299	2.9	61	0	136
1058	鲆(片口鱼,比目鱼)	68	105	75.9	20.8	3.2	0	0	0	0.11	0	4.5	0.5	66.7	55	1	61	0	0
1059	青鱼(青皮鱼,青鳞鱼,青混)	63	116	73.9	20.1	4.2	0	0.2	42	0.03	0.07	2.9	0.81	47.4	31	0.9	61	0	108
1060	鲨鱼(青鲨,白斑角鲨)	56	110	75.1	22.2	3.2	0	0	21	0.01	0.05	3.1	0.58	102.2	41	0.9	61	0	70
1061	舌鳎(花纹舌头,舌头鱼)	68	83	79.8	17.7	1.4	0	0.1	6	0.03	0.05	2.1	0.64	138.8	57	1.5	61	0	82
1062	蛇鲻(沙丁鱼,沙鲻)	67	88	78	19.8	1.1	0	0	0	0.01	0.03	2	0.26	91.5	184	1.4	61	0	86
1063	蛇鲻(沙梭鱼)	72	122	73.5	20.8	4.2	0	0.4	0	0.04	0.05	2	0.91	118.4	117	0.3	61	0	86
1064	鲐鱼(青鲐鱼,鲐巴鱼,青砖鱼)	66	155	69.1	19.9	7.4	0	2.2	38	0.08	0.12	8.8	0.55	87.7	50	1.5	61	0	77
1065	鲀(绿鳍马面鲀,面包鱼)	52	83	78.9	18.1	0.6	0	1.2	15	0.02	0.05	3	1.03	80.5	5.4	0.9	61	0	45

续表

序号	名　称	可食部分	能量	水分	蛋白质	脂肪	膳食纤维	碳水化合物	维生素A	维生素B_1	维生素B_2	烟酸	维生素E	钠	钙	铁	类别	维生素C	胆固醇
1066	乌鳢(黑鱼,石斑鱼,生鱼)	57	85	78.7	19.5	1.2	0	0	26	0.02	0.14	2.5	0.97	48.8	152	0.7	61	0	91
1067	小黄鱼(小黄花鱼)	63	99	77.9	17.9	3	0	0.1	0	0.04	0.04	2.3	1.19	103	78	0.9	61	0	74
1068	鳕鱼(鳕狭,明太鱼)	45	88	77.4	20.4	0.5	0	0.5	14	0.04	0.13	2.7	0	130.3	42	0.5	61	0	114
1069	鳐鱼(夫鱼)	59	90	81.1	20.8	0.7	0	0	27	0.01	0.11	3.6	0.79	130	22	0.6	61	0	48
1070	银鱼(面条鱼)	100	119	76.2	17.2	5.6	0	0	0	0.03	0.05	0.2	1.86	8.6	46	0.9	61	0	361
1071	鳙鱼(胖头鱼,摆佳鱼,花鲢鱼)	61	100	76.5	15.3	2.2	0	4.7	34	0.04	0.11	2.8	2.65	60.6	82	0.8	61	0	112
1072	鱼片干	100	303	20.2	46.1	3.4	0	22	0	0.11	0.39	5	0.88	2 321	106	4.4	61	0	307
1073	鱼子酱(大马哈鱼)	100	252	49.4	10.9	16.8	0	14.4	111	0.33	0.19	0.5	12.25	0	23	2.8	61	0	486
1074	鲻鱼(白眼棱鱼)	57	118	75.3	18.9	4.8	0	0	0	0.02	0.13	2.3	3.34	71.4	19	0.5	61	0	99
1075	鳟鱼(虹鳟鱼)	57	99	77	18.6	2.6	0	0.2	206	0.08	0	0	3.55	110	34	0	61	0	102
1076	蚌肉	63	71	80.8	15	0.9	0	0.8	283	0.01	0.22	0.4	0	6.1	190	50	62	0	148
1077	河虾	86	84	78.1	16.4	2.4	0	0	48	0.04	0.03	0	5.33	138.8	325	4	63	0	240
1078	江虾(沼虾)	100	87	77	10.3	0.9	0	9.3	102	0.04	0.12	2.2	11.3	0	78	8.8	63	0	116
1079	基围虾	60	101	75.2	18.2	1.4	0	3.9	0	0.02	0.07	2.9	1.69	172	83	2	63	0	181
1080	龙虾	46	90	77.6	18.9	1.1	0	1	0	0	0.03	4.3	3.58	190	21	1.3	63	0	121
1081	明虾	57	85	79.8	13.4	1.8	0	3.8	0	0.01	0.04	4	1.55	119	75	0.6	63	0	273
1082	塘水虾(草虾)	57	96	74	21.2	1.2	0	0	44	0.05	0.03	0	4.82	109	403	3.4	63	0	264
1083	虾虎(琵琶虾)	32	81	80.6	11.6	1.7	0	4.8	0	0.04	0.04	0.9	3.18	136.6	22	1.7	63	0	177
1084	虾米(海米)	100	195	37.4	43.7	2.6	0	0	21	0.01	0.12	5	1.46	4 892	555	11	63	0	525
1085	虾脑酱	100	100	58.4	15.2	4.3	0	0	0	0	0.29	3.8	1.78	1 790	667	8.7	63	0	249
1086	虾皮	100	153	42.4	30.7	2.2	0	2.5	19	0.02	0.14	3.1	0.92	5 058	991	6.7	63	0	428
1087	蟹(海蟹)	55	95	77.1	13.8	2.3	0	4.7	30	0.01	0.1	2.5	2.99	260	208	1.6	63	0	125
1088	蟹(河蟹)	42	103	75.8	17.5	2.6	0	2.3	389	0.06	0.28	1.7	6.09	193.5	126	2.9	63	0	267
1089	蟹(踞缘青蟹,青蟹)	43	80	79.8	14.6	1.6	0	1.7	402	0.02	0.39	2.3	2.79	192.9	228	0.9	63	0	119
1090	蟹(梭子蟹)	49	95	77.5	15.9	3.1	0	0.9	121	0.03	0.3	1.9	4.56	481.4	280	2.5	63	0	142
1091	蟹肉	100	62	84.4	11.6	1.2	0	1.1	0	0.03	0.09	4.3	2.91	270	231	1.8	63	0	65
1092	菜籽油	100	899	0.1	0	99.9	0	0	0	0	0	0	60.89	7	9	3.7	81	0	0
1093	茶油	100	899	0.1	0	99.9	0	0	0	0	0	0	27.9	0.7	5	1.1	81	0	0
1094	大麻油	100	897	0.3	0	99.9	0	0	0	0	0	0	8.55	1.5	15	3.1	81	0	0
1095	豆油	100	899	0.1	0	99.9	0	0	0	0	0	0	93.08	4.9	13	2	81	0	0
1096	花生油	100	899	0.1	0	99.9	0	0	0	0	0	0	42.06	3.5	12	2.9	81	0	0
1097	胡麻油	100	900	0	0	100	0	0	0	0	0	0	389.9	0.6	3	0.2	81	0	0
1098	混合油(菜+棕)	100	895	0	0	99.9	0	1	0	0	0.09	0.1	12.05	10.5	75	4.1	81	0	0
1099	葵花籽油	100	899	0.1	0	99.9	0	0	0	0	0	0	54.6	2.8	2	1	81	0	0
1100	辣椒油	100	900	0	0	100	0	0	0	0	0	0	87.24	0	0	0	81	0	0
1101	棉籽油	100	899	0.1	0	99.8	0	0.1	0	0	0	0	86.45	4.5	17	2	81	0	0
1102	牛油(炼)	100	898	0.2	0	99.7	0	0.1	89	0	0.03	0.2	4.6	0	0	0	81	0	135
1103	牛油	100	835	6.2	0	92	0	1.8	54	0	0	0	0	9.4	9	3	81	0	0

续表

序号	名称	可食部分	能量	水分	蛋白质	脂肪	膳食纤维	碳水化合物	维生素A	维生素B_1	维生素B_2	烟酸	维生素E	钠	钙	铁	类别	维生素C	胆固醇
1104	色拉油	100	898	0.2	0	99.8	0	0	0	0	0	0	24.01	5.1	18	1.7	81	0	0
1105	鸭油(炼)	100	897	0.3	0	99.7	0	0	71	0	0	0	0	0	0	0	81	0	83
1106	羊油	100	824	4	0	88	0	8	33	0	0	0	1.08	13.2	0	1	81	0	0
1107	羊油(炼)	100	895	0.1	0	99	0	0.9	0	0	0	0	0	0	0	0	81	0	107
1108	玉米油	100	895	0.2	0	99.2	0	0.5	0	0	0	0	51.94	1.4	1	1.4	81	0	0
1109	芝麻油(香油)	100	898	0.1	0	99.7	0	0.2	0	0	0	0	68.53	1.1	9	2.2	81	0	0
1110	猪油(未炼)	100	827	4	0	88.7	0	7.2	89	0	0	0	21.83	138.5	0	2.1	81	0	0
1111	猪油(炼,大油)	100	897	0.2	0	99.6	0	0.2	27	0.02	0.03	0	5.21	0	0	0	81	0	93
1112	棕榈油	100	900	0	0	100	0	0	0	0	0	0	15.24	1.3	0	3.1	81	0	0
1113	艾窝窝	100	190	52.1	4.3	0	0.29	43.1	0	0.02	0.04	0.6	0.19	1.7	19	0.5	71	0	0
1114	白水羊头	100	193	61.9	22.4	11	0	1.2	13	0	0.28	1.4	0.87	899.4	41	5.4	71	0	591
1115	板油酥饼	100	362	27.4	7.6	14.9	0	49.4	40	0.11	0.15	0.6	2.21	324	14	2.2	71	0	49
1116	饼干(VC饼干)	100	572	5.5	10.8	39.7	0.3	42.9	0	0.08	0.04	1.6	4.27	113.5	0	1.9	71	0	81
1117	饼干(奶油)	100	429	6.5	8.5	13.1	1	69.2	95	0.09	0.02	3.6	7.23	196.4	49	2.1	71	0	81
1118	饼干	100	433	5.7	9	12.7	1.1	70.6	37	0.08	0.04	4.7	4.57	204.1	73	1.9	71	0	81
1119	饼干(补血饼干)	100	452	4.1	11.8	14.7	0.4	68	0	0	0	0	0	177.4	76	9.6	71	0	81
1120	饼干(高蛋白饼干)	100	448	5.6	11	16.2	1.5	64.5	77	0.13	0.05	5.5	6.75	104.7	111	3.7	71	0	81
1121	饼干(强化锌,富锌饼干)	100	444	3.3	11	13.3	1.1	70.1	13	0.08	0.04	1.7	8.48	231.1	144	2.2	71	0	81
1122	饼干(曲奇饼)	100	546	1.9	6.5	31.6	0.2	58.9	0	0.06	0.06	1.3	6.04	174.6	45	1.9	71	0	81
1123	饼干(军用压缩饼干)	100	457	5.4	7.9	17.8	1.2	66.4	0	0.11	0.03	5.1	0.63	320.1	149	3.9	71	0	81
1124	饼干(儿童营养饼干)	100	446	3.9	10.8	12.9	0.3	71.8	0	0	0	0	0	107.4	136	5.4	71	0	81
1125	饼干(钙奶饼干)	100	444	3.3	8.4	13.2	0.9	73	0	0.06	0.03	1.1	1.67	112.2	115	3.5	71	0	81
1126	饼干(苏打)	100	408	5.7	8.4	7.7	0	76.2	0	0.03	0.01	0.4	1.01	12.2	0	1.6	71	0	81
1127	饼干(维夫饼干)	100	528	10.3	5.4	35.2	0.5	47.5	0	0.15	0.22	1.4	0.71	281.8	58	2.4	71	0	81
1128	橘子饮料(固体)	100	391	2.2	0.2	0	0	97.5	0	0.07	0.05	0.8	0	10.7	54	0.2	85	63	0
1129	橘子汁	100	119	70.1	0	0.1	0	29.6	2	0	0	0	0	18.6	4	0.1	85	2	0
1130	可可粉	100	320	7.5	24.6	8.4	14.3	36.5	22	0.05	0.16	1.4	6.33	23	74	1	85	0	0
1131	麦乳精	100	429	2	8.5	9.7	0	77	113	0.05	0.3	0.7	0.44	177.8	145	4.1	85	0	0
1132	猕猴桃精	100	390	2.2	0.4	0	0	97.1	0	0.09	0.11	0.5	0	2.2	28	1.6	85	0	0
1133	巧克力豆奶	100	39	90.4	2.9	0.5	0	5.9	0	0.01	0.03	0.2	6	25.4	17	0.4	85	0	0
1134	汽水(橙汁汽水)	100	20	94.9	0	0	0	0	10	0	0.02	0	0	8.1	10	0.1	85	0	0
1135	汽水(柠檬汽水)	100	38	90.5	0	0	0	9.5	0	0	0	0	0	3.3	9	0	85	0	0
1136	汽水(特制)	100	42	89.5	0	0	0	10.5	7	0	0.03	0.7	0	5.8	8	0.1	85	0	0
1137	汽水(特制柠檬汽水)	100	50	87.5	0	0	0	12.5	0	0.21	0	0	0	4.4	8	0.1	85	0	0
1138	沙棘果汁	100	44	87.5	0.9	0.5	1.7	8.9	0	0	0	0	0	5.4	10	15.2	85	8	0
1139	山楂晶	100	386	3.6	0.1	0.2	0	95.9	0	0.32	1.34	0.6	0	57.7	37	1.7	85	0	0
1140	神力宝	100	68	83.4	0.8	0.6	0	14.9	50	0.01	0	0.3	0	10.7	42	0	85	0	0
1141	酸梅晶	100	394	1.2	0.2	0	0	98.4	0	0.21	0.69	0.2	0	11.5	29	6.8	85	5	0
1142	维尔康运动饮料	100	45	88.9	0	0.1	0	11	0	0.05	0.02	0	0	5	6	0	85	0	0

续表

序号	名称	可食部分	能量	水分	蛋白质	脂肪	膳食纤维	碳水化合物	维生素A	维生素B_1	维生素B_2	烟酸	维生素E	钠	钙	铁	类别	维生素C	胆固醇
1143	鲜桔晶	100	385	3.7	0.3	0	0	95.9	0	0.11	0.09	0.3	0	6.2	24	0.5	85	18	0
1144	鲜橘汁(纸盒)	100	30	92.5	0.1	0	0	7.4	3	0.01	0	0	0	4.2	7	0.1	85	0	0
1145	喜得乐	100	60	85.8	2.9	0.8	0	10.2	31	0.01	0	0.3	0	24.8	36	0	85	0	0
1146	喜乐(乳酸饮料)	100	53	86.8	0.9	0.2	0	11.8	2	0.01	0.02	0	2.81	53.8	14	0.1	85	0	0
1147	杏仁露	100	46	89.7	0.9	1.1	0	8.1	0	0	0.02	0	0	9.2	4	0	85	1	0
1148	雪糕(双棒)	100	137	69.7	2.3	3.6	0	23.9	45	0.01	0.02	0.1	0.78	51.1	100	0.8	85	0	38
1149	紫雪糕	100	228	59.4	2.6	13.7	0	23.6	26	0.01	0.03	0.2	4.47	65.9	168	0.8	85	0	52
1150	白砂糖	100	400	0	0	0	0	99.9	0	0	0	0	0	0.4	20	0.6	83	0	0
1151	白糖(绵白糖)	100	396	0.9	0.1	0	0	98.9	0	0	0	0.2	0	2	6	0.2	83	0	0
1152	冰糖	100	397	0.6	0	0	0	99.3	0	0	0.03	0	0	2.7	23	1.4	83	0	0
1153	彩球糖	100	396	1	0	0	0	99	0	0	0	0	0	9.7	12	0.8	83	0	0
1154	蜂蜜	100	321	22	0.4	1.9	0	75.6	0	0	0.05	0.1	0	0.3	4	1	83	3	0
1155	红糖	100	389	1.9	0.7	0	0	96.6	0	0.01	0	0.3	0	18.3	157	2.2	83	0	0
1156	胶姆糖	69	368	7.7	0.1	0	0	91.9	0	0.04	0.07	0.5	0	0	22	0	83	0	0
1157	廖花糖	100	392	7	7.2	14	11.5	59.3	0	0.11	0.06	1.9	4.34	36.5	243	0	83	0	0
1158	马蹄软糖	100	359	10.1	0.1	0	0	89.6	0	0.04	0.02	0.2	0	0	26	1.1	83	0	0
1159	棉花糖	100	321	19.5	4.9	0	0	75.3	0	0.04	0.01	0.3	0	94.6	19	0	83	0	0
1160	米花糖	100	384	7.3	3.1	3.3	0.3	85.5	0	0.05	0.09	2.5	2.16	43.4	144	5.4	83	0	0
1161	奶糖	100	407	5.6	2.5	6.6	0	84.5	0	0.08	0.17	0.6	0	222.5	50	3.4	83	0	0
1162	泡泡糖	68	360	9.7	0.2	0	0	89.8	0	0.04	0.09	0.5	0	20.6	6	0	83	0	0
1163	巧克力	100	586	1	4.3	40.1	1.5	51.9	0	0.06	0.08	1.4	1.62	111.8	111	1.7	83	0	0
1164	巧克力(酒芯)	100	400	13.8	1.3	12	0.4	71.8	0	0.06	0.34	0.2	2.64	35.6	128	2.3	83	0	0
1165	巧克力(维夫,朱古力威化)	100	572	2.1	8.2	38.4	1.2	48.5	0	0.08	0.07	0.4	11.66	111.2	61	5.5	83	0	0
1166	山楂球	100	369	6.6	0.5	0	0.9	91.7	0	0.04	0	0.7	0	160.4	58	2.3	83	0	0
1167	水晶糖	100	395	1	0.2	0.2	0.1	98.1	0	0.04	0.05	0	0	107.8	0	3	83	0	0
1168	酸三色糖	100	397	0.7	0	0.4	0	98.4	0	0	0	0.1	0	154.7	10	2.3	83	0	0
1169	酥糖	100	436	3.3	6	13.9	4	71.6	0	0.1	0.04	3.5	4.85	45	186	6	83	0	0
1170	鲜桃果汁糖	100	397	0.4	0	0.2	0	98.8	32	0	0.05	2.3	0	172.1	14	1.9	83	0	0
1171	芝麻南糖	100	538	4.2	4.8	35.6	4.7	49.7	0	0.13	0.1	2.1	4.36	33.5	0	10.3	83	0	0
1172	淀粉(蚕豆,大豆淀粉)	100	341	14.1	0.5	0	0.5	84.8	0	0.04	0	0	0	18.2	36	2.3	11	0	0
1173	马铃薯粉(土豆粉)	100	337	12	1.2	0.5	1.4	82	0	0.08	0.06	1.1	0	4.7	0	10.7	11	0	0
1174	淀粉(团粉,芡粉)	100	346	12.6	1.5	0	0.8	85	0	9.01	0	0.2	0	13.3	34	3.6	11	0	0
1175	淀粉(玉米)	100	345	13.5	1.2	0.1	0.1	84.9	0	0.03	0.04	1.1	0	6.3	18	4	11	0	0
1176	粉皮	100	64	84.3	0.2	0.3	0	15	0	0.03	0.01	0	0	3.9	5	0.5	11	0	0
1177	粉丝	100	335	15	0.8	0.2	1.1	82.6	0	0.03	0.02	0.4	0	9.3	31	6.4	11	0	0
1178	粉条	100	337	14.3	0.5	0.1	0.6	83.6	0	0.01	0	0.1	0	9.6	35	5.2	11	0	0
1179	凉粉	100	37	90.5	0.2	0.3	0.6	8.3	0	0.02	0.01	0.2	0	2.8	9	1.3	71	0	0
1180	醋	100	31	90.6	2.1	0.3	0	4.9	0	0.03	0.05	1.4	0	262.1	17	6	82	0	0
1181	豆瓣酱(辣油豆瓣酱)	100	184	47.9	7.9	5.9	2.2	24.8	0	0.04	0.26	1.3	18.2	2 202	66	9.9	82	0	0

续表

序号	名称	可食部分	能量	水分	蛋白质	脂肪	膳食纤维	碳水化合物	维生素A	维生素 B_1	维生素 B_2	烟酸	维生素E	钠	钙	铁	类别	维生素C	胆固醇
1182	豆瓣酱	100	178	46.6	13.6	6.8	1.5	15.6	0	0.11	0.46	2.4	0.57	6 012	53	16.4	82	0	0
1183	豆豉(五香)	100	244	22.7	24.1	0	5.9	36.8	0	0.02	0.09	0.6	40.69	263.8	29	3.7	82	0	0
1184	黄酱(大酱)	100	131	50.6	12.1	1.2	3.4	17.9	13	0.05	0.28	2.4	14.12	3 606	70	7	82	0	0
1185	花生酱	100	594	0.5	6.9	53	3	22.3	0	0.01	0.15	2	2.09	2 340	67	7.2	82	0	0
1186	酱油	100	63	67.3	5.6	0.1	0.2	9.9	0	0.05	0.13	1.7	0	5 757	66	8.6	82	0	0
1187	酱油(冬菇)	100	38	75.2	3.5	0.1	0	5.9	0	0.01	0.17	1.1	0	2 057	18	1.3	82	0	0
1188	酱油(多味)	100	86	58.2	7.8	0.4	0	12.9	0	0	0	1.5	0	4 050	79	4.5	82	0	0
1189	酱油(高级)	100	71	67.5	8.4	0.2	0	9	0	0.01	0.05	1.5	0	4 056	30	3	82	0	0
1190	酱油(三鲜)	100	41	74.3	3.4	0.1	0	6.6	0	0	0.17	0.8	0	2 462	58	1.7	82	0	0
1191	酱油(三级)	100	40	74.2	6.8	0.4	0	2.4	0	0.01	0.02	0	0	1 903	14	2	82	0	0
1192	酱油(晒制)	100	71	64.6	9.4	0.6	0	6.8	0	0	0.02	2.2	0	3 836	47	7	82	0	0
1193	酱油(特母)	100	55	70.8	6.7	0	0.1	7.1	0	0.09	0.05	0	0	4 580	33	3.9	82	0	0
1194	酱油(味精)	100	51	71.6	6.9	0.1	0	5.7	0	0.04	0.05	3.8	0	5 843	589	3.8	82	0	0
1195	酱油(一级)	100	66	64.8	8.3	0.6	0	6.9	0	0.03	0.25	1.7	0	4 861	27	7	82	0	0
1196	酱油(油膏)	100	99	54.7	13	0.7	0	10.2	0	0.08	0.05	2.3	0	7 700	46	8.6	82	0	0
1197	芥末	100	476	7.2	23.6	29.9	7.2	28.1	32	0.17	0.38	4.83	9.83	7.8	656	17.2	82	0	0
1198	韭菜花(腌)	100	15	79	1.3	0.3	1	1.8	28	0.04	0.06	0.7	0.25	5 184	76	5.3	82	0	0
1199	辣酱(豆瓣辣酱)	100	59	64.5	3.6	2.4	7.2	5.7	417	0.02	0.2	1.5	13.62	1 269	207	5.3	82	0	0
1200	辣酱(麻)	100	135	52.3	5.8	5.1	5	16.4	37	0	0.16	2	0.98	3 223	186	13	82	0	0
1201	辣酱(牛肉辣酱)	100	127	59	9.7	6.1	1.1	8.3	99	0	0.26	3.1	2.9	3 038	65	8.5	82	0	0
1202	辣酱(郫县辣酱)	100	89	51.4	4	1	8.88	15.9	173	0.04	0.22	2.1	8.33	5 658	106	11.8	82	0	0
1203	辣酱(蒜蓉)	100	88	59.2	4.8	0.6	3.7	15.9	162	0.03	0.1	0.9	16.28	3 236	71	11	82	0	0
1204	辣酱(香油辣酱)	100	54	71.3	2.1	3.6	6.4	3.4	350	0	0.16	1.5	2.62	1 492	10	12.8	82	0	0
1205	辣椒酱(辣椒糊)	100	31	71.2	0.8	2.8	2.6	0.6	132	0.01	0.09	1.1	2.87	8 028	117	3.8	82	0	0
1206	甜面酱	100	136	53.9	5.5	0.6	1.4	27.1	5	0.03	0.14	2	2.16	2 097	29	3.6	82	0	0
1207	味精	100	268	0.2	40.1	0.2	0	26.5	0	0.08	0	0.3	0	21 053	100	1.2	82	0	0
1208	盐	100	0	0.1	0	0	0	0	0	0	0	0	0	25 127	22	1	82	0	0
1209	芝麻酱	100	618	0.3	19.2	52.7	5.9	16.8	17	0.16	0.22	5.8	35.09	0	1170	9.8	82	0	0
1210	蚕蛹	100	230	57.5	21.5	13	0	6.7	0	0.07	2.23	2.2	9.89	140.2	81	2.6	62	0	155
1211	甲鱼	70	118	75	17.8	4.3	0	2.1	139	0.07	0.14	3.3	1.88	96.9	70	2.8	62	0	101
1212	老鼠肉	100	131	79.1	17.2	6.9	0	0	10	0.03	0.14	6.7	2.81	71.8	8	2.4	62	0	75
1213	蛇(水蛇)	22	90	77.7	14.4	1	0	5.9	32	0.12	0.34	9.1	0.53	85.8	57	1.5	62	0	80
1214	蛇(三索线蛇)	27	81	80.3	20.1	0.1	0	0	0	0.02	0.08	3.9	0.57	104.4	41	2.2	62	0	50
1215	蛇(饭铲头蛇)	23	97	77.2	17.2	0.4	0	4	0	0.02	0.13	5.6	0.79	105.2	13	8	62	0	80
1216	蛇(过树榕蛇)	31	81	80.6	19.7	0.2	0	0	0	0.01	0.1	7.2	0.35	90.6	16	0.9	62	0	57
1217	蛇	78	91	78.5	15.7	1.7	0	3.3	23	0.05	0.4	3.5	0.93	98.6	49	8.9	62	0	80
1218	田鸡(青蛙)	37	93	79.4	20.5	1.2	0	0	7	0.26	0.28	9	0.55	11.8	127	1.5	62	0	40
1219	田鸡腿(青蛙腿)	35	79	81.7	11.8	1.4	0	4.7	0	0.01	0.05	6.6	0.58	215.2	121	1.7	62	0	84
1220	蝎子	100	177	48.4	26.2	4.7	0	7.5	0	0.03	1.09	1.7	7.59	115.7	120	30.8	62	0	207

续表

序号	名 称	可食部分	能量	水分	蛋白质	脂肪	膳食纤维	碳水化合物	维生素A	维生素B_1	维生素B_2	烟酸	维生素E	钠	钙	铁	类别	维生素C	胆固醇
1221	芝麻(白)	100	517	5.3	18.4	39.6	9.8	21.7	0	0.36	0.26	3.8	38.28	32.2	620	14.1	82	0	0
1222	芝麻(黑)	100	531	5.7	19.1	46.1	14	10	0	0.66	0.25	5.9	50.4	8.3	780	22.7	82	0	0
1223	中国鲎	68	63	84.1	10.3	1.5	0	2.1	4	0.08	0.46	1.9	2.3	0	38	1.8	63	0	160
1224	碧绿酒(41.0 度)		239	0	0	0	0	0	0	0	0	0	0	1.3	5	0	86	0	0
1225	崇明老白酒		0	0	1	0	0	0	0	0.2	0.03	0.3	0	7.6	1	0.3	86	0	0
1226	二锅头(58 度)		352	0	0	0	0	0	0	0.05	0	0	0	0.5	1	0.1	86	0	0
1227	甘州大曲(52.3 度)		312	0	0	0	0	0	0	0	0	0	0	0	0	0	86	0	0
1228	汉口小麦酒(40.0 度)		237	0	0	0	0	0	0	0	0	0	0	0.7	0	0	86	0	0
1229	汉口白酒(49.6 度)		295	0	0	0	0	0	0	0	0	0	0	0.1	2	0	86	0	0
1230	黄鹤楼酒(39 度)		227	0	0	0	0	0	0	0	0	0	0	0	0	0	86	0	0
1231	景泰大曲(53.9 度)		323	0	0	0	0	0	0	0	0	0	0	0	0	0	86	0	0
1232	景泰二曲(53.9 度)		303	0	0	0	0	0	0	0	0	0	0	0	0	0	86	0	0
1233	酒泉酒(56.9 度)		343	0	0	0	0	0	0	0	0	0	0	0	10	0.9	86	0	0
1234	精制小麦酒(40.8 度)		238	0	0	0	0	0	0	0	0	0	0	0.8	0	0	86	0	0
1235	凉州曲酒(52.8 度)		315	0	0	0	0	0	0	0	0	0	0	0.4	2	0.1	86	0	0
1236	宁河大曲(52.5 度)		314	0	0	0	0	0	0	0	0	0	0	0	0	0	86	0	0
1237	宁河二曲(52.6 度)		314	0	0	0	0	0	0	0	0	0	0	0	0	0	86	0	0
1238	曲酒(55 度)		330	0	0	0	0	0	0	0	0	0	0	0	0	0	86	0	0
1239	三粮小麦(55 度)		330	0	0	0	0	0	0	0	0	0	0	0.1	4	0	86	0	0
1240	丝路春酒(52.8 度)		315	0	0	0	0	0	0	0	0	0	0	0	0	0	86	0	0
1241	低度汉酒(37.2 度)		216	0	0	0	0	0	0	0	0	0	0	0	0	0	86	0	0
1242	特制汉酒(59.9 度)		364	0	0	0	0	0	0	0	0	0	0	0.2	0	0	86	0	0
1243	特制三粮酒(56.2 度)		339	0	0	0	0	0	0	0	0	0	0	0	0	0	86	0	0
1244	乌林春酒(青稞酒,57.5度)		347	0	0	0	0	0	0	0	0	0	0	0.4	5	0.1	86	0	0
1245	五酿春(44.4 度)		260	0	0	0	0	0	0	0	0	0	0	0.1	2	0	86	0	0
1246	小麦酒(50 度)		297	0	0	0	0	0	0	0	0	0	0	0.3	0	0	86	0	0
1247	小麦酒(48 度)		284	0	0	0	0	0	0	0	0	0	0	0.6	0	0	86	0	0
1248	燕岭春(57 度)		344	0	0	0	0	0	0	0.04	0	0	0	0	0	0	86	0	0
1249	醉流霞(57 度)		344	0	0	0	0	0	0	0.05	0	0	0	0.8	3	0.1	86	0	0
1250	白葡萄酒(11 度)		62	0	0.1	0	0	0	0	0.01	0	0	0	2.8	23	0	86	0	0
1251	白葡萄酒(14.2 度)		80	0	0	0	0	0	0	0.01	0	0	0	0	0	2	86	0	0
1252	白葡萄酒(10.4 度)		58	0	0	0	0	0	0	0	0.04	0	0	0.4	13	0	86	0	0
1253	红葡萄酒(11.6 度)		65	0	0	0	0	0	0	0	0	0	0	0.7	0	0.2	86	0	0
1254	红葡萄酒(12 度)		68	0	0.1	0	0	0	0	0.04	0	0	0	2.6	12	0.2	86	0	0
1255	玫瑰香葡萄酒(15 度)		85	0	0.1	0	0	0	0	0	0	0	0	1.1	31	0.3	86	0	0
1256	中国红葡萄酒(16 度)		91	0	0.1	0	0	0	0	0	0.01	0	0	1.8	27	0.3	86	0	0
1257	贡米佳酿(14 度)		80	0	0	0	0	0	0	0.02	0.02	0	0	0	90	0.3	86	0	0
1258	黄酒(5.5 度)		31	0	0	0	0	0	0	0.03	0	0	0	0	0	0	86	0	0
1259	黄酒(15 度)		85	0	0	0	0	0	0	0	0.04	0	0	4.2	15	1.3	86	0	0

续表

序号	名　称	可食部分	能量	水分	蛋白质	脂肪	膳食纤维	碳水化合物	维生素A	维生素B_1	维生素B_2	烟酸	维生素E	钠	钙	铁	类别	维生素C	胆固醇
1260	黄酒(13度)		78	0	1.2	0	0	0	0	0.04	0.01	0	0	8.7	0	1.1	86	0	0
1261	黄酒(状元红)		0	0	1.3	0	0	0	0	0.01	0.08	0	0	1.7	17	0.1	86	0	0
1262	黄酒(加饭)		0	0	1.6	0	0	0	0	0.01	0.1	0	0	1.5	12	0.1	86	0	0
1263	黄酒		0	0	1.4	0	0	0	0	0.2	0.06	0.5	0	19	104	0.5	86	0	0
1264	酒酿原汁(江米酒)		0	0	1.6	0	0	0	0	0.03	0.01	0	0	1	16	0.1	86	0	0
1265	糯香酒(6.4度)		36	0	0	0	0	0	0	0	0	0	0	1.3	9	0	86	0	0
1266	善酿酒		0	0	2	0	0	0	0	0.01	0.1	0	0	0.4	0	0	86	0	0
1267	蜜酒(14.9度)		84	0	0	0	0	0	0	0	0	0	0	0	0	0	86	0	0
1268	双喜沙棘酒(14.1度)		80	0	0	0	0	0	0	0.01	0	0	0	0	0	0	86	0	0
1269	香雪酒		0	0	1.5	0	0	0	0	0.01	0.07	0	0	1.4	25	0.1	86	0	0
1270	中华沙棘酒(10度)		56	0	0	0	0	0	0	0	0	0	0	0	0	0	86	0	0
1271	北京啤酒(5.4度)		33	0	0.4	0	0	0	0	0	0.03	0	0	0	0	0	86	0	0
1272	北京特制啤酒(6度)		35	0	0.4	0	0	0	0	0.2	0.01	0	0	2.5	0	0	86	0	0
1273	楚天啤酒(2.6度)		15	0	0	0	0	0	0	0.27	0.07	0	0	2.6	6	0	86	0	0
1274	酒泉啤酒(4.6度)		26	0	0	0	0	0	0	0	0.11	1	0	0	11	0	86	0	0
1275	麦饭石啤酒(4.2度)		26	0	0.5	0	0	0	0	0	0.02	0	0	44.9	67	0	86	0	0
1276	美雪啤酒(5.8度)		34	0	0.4	0	0	0	0	0	0.02	0	0	14.2	0	0	86	0	0
1277	啤酒(5.5度)		31	0	0	0	0	0	0	0	0.05	1.2	0	8.3	4	0.1	86	0	0
1278	秦海啤酒(6度)		36	0	0.5	0	0	0	0	0	0.02	0	0	24.9	0	0	86	0	0
1279	清爽型啤酒(6度)		35	0	0.4	0	0	0	0	0.24	0.01	0	0	4.3	4	0	86	0	0
1280	特制啤酒(5度)		30	0	0.4	0	0	0	0	0.24	0.01	0	0	4.3	4	0	86	0	0
1281	VC啤酒(11度)		77	0	0.3	0	0	0	0	0	0.01	0	0	1.7	2	0.6	86	0	0
1282	五星啤酒(5.5度)		34	0	0.3	0	0	0	0	0	0.01	0	0	25	0	0	86	0	0
1283	武汉啤酒(3.2度)		18	0	0	0	0	0	0	0.03	0.11	0	0	0.9	7	0	86	0	0
1284	行吟阁啤酒(3.2度)		18	0	0	0	0	0	0	0.03	0.11	0	0	4.2	0	0	86	0	0

参考文献

[1] 王其梅. 营养配餐与设计[M]. 北京:中国轻工业出版社,2010.

[2] 孙远明. 食品营养学[M]. 北京:中国农业大学出版社,2005.

[3] 焦广宇,蒋卓勤. 临床营养学[M]. 北京:人民卫生出版社,2007.

[4] 叶建强. 饮食营养与卫生[M]. 2 版. 北京:中国劳动社会保障出版社,2001.

[5] 徐成. 饮食营养与卫生[M]. 3 版. 北京:中国劳动社会保障出版社,2007.

[6] 黄刚平. 烹饪营养卫生学[M]. 南京:东南大学出版社,2007.

[7] 孙晶晶. 中国食品安全的现状分析及对策[J]. 食品研究与开发,2012(6).